专病专科中医古今证治通览丛书

# 心肌梗死

主　编　张敏州　郭力恒

中国中医药出版社
·北京·

图书在版编目（CIP）数据

心肌梗死/张敏州，郭力恒主编．—北京：中国中医药出版社，2015.9

（专病专科中医古今证治通览丛书）

ISBN 978－7－5132－1371－4

Ⅰ.①心… Ⅱ.①张… ②郭… Ⅲ.①急性病－心肌梗塞－中医治疗法 Ⅳ.①R256.205

中国版本图书馆CIP数据核字（2013）第049254号

中国中医药出版社出版
北京市朝阳区北三环东路28号易亨大厦16层
邮政编码 100013
传真 010 64405750
北京市泰锐印刷有限责任公司印刷
各地新华书店经销

*

开本880×1230 1/32 印张17.5 字数348千字
2015年9月第1版 2015年9月第1次印刷
书 号 ISBN 978－7－5132－1371－4

*

定价 45.00元
网址 www.cptcm.com

如有印装质量问题请与本社出版部调换

**社长热线 010 64405720**
**购书热线 010 64065415 010 64065413**
**微信服务号 zgzyycbs**
**书店网址 csln.net/qksd/**
**官方微博 http://e.weibo.com/cptcm**
**淘宝天猫网址 http://zgzyycbs.tmall.com**

# 《专病专科中医古今证治通览丛书》

## 编委会

**基金项目**　国家中医药管理局公益性行业科研专项：基于糖尿病周围神经病变等 7 个病种中医最佳诊疗方案的临床路径共性技术研究（编号200707004）；国家重点基础研究发展计划（编号2011CB505404）。

广东省中医科学院联合科研专项：急性心肌梗死再灌注后中医干预方案研究（编号 2011B032200006）

专病专科中医古今证治通览丛书

# 《心肌梗死》
# 编委会

**主　编**　张敏州　郭力恒

**副主编**　陈全福　王　磊　张　俭

**编　委**　王芳芳　朱珲莹　刘　琴　任　毅　吴广平
张　军　何健卓　肖　艳　张晓璇　陈燕芬
苏　懿　周袁申　招煦杰　崔玮栋　梁海龙
戴韵峰

# 邓序

中医药学源远流长，是中华民族在与疾病长期斗争过程中积累的宝贵财富，薪火传承，流传至今，历代医家为后人留下了宝贵的财富。

中医历来重视名家的理论和经验，千百年来形成了一本又一本以《黄帝内经》《伤寒杂病论》等经典著作与各家学说为代表的中医古籍，构筑了中医学的理论体系和实践模式。可以说，离开了这些中医古籍，中医的临床实践和学术创新则犹如无根之木，难以生存和发展。张仲景在其《伤寒论》序中曾感叹“观今之医，不念思求经旨，以演其所知，各承家技，始终顺旧……夫欲视死别生，实为难矣。”话中指出了研读经典古籍的重要性。欲诣扶桑，非舟莫适；中医经典古籍对后来者犹如甘饴，胜似帆满行舟；遂有仲景“勤求古训，博采众方”著成伤寒；孙思邈“道合古今，学殚术数”而传千金；李时珍“长耽嗜典籍，若啖蔗饴”编纂本草。大凡传世之名家，无不穷搜博采，攻读名著无数。

目前，据统计，《全国中医图书联合目录》（1991 年出版）收载中医药图书12124种，其中古籍文献8000余种。随着社会发展，中医的现代著作和研究文献亦与日俱增，所形成的古今文献库虽然为后人储备了丰富的知识和经验，但浩瀚的数量也给使用者带来针对性不强和检阅不便等问题。本书之出版，对解决上述的问题大有帮助，可为读者提供一些专病专科的综合性文献汇编，使专病专科古今文献的检阅更加便利，以拓宽视野和提高专科的临床应用水平，有助于专病专科的建设与发展。故乐为之序。

邓铁涛

2012年9月

# 陈序

文献是人类文明延续的火种，历朝历代，无不重视书目的整理和汇编，使知识能得到传承，后人能从中获得启发，它是一切知识创新的源头。随着社会发展，越来越多的技术和方法被用于文献的研究，以促进知识经验的显性化，提高人们对知识的掌握和利用能力。

循证医学的目的，是系统评价现有的可及的医学证据，从而获取当前最佳的诊疗措施，并进一步形成诊疗方案和指南，以提高疗效，减少差错。目前，国际上认为中医经典文献和专家经验的证据级别不高，在一定程度上限制了先前医家经验的传承、传播和应用。然而，中医发展至今，几千年来积累的证治经验是一个巨大的宝库，只是这些宝贵的经验多藏于古籍的字里行间且表述形式各异，不一定为人们所知晓和掌握应用。通过科学的评价方法，从中汲取有效的经验并筛选特色优势技术，并将其汇编成书，不仅是一件十分有意义的工作，也是提升中医药证据级别和临床疗效的途径之一，更是促进中医循证医学发展的必由之路。

由广东省中医院组织编纂的《专病专科中医古今证治通览》系列丛书，选择临床中具有中医特色和优势的病种，运用循证医学理念进行文献评价研究。从病名源流、病因病机、辨证治疗及方药、名医经验和医案角度进行古今文献的系统阐述，同时汇编相关的古籍文献条文供读者考证，以求起到探古求源，佐助临证，提高疗效的作用。书中文献查阅较为翔实，涵盖了新中国成立之前的中医经典著作和近年来现代中医临床应用经验，条理清晰，经纬分明，内容实用，可作为广大中医工作者和医学生的辅助读物。

该丛书的出版，不仅是对中医古今文献的综合集成，也是针对文献进行的二次研究和诠释，有利于加强专病专科建设，提升中医临床水平和服务能力，促进中医药发展。

是以为序。

陈可冀

2012年9月

# 前言

中医学具有其独特的哲学基础、基本理论体系、诊疗实践和教学模式，以及研究范式，并在学科自身发展中发挥了重要的作用。中医学术传承与发展的关键在于人才培养，而人才成长最关键的环节则是："读经典，跟明师"。正如晋·葛洪《抱朴子·勖学》中指出："夫不学而求知，犹愿鱼而无网焉，心虽勤而无获矣……欲见无外而不下堂，必由之乎载籍；欲测渊微而不役神，必得之乎明师。"

中医古籍传载了中医学术发展的主要成果，是发掘中医诊疗特色优势的巨大宝库。古代医家在勤求古训、精研理论的同时，努力学习前贤的证治方药针术经验，运用于自己的临床实践，迅速提高了他们的诊疗能力。不过在某些时候，若非师授家传，要获得高水平的中医典籍，并非易事。如中医大家孙思邈就在《备急千金要方》中发出"江南诸师秘仲景要方不传"的感慨。今天，中医学得到了长足的发展，获取中医典籍已经不像以往那么困难。随着中医学术的发展，现代中医文献日益增多，如何更有效率地发掘现代文献和古籍中的知识，加以学习利用，成为了中医临床工作者新的挑战。

目前，专病专科中医特色优势的形成与巩固，成为了继续提升中医临床诊疗水平的有力抓手。同时通过中医学和西医学两个视角认识疾病，围绕临床关键问题，优化主攻病种的诊疗方案，进一步形成具有中医特色优势的临床路径，提高临床综合服务能力，解决群众关注点健康问题，是各中医院、中医专科建设的主要内容，也是中医工作者实践和发展循证中医学的历史任务。

中医学的传承与发展一直体现着循证医学的理念，只是并未把这种理念完全清晰地表述出来。循证医学创立人之一Dr. David L. Sackett在《循证医学：如何教学与实践》中指出：循证医学理念起源于中国乾隆年间的《考证》一书。宋代的中医古籍《本草图经》中就已经描述了验证人参真伪的人体试验方法。景方建、刘志杰等通过对以《伤寒杂病论》为代表的汉传中医的深入研究，从中医学的证据筛选、推荐等方面进行探讨，认为“汉传中医是最古老的循证医学；现代研究循证医学，不承认和参考中医古代综合循证医学理念是不诚实也不现实的”。而近年来，国内外循证中医学研究方兴未艾，发表了大量文献，积累了宝贵的经验，同时也取得令人鼓舞的成绩。

根据循证医学的要求，临床关键问题的处理原则和解决措施应有足够的证据支持。文献研究是证据的主要来源之一，文献证据的收集和评价是制订诊疗方案的关键环节。专病专科的现代中医文献中不乏名医大家的真知灼见，设计严谨的高质量临床研究报告，以及行业学术组织的标准方案，但从方法学上看，高级别证据来源相对仍比较匮乏，因此进行现代文献研究的同时，有必要进行古籍研究，寻找补充证据。从古文献宝库中挖掘专科专病诊疗过程相关的内容并加以整理，不仅可为疾病的诊治提供更多的思路，更重要的是寻找和评价古籍证据，增强诊疗方案制定过程的科学性，最终达到使诊疗方案具备和凸显中医特色优势的目的。

众所周知，葛洪《肘后方·治寒热诸疟方第十六》中的记载，对我国具有自主知识产权、被国际公认的一类新药青蒿素的研发起到了至关重要的作用。诚然，“青蒿一握，切，以水二升渍，绞取汁，尽服之”这一有效的方法，在青蒿素发明之前并没有成为中医临床工作者治疗疟疾时的普遍选择。这一事实警醒我们，古籍中尚有许多珍宝，有待认真发现、甄别、验证，并加以创新，才能更好地履行我们肩负的发挥中医优势、保护人民健康的伟大使命。

广东省中医院历来重视专病专科建设，把“为患者提供最佳的诊疗方案，探索构建人类最完美的医学”作为医院和专科建设的最高目标。在卫生保健领域，广东省中医院开展临床路径、中医健康辨识和促进等研究，积累了较丰富的实践和研究经验。本丛书以此为基础，归纳整理了多个专科专病诊疗相关的中医古今证治文献内容，可作为中医专病专科建设单位的参考工具，也可作为医学生或对中医学感兴趣之人的读物。

本书编写过程中承蒙国家中医药管理局有关领导、中国中医药出版社和国内诸多知名教授、专家的大力支持、指导和帮助，谨在此向他们致以最诚挚的谢意。

诚然，中医古今文献浩如烟海，临床研究日新月异，虽然该丛书耗费了巨大的人力和时间，但仍未能包罗万象。另外，丛书是从专科临床实践角度出发进行整理，属于新的尝试和探索，对古籍实际内容的研究深度、广度相对有限，加上编者对古籍的点校、出版、校勘、辑佚、训诂等学识有限，书中未周、不妥或错漏之处在所难免，诚盼广大同仁及读者批评指正，以便再版时改正。

《专病专科中医古今证治通览丛书》编委会

2012 年 9 月 10 日

# 编写说明

中医药历史悠久，源远流长，博大精深。心肌梗死是临床常见病，古已有之，中医古籍及近现代文献浩如烟海，在《内经》《伤寒杂病论》中就已对胸痹心痛等急性心肌梗死表现有详细的认识和描述，现代研究更为丰富和深入。这些文献不乏珍贵的临床观察和精辟分析，但也难免错漏伪讹。对这些文献去伪存真，条疏理分，可对心肌梗死的研究提供有益的思路，促进现代研究的不断深入。

我们从专科专病的角度出发，以“心痛”、“真心痛”、“心痹”、“胸痹”、“卒心痛”、“厥心痛”等有关急性心肌梗死的中医病名为索引搜罗了数百种有代表性的中医古籍。以“心肌梗死”、“心肌梗塞”、“真心痛”、“中医”、“证”等作为中文主题词，检索国内中文数据库。以“drugs”、“chinese herbal medicine”、“chinese traditional”、“myocardial infarction”等检索了MEDLINE、EMBASE、COCHRANE等。按照病名、病因病机、辨证治疗、方药研究、名医经验综述、名医典型医案等汇编成文。对证型、治法、常用药物和研究方法等还进行了专项分析，力图能融汇古今，中西结合。

希望本书能对心肌梗死中医药基础和临床研究者有所帮助，更希望读者能不吝指教，指出本书错漏之处，以便进一步修正。

编者

# 目 录

## 上 篇 心肌梗死中医文献研究

## 下　篇　心肌梗死文献汇编



## 附　篇　文献整理过程

# 上　篇

## 心肌梗死中医文献研究

# 第一章 心肌梗死的中医病名

## 第一节 中医病名源流

本病病名最早出现于《内经》。如《素问·缪刺论》《素问·刺热论》中均有“卒心痛”之称，《素问·至真要大论》有“厥心痛”之称。《素问·痹论》即说“心痹者，脉不通，烦则心下鼓。”“赤脉之至也，喘而坚……名曰心痹。”《灵枢·厥病》指出心痛有肾心痛、胃心痛、脾心痛、肝心痛、肺心痛几种，并将心痛严重、预后凶险者称为“真心痛”，曰：“真心痛，手足青至节，心痛甚，旦发夕死，夕发旦死。而《灵枢·五邪》指出：“邪在心，则病心痛”。《难经》也有关于厥心痛、真心痛的论述，如：“头心之病，有厥痛，有真痛，何谓也？……其五脏气相干，名厥心痛。……其痛甚，但在心，手足青者，即名真心痛。其真心痛者，旦发夕死，夕发旦死。”

东汉张仲景明确提出了胸痹病名，并做了系统阐述，如其在《金匮要略》指出：“夫脉当取太过不及，阳微阴弦，即胸痹而痛，所以然者，责其极虚也。今阳虚知在上焦，所以胸痹心痛者，以其阴弦故也。”认为胸痹病机乃上焦阳气不足，下焦阴寒气盛，阴邪侵犯阳位，本虚标实。《诸病源候论》对本病的认识又有进一步的发展。巢氏认为“心病”可有心痛证候，心痛可分为虚实两类，治法各异。指出临床上有“久心痛”之症，伤于正经者难治。其曰：“心为诸脏主，其正经不可伤，伤之而痛者，则朝发夕死，夕发朝死，不暇展治。其久心痛者，是心之支别络脉，为风邪冷热所乘痛也，故成疹不死，发作有时，经久不瘥也。”唐宋金元时期，有关本病的论述甚多，丰富和发展了对本病的认识。《圣济总录》描述本病“胸痹两乳间刺痛，甚则引肩胛”，认为其疼痛的发生与“从于外风，中脏既虚，邪气客之，痞而不散，宜通而塞”有关。

《太平圣惠方》指出：“夫思虑烦多则损心，心虚故邪乘之，邪积而不去，则时害饮食，心中如满，蕴蕴而痛，是谓之心痹。”还指出“夫胸痹心背痛者，由脏腑虚寒，风冷邪气，积聚在内，上攻胸中，而乘于心。正气与邪气交争，阳气不足，阴气有余，阴阳不和，邪正相击，故令心背彻痛也。”刘完素将心痛分为“热厥心痛”、“大实心中痛”、“寒厥心痛”3种，分别运用“汗”、“散”、“利”、“温”等法及有关方药治疗，并提出“久痛无寒而暴痛无热”的观点，颇有可取之处。

朱丹溪指出“心痛即胃脘痛”，对此，明清医家对（厥）心痛与胃脘痛进行了鉴别。如《证治准绳·杂病·诸痛门》即说：“或问：丹溪言心痛即胃脘痛，然乎？曰：

心与胃各一脏，其病形不同。因胃脘痛处在心下，故有当心而痛之名，岂胃脘痛即心痛哉。”又指出：“胃脘之受邪，非止其自病者多；然胃脘逼近于心，移其邪上攻于心，为心痛者亦多。”说明心痛与胃脘痛既有区别，又有联系。《临证指南医案·心痛》中也提到：“但厥心痛与胃脘痛，情状似一，而症实有别。世人因《内经》胃脘当心而痛一语，往往混而视之，不知厥心痛为五脏之气厥而入心包络，而胃实与焉，则心痛与胃痛不得不各分一门。心痛胃痛确是二病，然心痛绝少，而胃痛极多，亦有因胃痛而及心痛者，故此二症，古人不分两项。医者细心求之，自能辨其轻重也。”《症因脉治》也指出：“胸痹与胃痛有别，胃痛不因饮食亦痛，胸痹不饮无恙，饮食则痛，而不能下，若论病因，同是痰饮死血，酒食损伤，忧思郁结，究其轻重，则胸痹为重，以胃痛实证居多，实者易平，胸痹起于日久，损伤难治耳。”

同时，也对厥心痛与真心痛进行了鉴别。如《医学入门》认为“真心痛，因内外邪犯心君，一日即死；厥心痛，因内外邪犯心之包络”，故《医门法律》谓：“厥心痛……，去真心痛一间耳。”指出轻者为厥心痛，重者为真心痛。至此，本病的概念建立，胸痹是指胸部闷痛，甚则胸痛彻背、短气、喘息不得卧的一种疾病。是心脏本身受损所致的一种病证，病位在“两乳之中，鸠尾之间”。心痹中轻者为厥心痛，重者为真心痛。厥心痛又分为肾心痛、胃心痛、脾心痛、肝心痛及肺心痛 5 种。

通过对古籍条文的分析，我们发现心肌梗死中医病名历代有过多种表述，在古代，急性心肌梗死是一种急危重症，由于古人对于人体解剖、疾病病理生理等知识的欠缺，只能将这种疾病描述为“旦发夕死，夕发旦死”的特征，真心痛、厥心痛等病名的确立，体现了古人对于这种疾病发病急剧、病情凶险、多危及生命的本质认识。

## 一、心痛

### （一）《黄帝内经》

《素问·藏气法时论》：心痛者，胸中痛，胁支满，胁下痛，膺背肩胛间痛，两臂内痛。

### （二）《华佗神方》

九种心痛者，一虫心痛；二注心痛；三气心痛；四悸心痛；五食心痛；六饮心痛；七冷心痛；八热心痛；九去来心痛。

### （三）《太平圣惠方》

夫心痛者，由风冷邪气乘于心也。其痛发有死者，有不成病者。

### （四）《八十一难经》

六十难曰：头心之病，有厥痛，有真痛，何谓也？然：手三阳之脉，受风寒，伏留而不去者，则名厥头痛；入连在脑者，名真头痛。其五脏气相干，名厥心痛。

### （五）《小品方》

1. 凡厥心痛，与背相引，喜瘛疭，如物从后触其心，身伛偻者，肾心痛也。

2. 厥心痛，腹胀满，心痛尤甚者，胃心痛也。

3. 厥心痛，痛如锥针刺其心，心痛甚者，脾心痛也。

4. 厥心痛，色苍苍如死灰状，不得叹息者，肝心痛也。

5. 厥心痛，卧若从心间痛，动作痛益甚，色不变，肺心痛也。

（六）《外台秘要》

1. 肾之经，足少阴是也，与膀胱合，膀胱之经，足太阳是也，此二经俱虚而逆，逆气乘心而痛者，其状下重，不自收持，苦泄寒中，为肾心痛也。

2. 足太阴为脾之经，与胃合，足阳明为胃之经，气虚逆乘心而痛，其状腹胀，归于心而痛甚，谓之胃心痛也。

3. 又诸脏虚受病，气乘于心者，亦令心痛，则心下急痛，谓之脾心痛也。

（七）《备急千金要方》

1. 论曰：寒气卒客于五脏六腑，则发卒心痛胸痹。感于寒，微者为咳，甚者为痛为泄，厥心痛与背相引，善瘛疭，如物从后触其心，身伛偻者肾心痛也。

2. 论曰：寒气卒客于五脏六腑，则发卒心痛胸痹。感于寒，微者为咳，甚者为痛为泄，厥心痛与背相引，善瘛疭，如物从后触其心。……厥心痛腹胀满。心痛甚者，胃心痛也。

3. 论曰：寒气卒客于五脏六腑，则发卒心痛胸痹。感于寒，微者为咳，甚者为痛为泄，厥心痛与背相引，善瘛疭，如物从后触其心。……厥心痛，色苍苍如死灰状，终日不得太息者，肝心痛也。

4. 论曰：寒气卒客于五脏六腑，则发卒心痛胸痹。感于寒，微者为咳，甚者为痛为泄，厥心痛与背相引，善瘛疭，如物从后触其心。……厥心痛，卧若从心间痛，动作痛益甚，色不变者，肺心痛也。

5. 论曰：寒气卒客于五脏六腑，则发卒心痛胸痹。感于寒，微者为咳，甚者为痛为泄，厥心痛与背相引，善瘛疭，如物从后触其心。……厥心痛，痛如以针锥刺其心，心痛甚者脾心痛也。

（八）《三因极一病证方论》

涩为少血，为亡汗，为气不足，为逆冷，为下痢，为心痛。涩而紧为痹，为寒湿，迟为寒，为痛，迟而涩为癥瘕咽酸。

（九）《严氏济生方》

1. 其痛甚，手足青而冷者，名曰真心痛，此神去气竭，旦发夕死，夕发旦死。或六淫七情之所伤，五脏之气冲逆，其痛乍间乍甚，成疹而不死者，名曰厥心痛。

2. 夫心痛之病，医经所载凡有九种：一曰虫心痛，二曰疰心痛，三曰风心痛，四曰悸心痛，五曰食心痛，六曰饮心痛，七曰寒心痛，八曰热心痛，九曰去来心痛。

（十）《太平圣惠方》

1. 肾之经，足少阴是也，与膀胱合，膀胱之经，足太阳是也，此二经俱虚而气逆乘心而痛者，其状下重，时苦泄寒中，为肾心痛也。

2. 足太阴为脾之经，与胃合，足阳明为胃之经。气虚逆乘于心而痛，其状，腹胀归于心而痛甚，谓之胃心痛也。

3. 又诸脏虚受病，气乘于心者，亦令心痛，则心下急痛，谓之脾心痛也。

（十一）《难经本义》

何以知伤暑得之？然：当恶臭。何以言之？心主臭，自入为焦臭，入脾为香臭，入肝为臊臭，入肾为腐臭，入肺为腥臭。故知心病伤暑得之，当恶臭。其病身热而烦，心痛，其脉浮大而散，其五脏气相干，名厥心痛。

（十二）《奇效良方》

1. 《脉经》曰：厥心痛者，乃寒气客于心包络也。

2. 肾心痛者，与背相引善瘛疭，如物从后触其心，身伛偻。

3. 胃心痛者，腹胀满不下食，食则不消，皆脏气不平，喜怒忧郁所致，属内因。

4. 脾心痛者，如针锥刺其心腹，蕴蕴然气满。

5. 肝心痛者，色苍苍如死状，终日不得太息。

6. 肺心痛者，若从心间起，动作痛益甚，不变色。

（十三）《类经》

1. 五脏逆气，上干于心而为痛者，谓之厥心痛。

2. 厥心痛，色苍苍如死状，终日不得太息，肝心痛也，取之行间、太冲。（苍苍，肝色也，如死状，肝气逆也。终日不得太息，肝系急，气道约而不利也。是皆肝邪上逆，所谓肝心痛也。行间、太冲，皆足厥阴经穴，故当取以治之）

3. 厥心痛，卧若徒居，心痛间，动作痛益甚，色不变，肺心痛也，取之鱼际、太渊。（徒，空也。卧若徒居，无倚傍也。间或动作则益甚者，气逆不舒，畏于动也。色不变，不在血也。是皆病在气分，故曰肺心痛也。鱼际、太渊，皆手太阴经穴，故宜取之）

4. 厥心痛，痛如以锥针刺其心，心痛甚者，脾心痛也，取之然谷、太溪。（脾之支脉，注于心中。若脾不能运而逆气攻心，其痛必甚，有如锥刺者，是为脾心痛也）

（十四）《医学真传》

心腹痛者，上心下腹，相引而痛。痛之名虽同，而所痛之部不同，如堪舆移步换形，其中不可不条分缕晰者也。心为君主而藏神，不可以痛，今云心痛，乃心包之络，不能旁通于脉，则痛也。

（十五）《医学从众录》

心痛即胃脘痛也。心为君主之官，本不受邪。若受邪而痛，是真心痛，手足青至节，朝作夕死。痛有9种，宜细辨而药之。气痛，脉沉而涩，诸气郁滞，及七情过用所致。血痛，脉浮沉俱涩，其痛如刺，不可按扪，或寒热往来，大便黑。痰痛即饮痛，脉滑咳嗽，其痛游走无定。火痛，脉数而实，口渴面赤，身热便秘，其痛或作或止。虚痛即悸痛，脉浮而小细，或沉而短涩，其痛重轻相间，多日不愈。心悸，最喜摩按，得食小愈，饥则更痛。

（十六）《医学三字经》

心胃疼，有9种，真心痛不治。今所云心痛者，皆心包络及胃脘痛也。共有9种，宜细辨之。

（十七）《医学实在易》

心为君主之官，受邪而痛，手足寒至节，名真心痛，不治，此云心痛，乃心包络痛也。

（十八）《难经正义》

其五脏气相干，名厥心痛。诸经络皆属于心，盖心主百脉，其营血由心而通于十二经络也，若一经有病，其脉逆行，逆则乘心，乘心则心痛，故曰厥心痛。是五脏气冲逆致痛，非心家自病也。

（十九）《推拿抉微》

涂蔚生曰：先贤有谓肚脐以上为心痛，肚脐以下为腹痛者。实则肚脐以上亦是胃痛，不与心痛相干。

（二十）《医心方》

《病源论》云：心痛者，风冷邪气乘于心也。又云：心腹痛者，由腑脏虚弱，风寒客于其间故也。邪气发作，与正气相击。上冲于心则心痛，下攻于腹则腹痛，上下相攻，故心腹绞痛，气不得息。

## 二、真心痛

（一）《黄帝内经》

《灵枢·厥病》：真心痛，手足青至节，心痛甚，旦发夕死，夕发旦死。

（二）《八十一难经》

其痛甚，但在心，手足青者即名真心痛。其真心痛者，旦发夕死，夕发旦死。

（三）《小品方》

真心痛，手足青至节，心痛甚，旦发夕死，夕发旦死。

（四）《备急千金要方》

论曰：寒气卒客于五脏六腑，则发卒心痛胸痹。感于寒，微者为咳，甚者为痛为泄，厥心痛与背相引，善瘛疭，如物从后触其心。……真心痛，手足青至节，心痛甚，旦发夕死，夕发旦死。

（五）《太平圣惠方》

心为诸脏之主而藏神。其正经不可伤，伤之而痛，为真心痛。

（六）《医说》

1. 心藏神，心者身之主也，其正经为风邪所乘，名真心痛，旦发夕死，夕发旦死。

2. 头心之病，有厥痛，有真痛，手三阳之脉受风寒则名厥头痛，入连在脑者名真头痛，其五脏气相干，名厥心痛，其痛甚，但在心，手足青者名真心痛，其真心痛者，旦发夕死，夕发旦死。

（七）《严氏济生方》

其痛甚，手足青而冷者，名曰真心痛，此神去气竭，旦发夕死，夕发旦死。

（八）《难经本义》

何以知伤暑得之？然：当恶臭。何以言之？心主臭，自入为焦臭，入脾为香臭，入肝为臊臭，入肾为腐臭，入肺为腥臭。故知心病伤暑得之，当恶臭。其病身热而烦，心痛，其脉浮大而散。……其痛甚，但在心，手足青者，即名真心痛。其真心痛者，旦发夕死，夕发旦死。

（九）《奇效良方》

真心痛者，旦发夕死，夕发旦死。

（十）《类经》

真心痛，手足青至节，心痛甚，旦发夕死，夕发旦死。（真心痛者，邪气直犯心主也。毒深阴甚，故手足之青至节，其死之速如此。愚按：本篇所言五脏之滞，皆为心痛，刺治分经，理甚明悉，至若舍针用药，尤宜察此详义。盖肾心痛者，多由阴邪上冲，故善瘛疭，如物从后触其心。胃心痛者，多由停滞，故胸腹胀满。脾心痛者，多由寒逆中焦，故其病甚。肝心痛者，多由木火之郁，病在血分，故色苍苍如死状。肺心痛者，多由上焦不清，病在气分，故动作则病益甚）

（十一）《女科精要》

若寒伤心经，名曰真心痛，则无药可救矣。

（十二）《本草备要》

真心痛者，手足冷过腕节，朝发夕死。

（十三）《陈氏幼科秘诀》

心属少阴君火，为脏腑之主，精神之舍，邪不能干。干之则伤心而神去，必面目俱黑，手足青至节，为真心痛，旦发夕死。

（十四）《医学从众录》

心痛即胃脘痛也。心为君主之官，本不受邪。若受邪而痛，是真心痛，手足青至节，朝作夕死。

（十五）《医学实在易》

《厥病篇》曰："真心痛，手足青至节，心痛甚，旦发夕死，夕发旦死。"

（十六）《难经正义》

其痛甚，但在心，手足青者，即名真心痛。

## 三、心痹

《脉经》

病先发于心者，心痛；一日之肺，喘咳；三日之肝，胁痛支满；五日之脾，闭塞不通，身痛体重；三日不已，死，冬夜半，夏日中。心脉搏坚而长，当病舌卷不能言。其软而散者，当病消渴，自已。心脉沉之小而紧，浮之不喘，苦心下聚气而痛，食不下，喜咽唾，时手足热，烦满，时忘，不乐，喜太息，得之忧思。赤脉之至也，喘而坚。诊曰有积气在中，时害于食，名曰心痹，得之外疾，思虑而心虚，故邪从之。

## 四、心疝

《诸病源候论》

疝者，痛也。由阴气积于内，寒气不散，上冲于心，故使心痛，谓之心疝也。其痛也，或如锥刀所刺，或阴阴而疼，或四肢逆冷，或唇口变青，皆其候也。

## 五、胸痹

《太平圣惠方》

烦热欲呕，头痛面赤无汗。夫寒气客于五脏六腑，因虚而发，上冲于胸间，则为胸痹。胸痹之候者，胸中愊愊如满，噎塞不利，习习如痒，喉里涩，唾燥沫。甚者，心强痞急痛，肌肉苦痹，绞急如刺，不得俯仰，胸前皮肉皆痛，手不能犯，胸满短气，咳唾引痛，烦闷，自汗出，或背膂微痛，其脉浮而微者是也。

（二）《黄帝内经灵枢集注》

1. 肺小则少饮，不病喘喝，肺大则多饮，善病胸痹喉痹。

2. 肺主通调水道，故小则少饮，大则多饮。肺居胸中，开窍于喉，以司呼吸，故小则不病喘喝，大则善病胸痹喉痹。

（三）《高注金匮要略》

1. 胸痹，胸中气塞，短气。

2. 关以前之阳部得微，关以后之阴部得弦。夫关前之阳脉微，则自胃脘上至胸中，其真阳卑弱而不能奋鼓，故病名曰痹。关后之阴脉弦，则自胃腑下至肝脏，其浊邪弦急而从上弹射，故症则见痛。

（四）《金匮玉函要略述义》

胸痹，心中痞气。

## 六、卒心痛

《太平圣惠方》

夫卒心痛者，由脏腑虚弱，风邪冷热之气，客于手少阴之络。正气不足，邪气胜盛，邪正相击，上冲于心，心如寒状，痛不得息，故云卒心痛也。

## 第二节 中医病名现代研究

本病属于现代医学冠心病范畴，相当于心绞痛型冠心病、心肌梗死型冠心病、缺血型冠心病等。冠心病是冠状动脉性心脏病（coronary artery heart disease，CHD）的简称，是一种最常见的心脏病，是指因冠状动脉狭窄、供血不足而引起的心肌机能障碍和（或）器质性病变，故又称缺血性心肌病。冠心病的发生与冠状动脉粥样硬化狭窄的程度和支数有密切关系，同时患有高血压、糖尿病等疾病，以及过度肥胖、不良生活习惯等是诱发该病的主要因素。

1. 无症状型冠心病

很多病人有广泛的冠状动脉阻塞却没有感到过心绞痛，甚至有些病人在心肌梗死时也没感到心绞痛。部分病人在发生了心脏性猝死，常规体检时发现心肌梗死后才被发现。部分病人由于心电图有缺血表现，发生了心律失常，或因为运动试验阳性而做冠脉造影才发现。这类病人发生心脏性猝死和心肌梗死的机会和有心绞痛的病人一样，所以应注意平时的心脏保健。

2. 心绞痛型冠心病

表现为胸骨后的压榨感、闷胀感，伴随明显的焦虑，持续3～5分钟，常发散到左侧臂部、肩部、下颌、咽喉部、背部，也可放射到右臂。有时可累及这些部位而不影响胸骨后区。用力、情绪激动、受寒、饱餐等增加心肌耗氧情况下发作的称为劳力性心绞痛，休息和含化硝酸甘油可缓解。

有时候心绞痛不典型，可表现为气紧、晕厥、虚弱、嗳气，尤其在老年人。根据发作的频率和严重程度分为稳定型和不稳定型心绞痛。稳定型心绞痛指的是发作1月以上的劳力性心绞痛，其发作部位、频率、严重程度、持续时间、诱使发作的劳力大小、能缓解疼痛的硝酸甘油用量基本稳定。不稳定型心绞痛指的是原来的稳定型心绞痛发作频率、持续时间、严重程度增加，或者新发作的劳力性心绞痛（发生1个月以内），或静息时发作的心绞痛。不稳定型心绞痛是急性心肌梗死的前兆，一旦发现应立即到医院就诊。

3. 心肌梗死型冠心病

心肌梗死发生前1周左右常有前驱症状，如静息和轻微体力活动时发作的心绞痛，伴有明显的不适和疲惫。心肌梗死时表现为持续性剧烈压迫感、闷塞感，甚至刀割样疼痛，位于胸骨后，常波及整个前胸，以左侧为重。部分病人可沿左臂尺侧向下放射，引起左侧腕部、手掌和手指麻刺感，部分病人可放射至上肢、肩部、颈部、下颌，以左侧为主。疼痛部位与以前心绞痛部位一致，但持续更久，疼痛更重，休息和含化硝酸甘油不能缓解。有时候表现为上腹部疼痛，容易与腹部疾病混淆。伴有低热、烦躁不安、多汗和冷汗、恶心、呕吐、心悸、头晕、极度乏力、呼吸困难、濒死感，持续30分钟以上，常达数小时。发现这种情况应立即就诊。

4. 缺血性心肌病型冠心病

部分患者原有心绞痛发作，以后由于病变广泛，心肌广泛纤维化，心绞痛逐渐减少到消失，却出现心力衰竭的表现，如气紧、水肿、乏力等，还有各种心律失常，表现为心悸。还有部分患者从来没有心绞痛，而直接表现为心力衰竭和心律失常。

5. 猝死型冠心病

指由于冠心病引起的不可预测的突然死亡，在急性症状出现以后 6 小时内发生心脏骤停所致。主要是由于缺血造成心肌细胞电生理活动异常，而发生严重心律失常导致。

# 第二章　心肌梗死的病因病机

## 第一节　病因病机的古代文献研究

古代对胸痹心痛病因病机的认识是一个不断深入的过程。唐宋以前，主要强调外邪致病为主。到了元明清时期，在强调外因的同时，也重视内伤情志、饮食所伤，并提出了“污血冲心”、“火邪犯心”等观点，提出了活血化瘀的治疗方法。

### 一、外邪（寒邪）侵袭

早在《内经》时就指出感受外邪致病。若寒邪侵袭，阻碍胸阳，使心脉痹阻。如《素问·调经论》说：“寒气积于胸中而不泻，不泻而温气去，寒独留则血凝泣，凝则脉不通”，《素问·至真要大论》说“寒淫所胜，血变脉中，……民病厥心痛；寒厥入胃，则内生心痛”，《素问·

六元正经大论》也说“故民病寒客心痛，腰椎痛”，“寒气卒客于五脏六腑，则发卒心痛胸痹。”同时也指出了寒邪致血行不畅成瘀，产生气滞血瘀的病理改变，如《素问·六元正纪大论》：“太阳司天，寒淫所胜，则寒气反至，水且冰。血变于中，发为痈疡，民病厥心痛。”若酷暑炎热，则耗伤心气，也每致血脉运行不畅而发病。如《素问·气交变大论》：“岁金不及，炎火乃行，……民病口疮，甚则心痛”，《素问·刺热篇》：“心热病者，先不乐，数日乃热，热争则卒心痛。”《难经·四十九难》：“故知心病伤暑得之，当恶臭，其病身热而烦，心痛，其脉浮大而散。”若外感风邪也能引起本病的发生，如《素问·五常政大论》：“风行于地，……心痛胃脘痛，厥逆膈不通。”湿邪浸淫，阻遏胸阳，影响心肺气血运行而致胸痹心痛，如《素问·至真要大论》即说：“湿淫所胜，……发病饮积，心痛。”

《诸病源候论》对本病的认识又有进一步的发展。巢氏指出素体不足，复因外邪侵袭，心脉痹阻，发生本病。如“心痛，是脏虚受风，风冷邪气乘于心也”，“寒气客于五脏六腑，因虚而发，上冲胸间，则胸痹”，还指出其他脏腑的病变可以影响至心，如“心痛而不能饮食者，积冷在内，客于脾而乘心络故也”，“又，诸脏虚受病，气乘于心者，亦令心痛，则心下急痛，谓之脾心痛也”，“足太阴为脾之经，与胃合。足阳明为胃之经，气虚逆乘心而痛。其状腹胀，归于心而痛甚，谓之胃心痛也。”

唐宋金元明清时期，医学发展，丰富了对本病的认识，仍非常重视寒邪致病的重要性。《备急千金要方》指出：

“寒气卒客于五脏六腑，则发卒心痛。胸痹，感于寒，微者为咳，甚者为痛为泄”，《太平圣惠方》也说：“夫卒心痛者，由脏腑虚弱，风邪冷热之气客于手少阴之络。正气不足，邪气胜盛，邪正相击，上冲于心，心如寒状，痛不得息，故云卒心痛也。”“夫胸痹心背痛者，由脏腑虚寒，风冷邪气，积聚在内，上攻胸中，而乘于心，正气与邪气交争，阳气有余，阴阳不和，邪正相击，故令心背彻痛也。”《家藏蒙鉴》也说：“兹云心痛者，以其在心之部位而名也。……但因寒者十居八九，因热者十惟一二。何也？寒则凝滞，则气逆，则痛；而热则流连，虽亦有因燥结热闭作痛，必有烦热、焦渴、秘结、淋涩等症。”《脉因证治》也指出“厥心痛，乃寒邪客于心包络也。”明·徐春甫在《古今医统大全》也指出：“真心痛者，寒邪伤其君也，手足青至节，甚则旦发夕死，夕发旦死。厥心痛者，乃寒邪客于心包络也。”《寿世保元》也说：“寒邪冷气入乘心络，或脏腑暴感风寒，上乘于心，令人卒然心痛。”《简明医彀》中指出：“真心痛者，寒邪伤其君主。手足甲青至节，甚则旦发夕死。厥心痛者，乃寒邪客于心包络也”。

## 二、情志失调

若内伤情志，如忧思愤怒，心肝之气郁滞，血脉运行不畅，而致胸痹心痛。如《灵枢·口问篇》即说：“忧思则心系急，心系急则气道约，约则不利”，《脉经》：“忧愁思虑则伤心，心伤则苦惊，喜忘，善怒。心伤者，其人劳倦则头面赤而重，心中痛彻背，其脉弦，此心脏伤所致也。”《太平圣惠方》指出：“夫思虑烦多则损心，心虚故邪乘之，邪积不去，则时害饮食，心中如满，蕴蕴而痛，是谓之心痹。”《症因脉治·内伤胸痛》也说：“内伤胸痛之因，七情六欲，动其心火，刑及肺金，或怫郁气逆，伤其肺道，则痰凝气结，或过饮辛热，伤其上焦，则血积于内，而闷闭胸痛矣。”《证治准绳》也认为心痛胃脘痛“始由怵惕思虑则伤神，神伤脏乃应而心虚矣”，沈金鳌认为七情“除喜之气能散外，余皆足令心气郁结而为痛也”。

## 三、瘀血内阻

《素问·调经论》说：“血气者，喜温而恶寒；寒则泣不能流，温则消而去之”，指出血见寒则凝涩，脉遇寒而拘挛，使心脉阻滞而发为本病。元·《丹溪手镜》“心痛，因宿寒搏血，血凝其气，气与血并”，指出了寒凝血瘀气滞引起心痛的发生。明清医家又明确提出了“污血冲心”、“火邪犯心”等观点。如《医学正传·胃脘痛》：“有真心痛者，大寒触犯心君，又曰污血冲心，手足青过节者，旦发夕死，夕发旦死”，《杂病广要·身体类·胸痹心痛》也说：“古有患胸痹者，心中急痛如锥刺，不得俯仰。蜀医谓胸府有恶血故也。”

## 四、饮食不节

若脾胃损伤，运化失司，饮食不能化生气血精微，反聚湿生痰，上犯心胸清旷之处，清阳不展，气机不畅，心脉痹阻，遂致胸痹心痛。如《素问·至真要大论》：“岁太阴在泉，……民病饮积心痛”，“夫五味入胃，各归所喜，……久而增气，物化之常也；气增而久，夭之由也。”《脉因证治》说：“胸痹之因，饮食不节，饥饱损伤，痰凝血滞，中焦混浊，则闷食闷痛之症作矣。”《脉因证治》也指出“厥心痛，乃寒邪客于心包络也”，并指出“宜以良姜、菖蒲，大辛热之药”散寒通络，并认为“胸痹，皆痰水宿饮，停留不散”，治疗“宜瓜蒌、枳实、香附、川芎、苍术温散之”。宋·杨士瀛主张“气血痰水所犯”，都从不同角度揭示了本病的发病原因。

《寿世保元》也说：“酒性大热有毒，大能助火，一饮下咽，肺先受之，……酒性喜升，气必随之，痰郁于上，溺涩于下，肺受贼邪，不生肾水，水不能制心火，诸病生焉，……或心脾痛……”。指出酒性大热大辛，过度饮酒，致湿热内生，痰热互结，血行不畅，痰浊瘀热互结，阻滞心脉而发为胸痹心痛。

## 五、正气亏虚

《金匮要略》说：“夫脉当取太过与不及，阳微阴弦，则胸痹而痛。所以然者，责其极虚也。今阳虚知在上焦，所以胸痹心痛者，以其脉阴弦故也”，其中指出因“上焦阳虚”，即心肺之阳气虚，引起“阴邪上犯”，即寒邪、痰饮、水邪上逆胸中，胸阳被困，气机阻滞，心脉痹阻而发为胸痹。《诸病源候论》指出临床上有“久心痛”之证，伤于正经者难治。认为本病病机有“又心为火，与诸阳会合，而手少阴心之经也，若诸阳气虚，少阴之经气逆，谓之阳虚阴厥，亦令心痛，其痛引喉是也”。

《太平圣惠方》：“夫心背彻痛者，由人脏腑虚弱，肾气不足，积冷之气，上攻于心，心气既虚，为邪所乘，则心与背俱痛而伛偻，如物从后所触，其心痛不可忍，故曰心背彻痛也。”《圣济总录》中对之前的大量医书进行总结分析，也论述了脏虚与寒邪的作用，如有“卒心痛者，本于脏腑虚弱，寒气卒然客之”、“虚极之人为寒邪所客，气上奔迫，痹而不通，故为胸痹”、“体虚之人，寒气客之，气结在胸，郁而不散，故为胸痹”的论述。同时也指出阳虚，经气上逆，致阳虚阴厥引起厥心痛，“论曰手少阴，心之经也，心为阳中之阳，诸阳之所会合，若诸阳气虚，少阴之经气逆，则阳虚而阴厥，致令心痛，是为厥心痛。”《玉机微义·心痛》中指出胸痹不仅有实证，亦有虚证，如“然亦有病久气血虚损及素劳作羸弱之人患心痛者，皆虚痛也”。

总之，本病病因病机较多，正如陈无择论心痛，认为“又分三因，云十二经络。外感六淫，则其气闭塞，郁于中焦，气与邪气发为疼痛。……此皆诸经诸俞诸腑涉邪所致，病属外所因”，“若五脏内动，汩以七情，则其气痞结，聚于中脘，气与血搏，发为疼痛。……皆脏气不平，喜怒忧郁所致，属内所因。”“饮食劳逸，触忤非类，使脏气不平，痞膈于中，食饮遁注，变乱肠胃，发为疼痛。或饮啖生冷果实，中寒不能消散，结而为积，遇食还散，名积心痛。及其脏寒生蛔致心痛者，故有九种之名，除风热冷属外所因，余皆不内外因。”

从古籍文献的检索结果来看，历代医家对真心痛病因病机的认识可以归纳为以下 5 方面：外邪（寒邪）侵袭、情志失调、瘀血内阻、饮食不节、正气亏虚；而治则治法则是百家争鸣，没有形成绝对的统一，这体现了中医同病异治的特点。

## 第二节　病因病机的现代文献研究

施今墨认为本病病机虚实间杂，虚证以气虚为多，间有阳虚者；实证以气滞血瘀为主。蒲辅周认为心肌梗死患者病机多为气血不畅、营卫失调、痰火瘀血夹于其中。岳美中认为本病病因是心阳虚衰或心气不足致实邪阻脉，虚损严重者可成脱证。秦伯未认为本病病机为心之气血不利，疼痛与心血不足及心阳衰弱有关，治疗需二者兼顾，从活血及祛瘀生新考虑。张伯臾认为本病属阴阳大虚，寒热邪实。郭士魁认为本病病机主要为气虚血瘀，治疗以益气活血为主。邓铁涛认为主要病机是气虚痰瘀，病位主要在心，属心脉痹阻不通。并且提出“痰瘀相关”论，即痰浊可致瘀，痰是瘀的初期阶段，瘀是痰的发展。朱良春认为真心痛病机多为气虚血瘀，治疗上擅长应用活血化瘀之药。焦树德认为心肌梗死病机分虚实，虚指心之气血阴阳亏虚；实指痰阻气滞血瘀、热盛痹阻。路志正认为病机为胸中阳气（即宗气）虚衰，邪侵阳位，气机痹阻。宗气与营气、卫气关系密切：卫气虚弱，寒邪痹遏胸阳；营气不足，心失荣养，营卫失常致宗气不利；宗气不足均可致痛。故胸痹病因惟血与气，而气血与营卫息息相关。任继学采用分期论治，初期病机以邪毒侵袭、瘀血内阻为主，中期（>15日）以气阴两虚、络脉失养为主，恢复期（一般>35日）以正气亏虚为主。陈可冀认为本病常表现为气虚、气滞、浊阻、气阴两虚、心阳不振等，各型均不离瘀血内阻。张敏州认为真心痛多因寒凝气滞、血瘀痰浊痹阻，心脉突然闭塞，气血运行中断而发，而真心痛最常见的证型则为气虚血瘀。黄春林认为心肌梗死病位在心脉，但其发病与脾、肝、肾关系密切。血脉瘀阻不通是本病病机实质，本虚标实、虚实夹杂为本病的病机特点，病情危重、演变迅速是本病的临床特点。邢月朋认为急性心肌梗死属于中医之“胸痹”、“真心痛”、“心悸、“饮证”等心胸疾患，认为病机主要有气滞、血瘀、寒凝、瘀毒、气虚，而心血瘀阻则为主要病机。

## 参考文献


[1]施小墨，陆寿康．中国百年百名中医临床家丛书－施今墨．北京：中国中医药出版社，2001，32－33.

[2]蒲志孝．蒲辅周老中医医疗经验琐谈．新中医．1977，（5）：9－13.

[3]岳美中．岳美中医学文集．北京：中国中医药出版社，2000：132－134.

[4]单书健，陈子华．古今名医临证金鉴－胸痹心痛卷．北京：中国中医药出版社，1999. 357－358.

[5]严世芸，郑平东，何立人．张伯臾医案．上海：上海科学技术出版社，2003：43－45.

[6]翁维良，于英奇．郭士魁临床经验选集－杂病证治．北京：人民卫生出版社，2005：61－63.

[7]吴焕林，陈海燕，程康林．邓铁涛教授治疗冠心病心肌梗死临床经验．中医药学刊．2005，23（10）：1769－1770.

[8]朱良春．中国百年百名中医临床家丛书－朱良春．北京：中国中医药出版社，2001：166－167.

[9]史大卓，李立志．专科专病名医临证经验丛书－心脑血管病．北京：人民卫生出版社，2002：307－313.

[10]边永君，路杰．治疗胸痹重气血，调和营卫有奇功－路志正教授治疗胸痹学术经验管窥．中国中医基础医学杂志．2005，11（12）：939－940.

[11]任继学．任继学经验集．北京：人民卫生出版社，2000：180－183.

[12]马晓昌．陈可冀教授治疗冠心病临床经验介绍－祛浊利湿与活血化瘀并重．中西医结合心脑血管病杂志．2005，3（5）：441－442.

[13]郭力恒，影红，李松．张敏州教授病证结合治疗急性心肌梗死经验介绍．新中医．2007，39（4）：10－11.

[14]肖政，陈力．黄春林教授治疗真心痛经验介绍．新中医．2007，39（9）：16－17.

[15]梁贵廷．邢月朋辨治急性心肌梗塞的经验．河北中医药学报．2001，16（4）：31－32.

# 第三章 心肌梗死辨证分型

中医学“证候”的理论与实践，贯穿于对疾病的诊断、治疗、康复及疗效评价的全过程。“证候”是对疾病过程中所处一定阶段的病位、病因病性以及病势所做的病理概括，是从整体出发，对个体疾病状态下特征的描述以及对疾病内在规律变化的概括。近来，中国中医药管理局科教司制订的《中医临床研究发展纲要（试行）》中强调了包括冠心病在内的重大疾病证候研究的重要性，重新确认了中医疾病证候的分布特点、变化规律及辨证规范的研究，中医病名规范化与中西医病名对照研究、中医临床证候客观化指标及证候演变规律的研究等研究重点。心肌梗死是冠心病中的急危重症，中医学并无心肌梗死病名，结合其临床表现，将其归入“胸痹心痛”、“真心痛”、“厥心痛”等范畴。国家中医药管理局医政司制定的《胸痹心厥（冠心病心肌梗死）急症诊疗规范》进一步加强了中医对心肌梗死的分型研究、心肌梗死证候的分布特征、变化规律及辨证规范的研究，及其证候客观化指标及证候演变规律的研究，是中医药、中西医结合防治心肌梗死的前提和关键。

# 第一节　辨证分型的古代文献研究

## 一、寒凝型

《素问·举痛论》指出："经脉流行不止，环周不休。寒气入经而稽迟，泣而不行。客于脉外则血少，客于脉中则气不通，故卒然而痛。"《胸痹心痛短气病脉证治》第七条："胸痹缓急者，薏苡附子散主之"，本条叙证简略，即云胸痹，可知应有喘息咳唾、胸背疼痛、或心痛彻背等症。再以药测症，尚可兼见舌淡苔白、脉沉而迟或眩或紧、四肢筋脉拘挛性疼痛等寒湿证候。《胸痹心痛短气病脉证治》第九条："心痛彻背，背痛彻心，乌头赤石脂丸主之"，若疼痛剧烈，经久不愈，伴有四肢厥冷，脉象沉紧时，此为阴寒痼结，寒气攻冲所致。《诸病源候论》认为"心痛"的病因为"风冷邪气乘于心"。《备急千金要方》提出："邪在心，则病心痛，善悲时眩仆"，"寒气卒客于五脏六腑，则发卒心痛胸痹"，也提出了寒邪致病的观点。总结寒凝型真心痛主要表现为：猝然心痛如绞，形寒，天时寒冷或迎寒风则心痛易发作或加剧，胸闷，面色苍白，甚则手足不温，或心痛彻背，背痛彻心，冷汗出，短气心悸，舌质淡红，苔薄白，脉沉紧或沉细。

## 二、气滞血瘀型

早在《内经》时期已经有相关论述，《素问·痹论》

云：痹“在于脉则血凝而不流”。此处“凝而不流”即血瘀，同篇“心痹者，脉不通”，又“涩则心痛”（《素问·脉要精微论》）。张仲景“气结在胸，胸满，肋下逆抢心，”气滞心胸，代表方剂枳实薤白桂枝汤、人参汤。晋代的《针灸甲乙经》首次明确指出瘀血可致胸膈满痛。叶天士提出“初为气结在经，久则血伤入络”，创立络病学说，“痛久入血络则胸痹引痛。”治胸痹法体现为活血祛瘀，宣通络痹，集辛润通络之品，搜剔络脉瓣浊之邪，以求开络瘀以定胸痛。另外，七情内伤致气滞成瘀，亦从瘀论治。《杂病源流犀烛·心痛源流》认为：“七情除喜之气能散外，余皆足令心气郁结而为痛也”。瘀血内阻观点是在《内经》的基础上发展而来的，元·《丹溪手镜》曰：“心痛，因宿寒搏血，血凝其气，气与血并。”指出了寒凝血瘀气滞引起心痛的发生。明清医家又明确提出了“污血冲心”等观点。如《医学正传·胃脘痛》：“有真心痛者，大寒触犯心君，又曰污血冲心，手足青过节者，旦发夕死，夕发旦死。”《杂病广要·身体类·胸痹心痛》也说：“古有患胸痹者，心中急痛如锥刺，不得俯仰。蜀医谓胸府有恶血故也。”清代王清任的《医林改错》总结前人经验，注重瘀血理论，王氏认为“元气既虚，必不能达于血管，血管无气，必停留而瘀。”气为营血运行的动力，气虚则血行不爽，势必血凝成瘀，阻滞脉络。可见心气虚乏、运血无力是络脉痹阻的基础。总结气滞血瘀型真心痛主要表现为：心胸满闷，胀痛阵阵，或窜痛，时欲太息，遇情志不舒则诱发或加重，兼有脘胀，嗳气，得矢气则舒，苔薄白或腻，脉弦；心胸疼痛较剧，如刺如绞，痛有定处，伴有胸闷，时作时止，日久不愈，或有眩晕，可因暴怒而致心胸痛剧，舌质暗红，或紫暗，有瘀斑，苔薄，脉弦涩或结代促。

## 三、痰浊型

《胸痹心痛短气病脉证治》：“胸痹不得卧，心痛彻背者，瓜蒌薤白半夏汤主之。”从历代医家的论述，可知痰阻之邪又分有寒痰、热痰、痰气、痰浊、痰饮、风痰等，其证不一。此外，痰阻经络，血行不和，必致血瘀。唐容川《血证论》中指出：“痰也可化为瘀”，因而治疗上常需化痰以祛瘀。《证治汇补》曰：“气郁痰火，忧恚则发，心膈大痛，次走胸背。”明代秦景明在《症因脉治》中指出痰瘀为患可致胸痹：“胸痹之因，饮食不节，饥饱损伤，痰凝血滞，中焦混浊，则闭食闷痛之症作矣”；清代李用粹的《证治汇补》则提出了心痛的痰热病因：“肺郁痰火，忧恚则发，心膈大痛，攻走胸背。”总结痰浊型真心痛主要表现为：胸闷重而心痛轻，咳唾痰涎，苔白腻或白滑，兼湿者，则可见口黏，恶心，纳呆，倦怠，或便软等症。痰浊者，胸闷而兼心胸时痛，痰黏，疲乏气短，肢体沉重，苔白腻，或黄腻，脉滑。痰火者，胸闷心胸时作灼痛，痰黄稠厚，心烦，口干，大便干或苔黄腻，脉滑数。

## 四、本虚型

汉代张仲景在《金匮要略·胸痹心痛短气病脉证治》中认为其病机以“阳微阴弦”为主，即上焦为阳气不足，下焦为阴寒气盛。胸痹心痛为因虚致实之病，系本虚标实的病证，其治遵循虚则补之的原则。心阳虚，心阳外越，心肾阳虚，气血不足，阴阳两虚的代表方剂为桂枝甘草汤、桂枝甘草龙骨牡蛎汤、茯苓桂枝甘草大枣汤、苓桂术甘汤、小建中汤、酸枣仁汤、炙甘草汤。内虚在“胸痹心痛”的发病中占有重要地位，明清两代明确了内虚即为阴阳气血之虚。如《普济方》曰：“心虚之状，气血虚少，面黄烦热，多恐悸不乐，心腹痛难言。”还扩充了心痛的脏腑虚弱病因内涵，《景岳全书》曰：“气血虚寒，不能营养心脾者，最多心腹痛证，然必以积劳积损及忧思不遂者，乃有此病，或心脾肝肾气血本虚，而偶犯劳伤，或偶犯寒气及饮食不调者，亦有此证。”指出心痛可因为心脾肝肾之气血虚所致，不仅明确了脏腑，而且定位于气血；《杂病源流犀烛》则从阴阳的角度概括了心痛的脏腑虚弱病因，曰：“夫心主诸阳，又主阴血，故因邪而阳气郁者痛，阳虚而邪胜者亦痛，因邪而阴血凝注者痛，阴虚而邪胜者亦痛。”至此，对于导致胸痹心痛的脏腑虚弱之病因已经明确，即心脾肝肾的气血阴阳之虚。总结本虚型真心痛主要表现为：①心气不足：心胸阵阵隐痛，胸闷气短，动则益甚，心悸而慌，倦怠乏力，或懒言，面色白或易汗出，舌质淡红，舌体胖有齿痕，苔薄白，脉虚细缓或结代。兼肺气虚者咳喘难卧。②心阴亏损：心胸疼痛时作，或灼痛或兼闷痛，心悸怔忡，五心烦热，口干盗汗，颜面潮热，舌红少津，苔薄或剥，脉细数或结代，兼脾肾阴虚者，眩晕耳鸣，腰酸肢麻。③心阳不振：心悸而痛，神倦怯寒，面白气短，动则更甚，四肢欠温，舌质淡胖，苔白或腻，脉沉细迟。兼脾肾阳虚者腹胀纳呆，便溏，夜尿，阳痿，腿软。④心阳暴脱：猝然胸痛，甚则胸痛彻背，背痛彻心，四肢厥冷，大汗淋漓，面色㿠白，表情淡漠，舌质淡胖，脉微欲绝。

## 五、心肌梗死辨证要点

1. 辨虚实

①辨气、血、阴、阳虚：气虚表现为疲乏，气短，心慌，舌质淡、胖嫩或有齿痕，脉濡，或沉细，或结代；阳虚在气虚的基础上出现畏寒肢冷，精神倦怠，自汗，面白，舌质淡或胖，脉沉细，或沉迟；血虚表现为心悸怔忡，失眠多梦，面色淡而无华，脉细或涩；阴虚是在血虚的基础上出现心烦，口干，盗汗，舌质红，少苔，脉细数或促；阳脱表现为四肢厥冷，大汗淋漓，精神委靡，表情淡漠，面色苍白，或暗淡，或淡红，舌质暗淡，脉微欲绝。

②辨气滞、血瘀、痰阻、寒凝：气滞表现为心胸闷痛，憋闷，胁肋胀痛，苔薄白，脉弦细或弱；血瘀表现为心区刺痛，面色晦暗，口唇指甲青紫，舌隐青、紫暗或见瘀斑、瘀点，脉细、弦或涩、促、结代；寒凝表现为心区绞痛，四肢逆冷，面色青白，舌质淡，苔薄白，脉伏、沉细、或迟缓；痰阻表现为心区闷痛，肢体沉重，恶心头晕，面色㿠白虚浮，舌体大有齿痕，苔白腻或黄腻，脉濡或滑，或促。心痛辨证急性期以实证为主，缓解期以虚证为主。

2. 辨疼痛

①闷痛：是该病的常见症状。闷重而疼痛轻，兼见胸

胁胀满，多太息，苔薄白，脉弦，且与情绪变化有关者，多属气滞；若兼见体胖多痰，苔腻，脉弦滑者，多为痰浊；若心胸隐痛而闷，伴心慌气短乏力，舌淡胖嫩有齿痕，脉沉细或结代者，属心气不足之证。

②刺痛：胸中刺痛，固定不移，舌质紫暗，或有瘀点、瘀斑，或舌下脉络青紫，脉涩，属血瘀之证。血瘀为该病最常见的证候，多兼夹他证一同出现，故当结合具体病情，随证治疗。

③灼痛：多由火热之邪所致，但宜分清虚实。若胸中灼痛，心烦，口苦咽干，舌红苔黄，脉数有力，多属实火；若胸中灼痛而闷，痰黄且黏，苔黄腻，脉滑数，多属痰火；若胸中灼痛不剧，但伴五心烦热，眩晕，盗汗，舌红少津者，多属阴虚有火。

④绞痛：疼痛如绞，遇寒而发或加剧，并多伴畏寒肢冷，舌淡苔白，脉细，为寒凝心脉所致；若兼见四肢厥冷，脉细欲绝，冷汗如油，则为阳虚暴脱，危重之象。

⑤隐痛：多见于缓解期，胸中疼痛，隐隐而发，劳后加重，气短神疲者，多属气虚；若兼见畏寒肢冷，则属阳虚；若胸中隐痛而闷，亡血或经后而发，心悸少寐，舌淡者，多属心血亏虚；若胸中隐痛而烦，头晕耳鸣者，多属阴虚。

3. 辨病势轻重

根据心痛的发作次数、持续时间、部位固定与否、能否缓解等方面辨别病势的轻重。心痛的发作次数频繁者重，发作次数少者轻；持续时间长者重，瞬间即逝者轻；疼痛部位固定不移者重，部位游走不定者轻；服药或休息后能缓解者轻，不能缓解者重。

## 第二节　辨证分型的现代文献研究

随着中医药现代化的发展和循证医学思想的深入，为了揭示心肌梗死中医的证候规律，近年来中医研究者综合运用文献研究、专家咨询、临床流行病学调查、实验研究等方法，依据循证医学原则，利用数据库和计算机统计软件等手段，使心肌梗死证候研究更加客观而科学，为中医的证候研究提供了手段，将中医向循证医学方向推进了一大步。

### 一、冠心病辨证分型的行业、国家及教科书标准

在既往的20余年内，我国先后出现了几种冠心病（心绞痛、心肌梗死）辨证标准：

1. 行业标准

1980年全国冠心病辨证论治研究座谈会制定了《冠心病（心绞痛、心肌梗死）中医辨证试行标准》，并于1985年进行了修订，其辨证分为本虚标实两大类，标实证均有痰浊，分气滞痰浊、痰浊血瘀、偏寒、偏热4型；本虚证分气虚、阴虚、阳虚，其下按脏腑辨证分类。整个标准共分12证型，每一证型确定了辨证依据并给出了诊断必备条件。1990年中国中西医结合学会心血管学会青岛会议将本标准再次修订，对证型的分类结构进行了调整，仍分本虚

标实两大类。标实证将血瘀、气滞、寒凝与痰浊相并列，而不再是从属关系，即分痰浊（偏寒、偏热）、血瘀、气滞、寒凝等5证，本虚证仍在气、阴、阳之虚3方面进行脏腑辨证，包括气虚（心气虚、脾气虚、肾气虚）、阳虚（心阳虚、肾阳虚）、阴虚（心阴虚、肝肾阴虚）、阳脱证共8证。标准指出心悸，脉结、代、促均可见于以上各证。1987年8月全国中医内科学会将胸痹统一命名为心痹，轻者命名为厥心痛，重者命名为真心痛。将厥心痛按《内经》分为肾心痛、胃心痛、脾心痛、肝心痛、肺心痛5类。1987年8月全国中医急症会议确定了胸痹心痛（冠心病心绞痛）诊疗规范，其证类诊断标准分为气阴两虚、心阳不振、心血亏损、痰浊闭阻、心血瘀阻、寒凝气滞等6证，各证给出主症、兼症及舌脉象，主兼症的表述为一症一点的形式，并指出诊断依据为舌脉象、主症两项以上加兼症一项以上，给出了病症相配组合式分类诊断表述规范。1995年国家中医药管理局医政司制定的《胸痹心厥（冠心病心肌梗死）急症诊疗规范》得到了广泛认可，其辨证分为4个证型：痰浊闭塞、气滞血瘀、阴血虚证、阳气虚证。

2. 国家标准

中华人民共和国卫生部制定颁发的《中药新药治疗胸痹（冠心病心绞痛）的临床研究指导原则》分为心血瘀阻证、痰浊壅塞证、阴寒凝滞证、心肾阴虚证、气阴两虚证、阳气虚衰证等共6证。2002年出版的《中药新药临床研究指导原则》的冠心病心绞痛部分参照1997年《中医临床诊疗术语证候部分》及1985年高等医药院校教材《中医内科学》制定了中医证型辨证规范，共分心血瘀阻、气虚血瘀、气滞血瘀、痰阻心脉、阴寒凝滞、气阴两虚、心肾阴虚、阳气虚衰等8证，规定具有胸痛、胸闷主症之一，其他症状具有2项及舌脉象支持者即可做出诊断。1995年国家颁布《中华人民共和国中医药行业标准·中医病证诊断疗效标准》，对胸痹心痛的诊断依据、证候分类、疗效评定进行了规范。共分心血瘀阻、寒凝心脉、痰浊内阻、心气虚弱、心肾阴虚、心肾阳虚等6证，描述不分主次症。

3. 教材标准

教材的规范对临床证候诊断亦有着很大的影响。1985年上海科学技术出版社出版的高等医药院校教材《中医内科学》将胸痹分为6证型，分别为心血瘀阻、痰浊壅塞、阴寒凝滞、心肾阴虚、气阴两虚、阳气虚衰证。1997年《中医内科学》增加了心血不足和气滞心胸的证型，其他证型表述上以心为中心，如寒凝心脉、心气不足、心阴亏损、心阳不振，加上痰浊闭阻、瘀血痹阻共分7证型。2003年普通高等教育“十五”国家级规划教材《中医内科学》对肾虚的症状有更多的关注，在心血瘀阻、气滞心胸、痰浊闭阻、寒凝心脉、气阴两虚证基础上加上心肾阴虚证和心肾阳虚证。2001年中国中医药出版社出版的全国高等中医药院校中西医结合专业系列教材之《中西医结合内科学》，分寒凝心脉、气滞心胸、痰浊闭阻、瘀血痹阻、心气不足、心阴亏损及心阳不振证。2003年科学出版社出版的面向21世纪高等医学院校中西医结合系列教材之《中西医结合内科学》将胸痹心痛分为心脉瘀阻、痰浊痹阻、寒凝心脉、气阴两虚、心肾阴虚、心阳不振、阳脱阴竭等7证。

## 二、心肌梗死辨证论治文献的辨证分型

董泉珍等根据急性心肌梗死（AMI）患者整体情况，分为7个基本证型进行治疗：心气不足型、血脉瘀阻型、痰浊闭阻型、心阴虚损型、气滞心胸型、寒凝心脉型、心阳衰脱型。苏诚炼等根据AMI患者临床表现分以下几个证型进行论治：气虚血瘀、气阴两虚、痰浊中阻、心阳衰微。矫娜等分析214例急性心肌梗死临床证型分布，将证型精简为39个，单一证素4个，复合证素组合35个，其中以2证组合和3证组合为多。39个证型病例数较多的前10个依次为：气虚血瘀、气虚血瘀痰阻、气阴两虚血瘀痰阻、气阴两虚血瘀、血瘀痰阻、阳虚血瘀、气虚血瘀痰阻热、阳虚血瘀痰阻、气滞血瘀、气阴两虚痰阻。王磊等探讨了急性心肌梗死围再灌注治疗期中医证候要素的变化规律，共纳入218例AMI患者。再灌注治疗前中医证候频次依次为：血瘀证（98.62%）>气虚证（80.28%）>痰浊证（77.52%）>阴虚证（14.68%）>阳虚证（6.38%）>寒凝证（2.75%）>气滞证（2.29%）；治疗后1天中医证候频次依次为：气虚证（90.37%）>血瘀证（76.61%）>痰浊证（74.77%）>阴虚证（14.68%）>阳虚证（10.09%）>寒凝证（3.21%）>气滞证（1.83%）；治疗后3天中医证候频次依次为：气虚证（85.78%）>痰浊证（50.50%）>血瘀证（47.71%）>阴虚证（16.97%）>阳虚证（8.72%）>寒凝证

（1.38%） >气滞证（0.92%）。与治疗前比较，再灌注治疗后3天气虚证明显增多，而血瘀证、痰浊证明显减少。

真心痛为中医急危重症，多年来从事中医急症、中西医结合急救医学的专家、教授，对中西医结合救治急性心肌梗死积累了丰富的临床经验。陈可冀等认为急性心肌梗死的基础病机为本虚标实，本虚常见气虚、气阴两虚；而标实以痰浊、血瘀痹阻心脉，蕴久化毒，热结阳明为主，所致痰浊瘀毒为主要病理因素。衷敬柏等认为急性期早期尤以痰浊瘀毒等标实为主。AMI病因病机复杂，辨证分型难以统一，然痰瘀是关键，在急性心肌梗死的发病中，占主导地位。治疗时需标本兼治。通过临床研究认为益气养阴、化痰祛瘀组对冠心病急性心肌梗死早期并发症及梗死后心绞痛的治疗效果明显优于单用化痰祛瘀组。赵冠英认为心肌梗死多属本虚标实之证，其中气虚血瘀是发生心肌梗死的主因。并提出益气活血法在心肌梗死救治中占有很重要地位，七分益气，三分活血，以补为本，以通为用，寓化瘀于补气之中，使阳和而阴凝消，经脉通而血运复，则心痛得以缓解。心阳虚损是心肌梗死发病的根本原因，也是本病发展的必然结果。故调理阴阳是治疗心肌梗死的重要法则，不论温阳或养阴，都要二者兼顾。心肌梗死虽发病在心，临证时心之虚损往往伴有他脏的虚损，主张治疗心肌梗死要时刻注意调理诸脏的虚损，其中尤以培补脾肾为先。邵念方教授认为真心痛发作之后最易引起脾胃不和、运化失常，而出现腹胀、便秘、舌苔厚腻等，此乃“母病及子”。同时考虑心主血脉，以气为用，只有心气壮旺才能帅血充脉，使血液循环不休，如环无端。气虚故血行无力而致瘀阻，且气以通为贵。患真心痛之后不仅有元气亏虚，而且最易导致气滞不通，而致瘀血内阻，出现胸中剧痛，所谓“不通则痛”。因此，调理脾胃以防子盗母气，调理气机是治疗真心痛的重要措施。赵淳认为本病总属本虚标实，本虚以气虚、阳虚或阳脱为主，部分患者可兼有阴虚、血虚；标实主要为血瘀，不同阶段可兼有痰浊、气滞或寒凝。张敏州认为急性心肌梗死再灌注治疗前标症为主，瘀血与心脉不通是最主要、最关键的因素，再灌注治疗中心肌缺血再灌注损伤属于气虚和血瘀的范畴，再灌注后，则血脉不通的标实有所缓解，本虚逐渐明显。

## 三、急性心肌梗死客观化研究文献的中医辨证分型

随着循证医学在临床的广泛应用，许多同仁在病证结合基础上探讨急性心肌梗死中医证型与西医客观指标的相关性，增加中医辨证分型诊断的科学性、可重复性和可比性，使急性心肌梗死中医辨证朝着更加客观化的方向发展，从而提高急性心肌梗死中医辨证论治水平。研究认为血脂组分、血小板功能、心肌酶学、纤溶与凝血系统、心功能、心电图 QRS 积分系统等诸多客观指标，在中医辨证证型中存在差异，近年来随着介入诊疗技术的应用，急性心肌梗死中医证型的研究也取得了新的进展。

杨秀婕等通过收集急性心肌梗死病例 60 例，对其辨证分型进行归纳，对其血脂数据进行对比分析。结果显示血瘀、气虚、痰浊为真心痛的主要病机，痰瘀痹阻证、气虚

血瘀证和气阴（血）两虚证是最常见的中医证型。

刘明等进行了急性心肌梗死患者血脂水平变化与中医辨证分型的研究，参照《中医内科疾病诊疗常规》，经中医辨证分为4型：心脉瘀阻型、痰热扰心型、气阴两虚型和心阳虚脱型，得出结论：心脉瘀阻型及痰热扰心型易出现甘油三酯（TC）、低密度脂蛋白胆固醇（LDL－C）升高和高密度脂蛋白胆固醇（HDL－C）降低，尤以LDL－C及HDL－C改变更为突出。谢淑芸等观察C反应蛋白（CRP）与急性心肌梗死中医辨证分型的关系。按照中医辨证分型方法，60例急性心肌梗死病人分为心脉瘀阻型（24例）；痰热扰心型（20例）；气阴两虚型（11例）；心阳虚脱型（5例）。结果发现急性心肌梗死患者4组不同中医类型CRP值存在差异，痰热扰心型＞心脉瘀阻型＞气阴两虚型＞心阳虚脱型，表明急性心肌梗死中医证型不同CRP值也不同，CRP水平与急性心肌梗死中医证型有相关性。

李志刚进行了心肌梗死患者中医证型与心肌酶谱分析的研究，对115例急性心肌梗死患者进行中医辨证分型，气虚血瘀型占40.7%，痰浊闭阻型占25.4%，气阴亏虚型占24.6%，阳虚寒凝型占9.3%。结果提示各证型间酶谱改变有显著性差异（$P<0.05$），其中以气虚血瘀和气阴亏虚两型升高较为明显。

张三林等在不同证型急性心肌梗死红细胞免疫变化的研究中，根据陈贵廷主编的1991年第11版《实用中西医结合诊断治疗学》标准，将急性心肌梗死患者进行中医辨证分型，分为气虚血瘀、气阴两虚血瘀闭阻、心阳虚衰寒凝心脉和阳脱阴竭等4型，结果显示AMI不同证型组与对照组的C3 b受体花环率（RBC－C3 bRR）相近，红细胞免疫复合物花环率（RBC－ICR）则明显高于对照组，以阳脱阴竭组及心阳虚衰寒凝心脉组为甚。

史海波等对238例真心痛患者进行冠状动脉造影，比较不同证型间冠状动脉造影情况，结果提示气阴两虚、心脉痹阻证病变血管多见于前降支，心阳欲脱证病变血管多见于右冠状动脉，心阳欲脱证3支病变多见。可见真心痛患者中医不同辨证分型间冠状动脉病变情况存在差异。

张敏州等观察了70例急性心肌梗死患者冠脉介入治疗前后中医辨证情况，术前证型分类中属气阳虚损5例（7.1%）、气阴两虚2例（2.9%）、气虚血（痰）瘀49例（70.0%）、气滞血（痰）瘀6例（8.6%）、寒凝血瘀5例（7.1%）、其他类型3例（4.3%）。在术后第7天，再次进行辨证，则证型分类中属气阳虚损8例（11.4%）、气阴两虚6例（8.6%）、气虚血（痰）瘀50例（71.4%）、气滞血（痰）瘀3例（4.3%）、寒凝血瘀1例（1.4%）、其他类型2例（2.9%）。

## 四、急性心肌梗死中医证候的文献、病例分析

王玲通过对10年来我国急性心肌梗死中医证候学研究文献资料进行回顾性总结，总结文献计686篇，分为临床研究、理论研究、综述3大类，并重点对中医证候研究、辨证治疗研究、基本方治疗研究等3个方面加以分析，结果显示急性心肌梗死中医证型依次是心血瘀阻、痰浊阻滞、

气滞血瘀、气虚血瘀、心气虚、气阴两虚等6型。

李建功通过回顾广州中医药大学第一附属医院2002～2004年148例冠心病急性心肌梗死住院病人的病案资料，对中医证候治疗效果、并发症等进行统计分析，总结冠心病急性心肌梗死中医证候规律，结论提示冠心病急性心肌梗死的中医证型以痰瘀等实证为多见，气滞血瘀和痰浊闭阻等实证占了83.1%，且实证并发症发生率低，预后较好，而气血阴阳亏虚的虚证少见，如心气不足、阴血亏虚、阳气欲脱型共占了16.9%，虚证并发症发生率高，预后较差。提示临床上中医治法应以活血化痰为主。

贾振华以基于熵的复杂系统分划方法结合诊断性试验受试者曲线（ROC）分析建立急性AMI证候量化诊断标准，并分析其证候组合规律方法。根据文献研究、专家咨询、临床流行病学调查获得AMI四诊资料，将410例临床AMI患者随机分为运算组（308例）和考核组（102例），以基于熵的复杂系统分划方法提取308例AMI患者症状信息，分析基本证候之间组合规律，确立症状对证候贡献度，以诊断性试验ROC分析建立各基本证候诊断阈值。结果提示AMI存在气滞、气虚痰浊、血瘀、痰热、阴虚、阳虚等基本证候，确立了不同症状对证候诊断的贡献度及诊断阈值，建立以基本证型为诊断单元的AMI证候量化诊断标准，经回顾性检验和102例患者前瞻性检验，具有良好的灵敏度和特异度。

高铸烨等对767例AMI患者的四诊信息进行用聚类分析，根据聚类分析结果并结合临床实践，认为聚类比较合乎临床实际。根据其症状、舌、脉特点，将AMI证型分为8型：气虚型、痰瘀互结型、痰浊偏热型、阴阳两虚型、气阴两虚型、肝肾阴虚型、心血瘀阻型、气虚血瘀痰阻型。

## 五、小结

中医的辨证论治虽有许多优越性，但由于历史的原因和认识方法的不同，在辨证中难免带有一定的主观成分。就心肌梗死而言，各家分类也不一。由此对患者做出的诊治，往往难以与患者生理病理变化指标做到科学的吻合，因此证型的规范化是证型本质研究的首要步骤。由于近10年来冠心病的现代诊疗手段与水平大大提高，也促进了中医相关证候研究的不断发展。从治疗性文献来看心肌梗死的中医证型的划分呈现多样性，有的以八纲辨证分型为主，有的以脏腑辨证分型为主，有的结合八纲辨证和脏腑辨证分型进行综合分型，主要原因可能与个人的临床辨证治疗经验有关。对于同样的临床证候，其辨证分型的证型名称也不统一，缺乏统一的辨证分型标准是造成证型划分多样性的原因。心肌梗死的辨证分型过于主观化，难以推广应用。报道中的中医辨证分型仍比较复杂，辨证标准尚未统一，导致有的研究结果也存在不一致，使相关文献因辨证标准不同而缺乏可比性，影响了心肌梗死现代化研究的进展。

辨证论治是中医的特色和精华，证候是中医学的灵魂，辨证在中医学中的地位尤显得重要，因此探索心肌梗死中医证候特征及分布规律，制定相对统一的辨证分型标准具有重要意义。

## 参考文献

[1]董泉珍，王小沙．中西医结合治疗急性心肌梗塞304例临床观察．中国中西医结合杂志．1999，19（8）：457－460.

[2]苏诚炼，沈勤．急性心肌梗塞的辨证论治．中国中医急症．1995，4（4）：174－175.

[3]娇娜，邹志东，刘红旭等．214例急性心肌梗死患者证候分析．中国中医急症．2010，19（2）：254－255.

[4]王磊，何健卓，张军．218例急性心肌梗死围再灌注期中医证候要素变化规律探讨．中国中西医结合急救杂志．2010，17（5）：267－270.

[5]廖欣，陈可冀，愈梗通瘀汤治疗冠心病心绞痛的临床观察．新加坡中医杂志．1999，6（2）：42－45.

[6]束敬柏，张京春．早期应用攻逐痰瘀方治疗急性心肌梗死疗效观察．上海中医药杂志．2000，40：26－27.

[7]李南夷，李岳夷，龙新生．急性心肌梗死病机特点探析．中国中医急症．2003，12（6）：535－538.

[8]郭兆安，尤可．邵念方教授治疗真心痛的经验．中国中西医结合急救杂志．2004，5（3）：187－188.

[9]黄明霞，谢健．赵淳教授救治急性心肌梗塞经验．中国中医急症．2002，11（1）：36－37.

[10]郭力恒，曾影红，李松．张敏州教授病证结合治疗急性心肌梗死经验介绍．新中医．2007，39（4）：10－11.

[11]杨秀婕，何龙．真心痛的辨证分型及其与血脂的相关性研究．中国中医急症．2007，16（7）：828－829.

[12]刘明，魏丹霞，陈奇刚．急性心肌梗死患者血脂水平变化与中医辨证分型的临床研究．中国中西医结合急救杂志．2001，8

(1)：29－30.

[13]谢淑芸，金章安.C反应蛋白浓度与急性心肌梗死中医证型的关系.中华实用中西医杂志.2007，20（3）：213－214.

[14]李志刚.118例急性心肌梗塞患者中医证型与心肌酶谱分析.陕西中医.2002，23（2）：101－102.

[15]张三林，倪军，卫世强.不同证型急性心肌梗死红细胞免疫变化的初步研究.中国中医急症.2005，14（12）：1186－1187.

[16]史海波，陈晓虎.真心痛中医辨证分型与冠状动脉造影结果相关性研究.南京中医药大学学报.2009，25（3）：174－175.

[17]张敏州，田文杰，邹旭.急性心肌梗死冠脉介入治疗前后中医辨证治疗思路与方法—附70例患者治疗分析.中国中西医结合杂志.2004，24（7）：638－639.

[18] 王玲.急性心肌梗死中医证候规律研究.中国中医急症.2007，16（3）：302－305.

[19] 李建功.冠心病急性心肌梗死中医证候规律的研究.广州中医药大学2003级硕士学位论文.

[20] 贾振华.急性心肌梗死证候诊断标准规范化研究.中国中西医结合急救杂志.2007，14（4）：195－199.

[21]高铸烨，徐浩，史大卓等.急性心肌梗死中医四诊信息的聚类分析.中华中医药学刊.2007，25（9）：1855－1857.

（任毅，朱珲莹）

# 第四章　心肌梗死治疗方药

## 第一节　古代经验方

### 一、祛寒活血，宣痹通阳

（一）《脉经》

寸口脉迟，上焦有寒，心痛咽酸、吐酸水。宜服附子汤、生姜汤、茱萸丸，调和饮食以暖之。

（二）《肘后备急方》

心痛者，心为阳脏，胃阳不足，而阴寒乘之也。攻之则气益伤，补之则气益滞，先用川椒一味，作汤时饮，俟其心阳流通，后以八味丸治之，下元气足，则真火能升，寒邪自退。生地恐滞，以砂仁制之。

（三）《小品方》

治中恶，心痛，胸胁痛，喘急汤方。

桃东行枝白皮（一虎口），珍珠（一两，研），栀子仁（十四枚），生姜（二两），当归、桂心（各三两），附子

（一两，炮），香豉（五合），吴茱萸（五合）。

上九味，切，以水八升，煮取二升，去滓，纳珍珠，分二服。忌猪肉、生葱、生血物。

（四）《备急千金要方》

1. 乌头丸，治心痛彻背，背痛彻心方。

乌头（六铢），附子、蜀椒（各半两），干姜、赤石脂（各一两）。

上五味为末，蜜丸，如梧子大，先食服三丸，日三，不知少增之。（范汪不用附子，服如梧子三丸，崔氏用桂半两，为六味）

2. 蜀椒散，治胸痹达背方。

蜀椒、吴茱萸（各一两），桂心、桔梗（各三两），乌头（半两），豉（六两）。

上六味治，下筛，食后酒服方寸匕，日三。

（五）《千金翼方》

续命汤，治大风，风邪入心，心痛达背，背痛达心，前后痛去来上下，或大腹胀满微痛，一寒一热，心中烦闷，进退无常，面或青或黄，皆是房内太过，虚损劳伤，交会后汗出，汗出未除或因把扇，或汗出当风而成劳，五俞大伤，风因外入，下有水，因变成邪。虽病如此，然于饮食无退，坐起无异，至卒不知是五内受气故也，名曰行尸，宜预备此方。

麻黄（六分，去节），大枣（十枚，擘），桂心、防风、细辛、川芎、甘草（炙）、芍药、人参、秦艽、独活、黄芩、防己、附子（炮，去皮）、白术（各三分），生姜

（五分）。

上一十六味，切，以水一斗三升，先煮麻黄一沸去上沫，纳诸药，煮取五升，去滓。纳枣煎取三升，分为三服。老小久病，服五合取汗，忌生葱、海藻、菘菜、生菜、猪肉、冷水、桃李、雀肉等。

（六）《外台秘要》

1.《延年》疗心痛，茱萸丸方。

吴茱萸（一两半），干姜（一两半），桂心（一两），白术（二两），人参（一两），橘皮（一两），附子（一两半炮），蜀椒（一两出汗），甘草（一两炙），黄芩（一两），当归（一两）。

上十一味，捣筛为散，蜜丸。一服五丸如梧子大，日三服，稍加至十五丸。忌猪肉、生葱、海藻、菘菜、桃、李、雀肉等。药尽更合，酒饮无拘，食前后任意。（《肘后》有桔梗一两，出第十五卷中）

2.《肘后》疗卒心痛方。

先煮三沸汤一升，以盐一升，合搅饮之，若无火以作汤，仍可用水盐或半升服之。（《古今录验》同）

又方：吴茱萸（二升），生姜（四两切），豉（一升），酒（六升）。

上四味，煮取二升半，分三服。

又方：白艾成熟者三升，以水三升，煮取一升，去滓，顿服之。若为客气所中者，当吐虫物出。（《范汪》同）

又方：取灶下热灰，筛去炭分，以布囊盛，令灼灼尔，更番以熨痛上，冷者更熬令热。

（七）《太平圣惠方》

1. 治卒心痛，腹胁气胀，不欲饮食，宜服高良姜散方。

高良姜（一两半锉），厚朴（二两去粗皮涂生姜汁炙令香熟），桂心（一两），当归（一两锉碎微炒）。

上件药，捣筛为散，每服三钱，以水一中盏，煎至六分，去滓，不计时候，热服。

2. 治卒心痛，腹胁气滞方。

桂心（一两），当归（一两锉微炒），蓬莪术（一两）。

上件药，捣细罗为散，不计时候，以热酒调下一钱。

又方：桂心（一两），干姜（一两炮裂锉）。

上件药，捣细罗为散，不计时候，以酒调下二（一）钱。

3. 治卒心痛，气闷欲绝，面色青，四肢逆冷，吴茱萸丸方。

吴茱萸（一两汤浸七遍焙干微炒），干姜（一两炮裂锉），桂心（一两），干漆（一两捣碎炒令烟出），槟榔（一两），青橘皮（一两汤浸去白瓤焙），木香（一两），白术（一两），当归（一两锉微炒），桔梗（一两去芦头），附子（一两炮裂去皮脐）。

上件药，捣罗为末，炼蜜和捣三五百杵，丸如梧桐子大，不计时候，以热酒下二十丸。

又方：桂心（二两），川乌头（一两炮裂去皮脐）。

上件药，捣罗为末，炼蜜和丸，如梧桐子大，不计时候，以醋汤下十丸。

又方：生姜（半两），熟干地黄（半两）。

上件药，细锉，用水一大盏，煎至五分，去滓，不计时候，热服。

又方：酽醋（一合），鸡子（一枚打破）。

上件药相和，搅令匀，暖过顿饮之。

又方：白艾（二两熟者）。

上以水二大盏，煎至一盏，去滓，分为三服，稍热服之。

又方：用青布裹盐如弹子大，烧令赤，都研为末，以热酒调，顿服之。

又方：灶突中墨（半两），盐（半两）。

上件药，以水一大盏，煎五六沸，令盐消，去滓，分温二服，当吐之愈，未吐更服。

又方：上用铛底墨，以热小便，调下二钱。

4. 治久心痛，积年不瘥，及冷气结块，少思饮食，艾煎丸方。

熟艾（一斤末），木香、陈橘皮（汤浸去白瓤焙）、厚朴（去粗皮涂生姜汁炙令香熟）、桃仁（汤浸去皮尖双仁麸炒微黄）、川椒（去目及闭口者微炒去汗）、山茱萸、干姜（炮裂锉）、柏子仁、吴茱萸（汤浸七遍焙干微炒）、附子（炮裂去皮脐）、白术（以上各一两）。

上件药，除熟艾，余并捣罗为末，入桃仁和研令匀，用酽醋五升，熬艾末成膏，入诸药，和捣三五百杵，丸如梧桐子大，每于食前，以粥饮下三十丸。

（八）《脉因证治》

厥心痛，乃寒邪客于心包络也，宜以良姜、菖蒲，大辛热之药。

（九）《古今医统大全》

凡心痛，明知身受寒气，口伤寒物，于初得之时宜用温散或温利之药，如豆蔻丸之类。

（十）《证治准绳》

拈痛丸（《奇效》，下同），治九种心痛。

五灵脂、蓬莪术（煨）、木香、当归（各等份）。

上为细末，炼蜜和丸，如梧桐子大，每服二十丸，食前，用橘皮煎汤送下。

（十一）《景岳全书》

丁香止痛散，治心痛不可忍。

丁香（半两），良姜（二两），茴香（炒）、甘草（各两半）。

上为细末，每服二钱，不拘时沸汤点服。

（十二）《医碥》

谓真心痛（咬牙噤口，舌青面黑，汗出不休，手足寒过节）、真头痛（全脑连齿皆痛，手足寒至节）皆旦发夕死，不忍坐视，真心痛用猪肝煎汤，入麻黄、肉桂、干姜、附子服之，以散其寒，或可死中求生。真头痛急与黑锡丹，灸百会穴，猛进参、沉、乌、附，或可生。

## 二、疏调气机，活血通脉

（一）《小品方》

橘皮汤，治胸痹方。胸痹之候，胸中愊愊如满，噎塞，习习如痒，喉中涩，唾燥呕沫是也。

橘皮（一升），枳实（三两），生姜（半斤）。

上三物，以水五升，煮取二升，分再服。

（二）《备急千金要方》

治胸痹心中痞气，气结在胸，胸满胁下逆抢心方。

枳实（四枚），薤白（一斤），桂枝（一两），厚朴（三两），瓜蒌实（一枚）。

上五味，咀，以水七升煮取二升，半分再服，仲景方用厚朴四两、薤白半斤、水五升煮取二升，分三服。

（三）《外台秘要》

《广济》疗九种心痛，蛔虫冷气，先从两肋，胸背撮痛，欲变吐，当归鹤虱散方。

当归（八分），鹤虱（八分），橘皮（六分），人参（六分），槟榔（十二分），枳实（六分炙），芍药（六分），桂心（五分）。

上八味，捣筛为散，空腹煮姜枣饮服方寸匕，日二服，渐渐加至一匕半，不利。忌生葱、生冷物、油腻、黏食。（出第四卷中）

（四）《太平圣惠方》

1. 治胸痹短气，心中烦闷，宜服此方。

杏仁（一两汤浸去皮尖双仁麸炒微黄），赤茯苓（一两），槟榔（一两），青橘皮（一两汤浸去白瓤焙），甘草（半两炙微赤锉）。

上件药，捣筛为散，每服三钱，以水一中盏，入生姜半分，煎至六分，去滓，不计时候，温服。

2. 治胸痹壅闷，闭塞短气方。

赤茯苓（一两），甘草（半两炙微赤锉），陈橘皮（三分汤浸去白瓤焙），杏仁（三分汤浸去皮尖双仁麸炒微黄）。

上件药，捣筛为散，每服五钱，以水一大盏，入生姜半分，煎至五分，去滓，不计时候，稍热服。

3. 治胸痹，心下坚痞，胸背缓急，心腹不利，宜服此方。

枳实（一两麸炒微黄），木香（半两），前胡（一两去芦头），陈橘皮（一两汤浸去白瓤焙），赤茯苓（一两）。

上件药，捣筛为散，每服五钱，以水一大盏，入生姜半分，煎至五分，去滓，温温频服之。

4. 治胸痹，心下坚痞缓急，气结不通方。

枳壳（二两麸炒微黄去瓤），桂心（一两），前胡（一两去芦头），半夏（一两汤浸七遍去滑），厚朴（二两去粗皮涂生姜汁炙令香熟）。

上件药，捣筛为散，每服三钱，以水一中盏，入生姜半分，煎至六分，去滓，稍热频服之。

5. 治九种心痛，及冷气攻两胁，胸背疼痛，欲吐，宜服当归散方。

当归（一两锉微炒），桔梗（一两去芦头），陈橘皮

（一两汤浸去白瓤焙），赤芍药（半两），枳壳（一两麸炒微黄去瓤），桂心（一两），人参（半两去芦头），槟榔（二两），木香（三分）。

上件药，捣细罗为散，不计时候，煎生姜枣汤，调下二钱。

6. 治九种心痛，腹胁气滞，宜服诃黎勒丸方。

诃黎勒（一两煨用皮），木香（半两），桂心（一两），干姜（半两炮裂锉），川大黄（一两锉碎微炒），吴茱萸（半两汤浸七遍焙干微炒），附子（半两炮裂去皮脐）。

上件药，捣罗为末，酽醋煮面糊和丸，如梧桐子大，不计时候，以温酒下二十丸。

（五）《黄帝素问宣明论方》

小茯苓汤，主之。治厥逆病，三焦不调升降，胸膈膺肿，胸满腹胀，冷气冲注，刺痛。

赤茯苓、人参、陈皮（去白）、桔梗（锉，炒，各等份）。

上为末，每服三钱，水一盏半，生姜五片，同煎至八分，去滓，不计时候。

（六）《世医得效方》

木香匀气散，治冷心痛，有效。（方见诸气类）

治心痛久成郁，川芎、栀子、苍术、香附（以上四味俱开郁）、石碱、干姜（炒灰治）。火毒加黄连、甘草。

（七）《脉因证治》

秘丹，治心痛久则成郁，郁久必生火。

川芎，栀子（炒），苍术，香附，石碱，干姜（炒），反治之法。

（八）《古今医统大全》

1. 豆蔻汤，治胸痹，心下坚痞。

白豆蔻仁（打碎）、官桂、木香、人参（各五分），京三棱、陈皮、神曲、麦芽（各八分），干姜（炮）、甘草（炙，各三分）。

上水二盏，姜三片、盐少许，煎七分，食前温服。

2. 枳实散，治胸痹，心下坚痞，胸背拘急，心腹不利。

枳实（麸炒）、赤芍药、陈皮（去白）、前胡（各一钱），木香（五分，磨）。

水盏半，姜三片煎，食前温服。

3. 延胡索散，治卒心痛久不愈者。

延胡索（一两），甘草（炙，二钱）。

上水二盏煎一盏服，如吐逆者，分作三五次服。

（九）《医学入门》

胸膈痹肿二便难，胸膈痞塞，枳梗汤。胸痹气塞，枳橘汤。浮肿，木香流气饮。大便难，三和散、四磨汤、秘传降气汤。燥者，麻子仁丸。热者，小承气汤。如壮盛人，气闭胸满，百药不效者，五香连翘汤。小便闭者，五苓散。

（十）《本草备要》

1. 木香

木香治一切气痛，九种心痛（皆属胃脘，曰寒痛、热痛、气痛、血痛、湿痛、痰痛、食痛、蛔痛、悸痛。盖君心不易受邪，真心痛者，手足冷过腕节，朝发夕死），呕逆反胃，霍乱泄利，后重（同槟榔用。刘河间曰：痢疾行血则脓血自愈，调气则后重自除）癃闭，痰壅气结，痃癖癥块，肿毒虫毒，冲脉为病，气逆里急。

2. 枳实、枳壳

治胸痹结胸，食积五膈，痰癖癥结，呕逆咳嗽，水肿胁胀（肝郁），泄利淋闭，痔肿肠风，然仲景治上焦胸痹、痞满用枳实；诸方治下血、痢、痔、肠秘、后重用枳壳，则实不独治下，而壳不独治高也。盖自飞门至魄门，皆肺主之，三焦相通，一气而已。飞门，口也。魄门，即肛门。

（十一）《医学心悟》

沉香降气散，治气滞心痛。

沉香（细锉，三钱），砂仁（七钱），甘草（炙，五钱），香附（盐水炒，五钱），延胡索（酒炒，一两），川楝子（煨去肉净，一两）。

共为末，每服二钱，淡姜汤下。

（十二）《金匮要略方论》

心中痞，诸逆，心悬痛，桂枝生姜枳实汤主之。

桂枝生姜枳实汤方

桂枝、生姜（各三两），枳实（五枚）。

上三味，以水六升，煮取三升，分温三服。

## 三、通阳泄浊，豁痰散结

（一）《小品方》

1. 解急蜀椒汤，主寒疝心痛如刺，绕脐绞痛，腹中尽痛，白汗自出，欲绝方。

蜀椒（三百枚，一方二百枚），附子（一枚），粳米（半升），干姜（半两），半夏（十二枚），大枣（三十枚），甘草（一两）。

凡七物，以水七升，煮取三升，汤成热服一升，不瘥复服一升，数用治心痛最良。一说寒气心腹痛，搓搅困急欲死，解结逐寒下气止痛方良。

2. 九痛丸，主九种心痛，一虫心痛，二注心痛，三风心痛，四悸心痛，五食心痛，六饮心痛，七冷心痛，八热心痛，九去来心痛，方悉主之。并治冷肿上气，落马堕车方。

附子（二两），巴豆仁（一两），生狼毒（一两，炙令极香，抨），人参（一两），干姜（一两），吴茱萸（一两）。

六味蜜和，空腹服如梧子三丸，卒中恶腹痛，口不言，二日一服。连年积冷，流注心胸者，亦服之，好好将息，神验。

3. 瓜蒌子汤，治胸痹方。

瓜蒌子（一枚），枳实（三两），半夏（四两，洗），薤白（三斤）。

凡四物，以水一斗，煮取四升，分四服，日三夜一。

（二）《诸病源候论》

赤石脂对桔梗，其治主心，通至胸背。桔梗动赤石，心痛口噤，手足逆冷，心中烦闷；赤石动桔梗，头痛目赤，身体壮热。始觉发，即温酒饮之，随能数杯。酒势行则解，亦可服大麦麨良，复若不解，复服。

（三）《备急千金要方》

治寒气卒客于五脏六腑中则发心痛方。

大黄、芍药、柴胡（各四两），升麻、黄芩、桔梗、朱砂（各三两），鬼臼、鬼箭羽、桂心、朴硝（各二两）。

上十一味，咀，以水九升煮取二升七合，分三服，先分朱砂作三份，每服纳一份，搅匀服之，得快利，如痛不止，宜服后方：赤芍（六两），桔梗、杏仁（各五两）。

上三味，咀，以水六升煮取三升，分三服。

（四）《外台秘要》

张文仲蜀椒丸，疗胸中气满，心痛引背方。

蜀椒（一升出汗），半夏（一升洗），附子（一两炮）。

上三味，捣筛，蜜和为丸，如梧子大，一服五丸，日三。忌猪羊肉、饧等。

（五）《太平圣惠方》

1. 治胸痹喘急不通，利膈散方。

人参（一两去芦头），前胡（一两去芦头），甘草（半两炙微赤锉），诃黎勒皮（三分），陈橘皮（三分汤浸去白瓤焙），桂心（半两），白术（三分），干姜（半两炮裂锉），赤茯苓（一两）。

上件药，捣筛为散，每服五钱，以水一大盏，入生姜半分，煎至五分，去滓，温温频服。

2. 治胸痹疼痛痰逆，心膈不利方。

瓜蒌（一枚），枳实（一两麸炒微黄），半夏（一两汤洗七遍去滑）。

上件药，捣筛为散，每服五钱，以水一大盏，入生姜半分，薤白五茎，煎至五分，去滓，温温频服。

又方，枳实（一两麸炒微黄），厚朴（一两去粗皮涂生姜汁炙令香熟），桂心（三分），瓜蒌（一枚）。

上件药，捣筛为散，每服五钱，以水一大盏，入生姜半分，薤白五茎，煎至五分，去滓，温温频服。

3. 治胸痹，胸中愊愊如满，噎塞如痹，咽喉中涩，唾沫方。

陈橘皮（二两汤浸去白瓤焙），枳壳（二两麸炒微黄去瓤）。

上件药，捣筛为散，每服三钱，以水一中盏，入生姜半分，同煎至六分，去滓，温温频服。

4. 治胸痹，强急疼痛方。

雄黄（半两细研），巴豆（一分去皮心研纸裹压去油）。

上件药，同研令细，用软饭和丸，如绿豆大，每服，以生姜橘皮汤下五丸。

5. 治胸痹已瘥，复更发者，宜服此方。

薤根（二斤洗净去土）。

上捣绞取汁，温服一小盏，立愈。

6. 治胸痹噎塞，心下烦满，半夏散方。

半夏（一两汤洗七遍去滑），前胡（一两去芦头），射干（一两），白术（一两），桂心（一两），人参（一两去芦头），枳壳（一两麸炒微黄去瓤）。

上件药，捣筛为散，每服五钱，以水一大盏，入生姜半分，枣三枚，煎至五分，去滓，不计时候，稍热服。

7. 治胸痹噎塞，不能下食，宜服吴茱萸散方。

吴茱萸（一两汤浸七遍焙干微炒），半夏（一两汤洗七遍去滑），白术（一两），鳖甲（一两涂醋炙令黄去裙襕），赤茯苓（一两），前胡（一两去芦头），青橘皮（一两汤浸去白瓤焙），京三棱（一两），桂心（一两），厚朴（一两去粗皮涂生姜汁炙令香熟），槟榔（一两），枳壳（半两麸炒微黄去瓤）。

上件药，捣筛为散，每服五钱，以水一大盏，入生姜半分，枣三枚，煎至五分，去滓，不计时候，稍热服。

8. 治胸痹气噎塞，疼闷方。

半夏（一两汤洗七遍去滑），青橘皮（一两汤浸去白瓤焙），木通（一两锉），桂心（一两），吴茱萸（一分汤浸七遍焙干微炒）。

上件药，捣筛为散，每服五钱，以水一大盏，入生姜半分，煎至五分，去滓，不计时候，稍热服。

9. 治胸痹痰壅，噎塞不下食，射干散方。

射干（一两），半夏（一两汤洗七遍去滑），赤茯苓（一两），桔梗（一两去芦头），青橘皮（三分汤浸去白瓤焙），桂心（三分），枳壳（三分麸炒微黄去瓤），甘草（三分炙微赤锉），大腹皮（三分锉），前胡（三分去芦头），桑根白皮（三分锉）。

上件药，捣筛为散，每服五钱，以水一大盏，入生姜半分，煎至五分，去滓，不计时候，温服。

10. 治胸痹气喘噎塞，通气散方。

半夏（二两汤洗七遍去滑），吴茱萸（一分汤浸七遍焙干微炒)，桂心（一两）。

上件药，捣粗罗为散，每服三钱，以水一中盏，入生姜半分，煎至六分，去滓，稍热频服。

11. 治胸痹气闷，喉中噎塞，宜服昆布丸方。

昆布（三分洗去咸味），赤茯苓（三分），枳实（半两麸炒微黄），甘草（一分炙微赤锉），半夏（半两汤洗七遍去滑），干姜（一分炮裂锉），木香（半两），诃黎勒皮（一两），槟榔（三分）。

上件药，捣罗为末，炼蜜和丸，如梧桐子大．不计时候，以温酒下二十丸。

12. 治胸痹短气，喘息不利，心膈壅闷，宜服细辛散方。

细辛（一两），生干地黄（一两），甘草（半两炙微赤锉），桂心（一两半），赤茯苓（一两），枳实（半两麸炒微黄），五味子（一两），瓜蒌（一枚），青橘皮（半两汤浸去白瓤焙）。

上件药，捣筛为散，每服三钱，以水一中盏，煎至六分，去滓，不计时候，温服。

13. 治胸痹短气，脏腑久寒，脐腹疼痛，两胁胀满，心膈不利，宜服草豆蔻散方。

草豆蔻（一两去皮），当归（一两锉微炒），白术（一两），附子（一两炮裂去皮脐），桂心（一两半），高良姜（一两锉），赤茯苓（一两），吴茱萸（半两汤浸七遍焙干微炒），桔梗（一两去芦头），厚朴（一两半去粗皮涂生姜汁炙令香熟），甘草（半两炙微赤锉）。

上件药，捣筛为散，每服三钱，以水一中盏，入生姜半分，煎至六分，去滓，不计时候，温服。

14. 治胸痹短气方。

瓜蒌（一枚），陈橘皮（一两汤浸去白瓤焙），半夏（一两汤洗七遍去滑），枳实（二两麸炒微黄）。

上件药，捣筛为散，每服五钱，以水一大盏，入生姜半分，薤白五茎，煎至五分，去滓，不计时候，稍热服。

15. 治胸痹，心下坚痞，胸背缓急疼痛，不能下食，宜服此方。

半夏（一两汤浸七遍去滑），赤茯苓（三分），白术（三分），枳实（三分麸炒微黄），木香（三分），陈橘皮（三分汤浸去白瓤焙），桂心（一两），大腹皮（三分锉），甘草（一分炙微赤锉）。

上件药，捣筛为散，每服三钱，以水一中盏，入生姜半分，煎至六分，去滓，温温频服之。

16. 治胸痹，心下坚痞缓急，薏苡仁散方。

薏苡仁（二两），附子（二两炮裂去皮脐），甘草（一两炙微赤锉）。

上件药，捣筛为散，每服三钱，以水一中盏，入生姜半分，煎至六分，去滓，稍热频服之。

17. 治胸痹，心膈痞满，肩背缓急痛方。

桂心（半两），干姜（半两炮裂锉），人参（三分去芦头），细辛（三分），吴茱萸（三分汤浸七遍焙干微炒），贝母（三分煨微黄），川乌头（半两炮裂去皮脐）。

上件药，捣罗为末，炼蜜和捣三五百杵，丸如梧桐子大，每服，以温酒下十丸，日三四服。

18. 治胸痹，不得卧，心痛彻背方。

瓜蒌（一枚），桂心（三分），半夏（一两汤洗七遍去滑）。

上件药，捣筛为散，每服三钱，以浆水一中盏，入薤白七茎，生姜半分，煎至六分，去滓，稍热频服。

19. 治胸痹，心背痛，短气方。

细辛（半两），甘草（半两炙微赤锉），桂心（一两），赤茯苓（一两），熟干地黄（三分），枳实（三分麸炒微黄），干姜（三分炮裂锉），白术（三分），瓜蒌（三分）。

上件药，捣细罗为散，每服，以热酒调下三（二）钱，日三四服。

20. 治胸痹，心背痛，恶气所攻，音声闭塞方。

槟榔（一两），桂心（半两）。

上件药，捣细罗为散，不计时候，煎生姜童子小便，调下一钱。

又方：川椒（三分去目及闭口者微炒去汗），吴茱萸（一两），桂心（一两），桔梗（三分去芦头），豉（半两），川乌头（半两炮裂去皮脐）。

上件药，捣细罗为散，不计时候，以温酒下一钱。

21. 治九种心痛，面色青，心腹满闷，四肢不和，宜服沉香散方。

沉香（三分），赤芍药（三两），酸石榴皮（一两），桔梗（三分去芦头），槟榔（一两），大腹皮（三分锉），紫雪（一两）。

上件药，捣粗罗为散，每服四钱，以水一中盏，入葱白七寸，煎至六分，去滓，不计时候，稍热服。

22. 治九种心痛，腹内冷气积聚，宜服沉香丸方。

沉香（半两），阿魏（半两面裹煨以面熟为度），麝香（半两细研），木香（一两），丁香（一两），火前椿（一两），干姜（半两炮裂锉），槟榔（一两）。

上件药，捣罗为末，入麝香同研令匀，煎醋浸蒸饼和丸，如绿豆大，不计时候，以热酒嚼下十丸。

23. 治九种心痛，腹胁气胀，不欲饮食，宜服附子丸方。

附子（二两炮裂去皮脐），干姜（二两炮裂锉），巴豆（半两去皮心研纸裹压去油），人参（一两去芦头），狼毒（一两锉碎醋拌炒黄），吴茱萸（一两）。

上件药，捣罗为末，入巴豆研令匀，炼蜜和捣三二百杵，丸如梧桐子大，不计时候，以热酒下三丸。

24. 治久心痛，经年不止，及蛔虫，冷气心痛，宜服木香丸方。

木香、鹤虱、槟榔、诃黎勒（煨用皮）、芜荑、附子（炮裂去皮脐）、干姜（炮裂锉以上各三分），川大黄（一两半锉碎微炒）。

上件药，捣罗为末，炼蜜和捣三二百杵，丸如梧桐子大，每于食前，以橘皮汤下三十丸。

25. 治久心痛不可忍，无问男女老少方。

桃白皮（五两）。

上细锉，以水二大盏，煎至二（一）盏，去滓，频服，根皮亦良。

26. 治久心痛，频发作，不可忍方。

小蒜（不限多少）。

上以酽醋烂煮，空心随意食之。

27. 治久心痛，时发不定，多吐清水，不下饮食，宜服此方。

雌黄（二两细研）。

上以醋二升，下雌黄末，慢火煎成膏，入干蒸饼末，和丸，如梧桐子大，每服，以生姜醋汤下七丸。

28. 治恶疰心痛，烦乱不可忍，犀角散方。

犀角屑（一两），安息香（半两），槟榔（二两），没药（半两），肉桂（一两去皴皮），麝香（一两细研）。

上件药，捣罗为散，入麝香，研令匀，每服，不计时候，以热酒调下一钱。

29. 治中恶心痛，腹胀闷乱，大黄散方。

川大黄（锉碎微炒），赤芍药、川升麻、鬼箭羽、鬼臼（去根）、桂心、桔梗（去芦头）、柴胡（去苗以上各一两），川朴硝（二两）。

上件药，捣筛为散，每服三钱，以水一中盏，煎至六分，去滓，不计时候，温服。

30. 治心痛气胀，心胸不利，痰饮不消，多睡，前胡散方。

前胡（一两去芦头），槟榔（一两），半夏（半两汤浸七遍去滑），枳实（三分麸炒微黄），诃黎勒（一两煨用皮），桂心（半两），赤茯苓（三分），陈橘皮（一两汤浸去白瓤焙），旋覆花（半两），吴茱萸（一分汤浸七遍焙干微炒）。

上件药，捣粗罗为散，每服三钱，以水一中盏，入生姜半分，煎至六分，去滓，不计时候，稍热服。

31. 治心痛，痰饮多唾，不能食，人参散方。

人参（一两去芦头），赤茯苓（一两），白术（一两），枇杷叶（半两拭去毛炙微赤），厚朴（一两半去粗皮涂生姜汁炙令香熟），桂心（一两），陈橘皮（一两汤浸去白瓤焙），木香（三分），桔梗（一两去芦头）。

上件药，捣粗罗为散，每服三钱，以水一中盏，入生姜半分，煎至六分，去滓，不计时候，温服。

32. 治心痛，痰饮多唾，腹胀不能下食，白术散方。

白术（三分），半夏（三分汤浸七遍去滑），槟榔（半两），桂心（半两），陈橘皮（三分汤浸去白瓤焙），丁香（一分），高良姜（半两锉），木香（一分）。

上件药，捣罗为散，每服三钱，以水一中盏，煎至六分，去滓，不计时候，温服。

33. 治心痛，痰饮多唾，心腹胀满，不能下食，人参丸方。

人参（半两去芦头），白术（一两），桂心（一两），枳壳（一两麸炒微黄去瓤），旋覆花（生干），半夏（一两汤洗七遍去滑），厚朴（一两去粗皮涂生姜汁炙令香熟），赤茯苓（一两），前胡（一两去芦头），木香（半两），陈橘皮（一两汤浸去白瓤焙），川大黄（一两半锉碎微炒），槟榔（一两）。

上件药，捣罗为末，炼蜜和捣三二百杵，丸如梧桐子大，不计时候，以生姜橘皮汤下二十丸。

34. 治心痛，多唾清痰，胸中不利，数数欲呕，食不消化，干姜丸方。

干姜（半两炮裂锉），桂心（半两），白矾（半两熬令汁尽），半夏（二两汤洗七遍去滑），川椒（半两去目及闭口者微炒去汗）。

上件药，捣罗为末，炼蜜和捣一二百杵，丸如梧桐子大，不计时候，以生姜汤下十丸。

35. 治胃中气满，引心背彻痛，川椒丸方。

川椒（一两去目及闭口者微炒去汗），半夏（一两汤洗七遍去滑），附子（一两炮裂去皮脐）。

上件药，捣罗为末，炼蜜和丸，如梧桐子大，不计时候，以醋汤下十丸。

36. 治心背彻痛不可忍，连腹胁刺，宜服此方。

芫花（半两醋拌炒令干），川大黄（半两锉碎微炒）。

上件药，捣细罗为散，每服一钱，以水醋各半小盏，煎五七沸，温温顿服，须臾当吐，便愈，未效再服。

37. 治冷热气不和，心痛腹满，不能饮食，厚朴散方。

厚朴（一两半去粗皮涂生姜汁炙香熟），赤茯苓（一两），陈橘皮（一两汤浸去白瓤焙），白术（一两），人参（一两去芦头），高良姜（一两锉）。

上件药，捣筛为散，每服四钱，以水一中盏，入生姜半分，枣三枚，煎至六分，去滓，不计时候，稍热服。

（六）《三因极一病证方论》

治寅申之岁，少阳相火司天，厥阴风木在泉，病者气郁热，血溢目赤，咳逆头痛，胁满呕吐，胸臆不利，聋瞑渴，身重心痛，阳气不藏，疮疡烦躁。

紫檀香、车前子（炒）、青皮、半夏（汤洗）、酸枣仁、蔷薇、生姜、甘草（炙，各半两）。

上为锉散，每服四钱，水盏半，煎七分，去滓，食前服。自大寒至春分，加白薇、玄参各半两；自春分至小满，加丁香一钱；自小满至大暑，加漏芦、升麻、赤芍药各半两；自大暑至秋分，加茯苓半两；自秋分至小雪，依正方；自小雪至大寒，加五味子半两。

（七）《素问病机气宜保命集》

1. 治热厥心痛，或发或止，久不愈者，当用金铃子散。

金铃子、玄胡（各一两）。

上为细末，每服三钱，酒调下。

2. 治寒厥暴痛，脉微气弱，宜术附汤。

附子（一两炮去皮脐细切），白术（四两），甘草（二两炙）。

上为粗末，入附子令匀，每服三钱，水一大盏半，入生姜五片，枣一枚劈破，同煎至一盏，去滓温服食前。此药又治风湿相搏，身重疼烦，不能转侧，不呕不渴，大便坚硬，小便自利，及风虚头目眩重者，不知食味，暖肌补中，助阳气，止自汗。

（八）《黄帝素问宣明论方》

辰砂一粒丹，治一切厥心痛，小肠膀胱痛不可止者。

附子（一两，炮），郁金、橘红（等附子，停用）。

上为末，醋面糊为丸，如酸枣大，以朱砂为衣，每服一丸，男子酒下，妇人醋汤下，服罢又服散子。

（九）《世医得效方》

1. 加味麻黄汤，治恶寒发热，外因心痛，内攻五脏，拘急不得转侧。

麻黄（去节，汤洗焙干），桂心、白芍药、细辛、干姜（炮）、甘草（炙，各三两），半夏（汤洗七次），香附子（炒，去毛，各半两）。

上锉散，每服四大钱，水一盏半，生姜五片，煎七分，去滓，食前服。大便秘，入大黄如棋子大两枚煎。

2. 加味四七汤，治寒邪客搏心痛。

桂枝、白芍药、半夏（洗，各一两），白茯苓、厚朴（去粗皮，姜汁炒）、枳壳（面炒）、甘草（炙，各半两），人参、紫苏叶（各一两）。一方加明乳香、延胡索各半两。

上锉散，每服四钱，姜七片，枣二枚煎，食前服。

3. 温白丸，治心腹积聚，久癥痞块，腹胀，心下坚结，大如杯碗，旁攻两胁，心痛积年，食不消化。

吴茱萸（汤洗七次，焙，炒），桔梗、柴胡（去芦）、菖蒲、紫菀（去苗、叶、土）、黄连（去须）、干姜（炮）、肉桂（去粗皮）、茯苓（去皮）、蜀椒（去目及闭口者，炒出汗）、人参（去芦）、厚朴（去粗皮，姜汗制）、巴豆（去皮心膜，出油炒，研，以上各半两），川乌（炮，去皮脐，二两半），牙皂（去皮子，炙，半两）。

上为末，入巴豆令匀，炼蜜丸如梧子大，每服三十丸，紫苏汤下，取下积滞如鱼脑烂绵而安。

4. 假如心痛，有因平日喜食热物，以致死血留于胃口作痛，用桃仁承气汤下之，切记。轻者用韭汁、桔梗，能开提其气，血药中兼用之。以物柱按痛处则止者夹虚，以二陈汤加炒干姜和之。脉坚实不大便者，下之。心痛，用山栀并劫药止之。若又复发，前药必不效，可用玄明粉一服，立止。左手脉数热多，脉涩有死血；右手脉紧实痰积，弦大必是久病。

（十）《丹溪手镜》

1. 痰水停饮留结不散，名胸痹，宜瓜蒌、枳实、香附、苍术、川芎。

2. 煮雄黄，治大实心痛、痃癖，如神。

雄黄（一两另研），巴豆（五分研入雄黄末），白面（三两再研匀）。

上水丸梧桐子大，每服时先煎井水令沸，下药二十四五丸，煮二十沸，捞入冷浆水浸冰冷，一时一丸，一日二十四时，加至微利为度，用前浸水下。

（十一）《金匮钩玄》

油炒半夏，大治湿痰，又治喘，止心痛。粥丸、姜汤下三十丸。

（十二）《脉因证治》

胸痹，皆痰水宿饮，停留不散，宜瓜蒌、枳实、香附、川芎、苍术温散之。

（十三）《古今医统大全》

落盏汤，治急心痛。

陈皮、香附子、良姜、吴茱萸、石菖蒲（各等份）。

上咀，每服五钱，水煎熟，先以香油三五点在盏内，将药淋下服。

（十四）《证治准绳》

1. 化水丹治手足少阴渴，饮不止，或心痛者。

川乌（脐大者四枚，炮，去皮），甘草（炙，一两），牡蛎（生，三两），蛤粉（用厚者，炮，六两）。

上为细末，醋浸蒸饼为丸，每服十五丸，新汲水下；心痛者，醋汤下，立愈。饮水一石者，一服愈。海藏云：此药能化停水。

2. 海蛤丸，治痰饮心痛。

海蛤（烧为灰，研极细，过数日火毒散用之），瓜蒌仁（带瓤同研）。

以上海蛤入瓜蒌内，干湿得所，为丸，每服王十丸。

（十五）《本草备要》

桂心治风痹癥瘕，噎膈腹满，腹内冷痛，九种心痛（一虫、二疰、三风、四悸、五食、六饮、七冷、八热、九去来痛，皆邪乘于手少阴之络，邪正相激，故令心痛）。

（十六）《金匮要略》

1. 胸痹之病，喘息咳唾，胸背痛，短气，寸口脉沉而迟，关上小紧数，瓜蒌薤白白酒汤主之。

瓜蒌实（一枚，捣），薤白（半升），白酒（七升）。

上三味，同煮取二升，分温再服。

2. 胸痹不得卧，心痛彻背者，瓜蒌薤白半夏汤主之。

瓜蒌实（一枚，捣），薤白（三两），半夏（半斤），白酒（一斗）。

上四味，同煮取四升，温服一升，日三服。

3. 胸痹心中痞，留气结在胸，胸满，胁下逆抢心，枳实薤白桂枝汤主之，人参汤亦主之。

枳实薤白桂枝汤方

枳实（四枚），厚朴（四两），薤白（半斤），桂枝（一两），瓜蒌实（一枚，捣）。

上五味，以水五升，先煮枳实、厚朴，取二升，去滓，纳诸药，煮数沸，分温三服。

人参汤方

人参、甘草、干姜、白术（各三两）。

上四味，以水八升，煮取三升，温服一升，日三服。

4. 胸痹，胸中气塞、短气，茯苓杏仁甘草汤主之，橘枳姜汤亦主之。

茯苓杏仁甘草汤方

茯苓（三两），杏仁（五十个），甘草（一两）。

上三味，以水一斗，煮取五升，温服一升，日三服，不瘥更服。

橘皮枳实生姜汤方

橘皮（一斤），枳实（三两），生姜（半斤）。

上三味，以水五升，煮取二升，分温再服。

5. 胸痹缓急者，薏苡附子散主之。

薏苡附子散方

薏苡仁（十五两），大附子（十枚，炮）。

上二味，杵为散，服方寸匕，日三服。

6. 九痛丸，治九种心痛。

附子（三两，炮），生狼牙（一两，炙香），巴豆（一两，去皮心，熬，研如脂），人参、干姜、吴茱萸（各一两）。

上六味，末之，炼蜜丸如梧子大，酒下，强人初服三丸，日三服；弱者二丸。兼治卒中恶，腹胀痛，口不能言，又治连年积冷，流注心胸痛，并冷肿上气，落马坠车血疾等，皆主之。忌口如常法。

## 四、活血化瘀，通脉止痛

（一）《外台秘要》

《必效》疗三十年心痛方。

桃仁（七枚去皮、尖）。

上一味，研，汤水合，顿服，酒服亦良。

（二）《太平圣惠方》

治恶疰心痛，或刺腹胁或肩背，痛无常处，鬼箭羽散方。

鬼箭羽、桃仁（汤浸去皮尖双仁麸炒微黄）、赤芍药、鬼臼（去须）、陈橘皮（汤浸去白瓤焙）、当归（锉微炒）、桂心、柴胡（去苗）、朱砂（细研以上各一两），川大黄（二两锉碎微炒）。

上件药，捣细罗为散，入朱砂，研令匀，每服，不计时候，以温酒调下一钱。

（三）《严氏济生方》

1. 愈痛散，治急心痛胃痛。

五灵脂（去砂石），延胡索（炒，去皮），蓬莪术

（煨，锉），良姜（锉，炒），当归（去芦，洗）。

上等分，为细末，每服二钱，热醋汤调服，不拘时候。

2. 却痛散，治心痛不可忍者。

高良姜（一两，锉如骰子，火煨），巴豆（五枚，去壳）。

上和，炒令转色，去巴豆不用，研为细末，每服二钱，用热酒调服，不拘时候。

（四）《黄帝素问宣明论方》

1. 大延胡索散，治妇人经病，产后腹痛，腹满喘闷，癥瘕痞块，及一切心腹暴痛。

延胡索、当归、芍药、荆三棱、川苦楝、蓬莪术、官桂、厚朴、木香、川芎（各一分），桔梗、黄芩、大黄（各半两），甘草（一两），槟榔（二钱）。

上为粗末，每服三钱，水一盏，煎至六分，去滓，热服，食前。如恶物过多，去大黄、官桂，加黄药子、染槐子、龙骨各半两，如前法煎服。平人心痛，加本方，得利尤良，后常服。

2. 神圣代针散，治一切心痛不可忍者，心惊欲死者，小肠气搐得如角弓，膀胱肿硬，一切气刺虚痛，并妇人血癖、血迷、血晕、血刺、血冲心，胎衣不下，难产，但一切痛疾，服之大有神效，只是要详疾证用药。

乳香、没药、当归、香白芷、川芎（各半两），元青（一两，去翅足）。

上为细末，更研，每服一字，病甚者半钱，先点好茶一盏，次掺药末在茶上，不得吹搅，立地细细急呷之。

3. 没药散，治一切心腹疼痛不可忍者。

没药（别研）、乳香（别研各三钱），穿山甲（三钱，炙），木鳖子（四钱）。

上为细末，每服半钱、一钱，酒大半盏，同煎，温服，不计时候。

（五）《金匮钩玄》

凡治病必须先问平日起居如何。假如心痛有因平日喜食热物，以致血流于胃口作痛，用桃仁承气汤下之，切记！轻者用韭汁、桔梗，能开提其气，血药中兼用之。

（六）《古今医统大全》

1. 二胡散，治冷气心痛，及疝气心腹痛。

延胡索，胡椒（各等份）。

上为细末，每服二钱，食前温酒调服。

2. 胜金散，治卒心痛。

桂枝、延胡索（炒）、五灵脂、当归（各半两）。

上为末，炼蜜丸，梧桐子大，每服二十丸，食前陈皮汤送下。

3. 灵脂酒，治热气乘心作痛。

五灵脂（去石）、延胡索、没药（各等份）。

上为细末，每服二钱，温酒调下。

（七）《寿世保元》

论急心痛，元灵散。

五灵脂（去沙石）、延胡索（炒）、莪术（火煨）、良姜（炒）、当归（各等份）。

上为末，每服二钱，热醋汤送下，一论诸心气痛不可忍者。

（八）《不知医必要》

丹参饮微凉，治心痛及胃脘诸热痛，妇人更效。

（九）《血证论》

瘀血攻心，心痛、头晕，神气昏迷，不省人事，无论产妇及吐衄家，有此证者，乃为危候。急降其血，而保其心。用归芎失笑散，加琥珀朱砂麝香治之，或归芎汤，调血竭乳香末亦佳。

## 五、补养心气，鼓动心脉

（一）《丹台玉案》

补心汤，治心气虚耗，不能藏血以养心，故心痛四肢厥冷。

当归、生地（各四钱），白芍、延胡索、乌药、丹皮、远志、茯神（各一钱），龙眼肉五枚，煎服。

（二）《医学心悟》

归脾汤，治气血虚弱，以致心痛。

黄芪（一钱五分），白术、人参、茯神、枣仁、当归（各一钱），远志（七分），木香、甘草（炙，各五分），龙眼肉（五枚）。水煎服，若夹肝火，加柴胡、山栀、丹皮各一钱。

## 六、滋阴清热，活血养心

（一）《肘后备急方》

心痛有属心火者，宜茯苓补心汤发之；有属寒水乘心者，茯苓、甘草伐其水邪。

（二）《备急千金要方》

治卒中恶心痛方。

苦参（三两）。

上一味，㕮咀，以好醋一升半煮取八合，强者顿服，老小分二服。

又方桂心（一两）。

上一味，㕮咀，以水四升煮取一升半，分三服。

（三）《外台秘要》

1.《古今录验》疗心痛，黄连汤方。

黄连（八两）。

上一物，㕮咀，以水七升，煮取一升五合，绞去滓，适寒温，饮五合，日三。忌猪肉、冷水。

又桂心散方。

桂心、当归（各一两），栀子仁（十四枚）。

上三味，捣为散，酒服方寸匕，日三五服，亦主久心痛，发作有时节者，忌生葱。

又桂心丸方。

桂心（一两），乌头（一两炮）。

上二味，捣筛，蜜和为丸如梧子，服三丸，稍增之。忌生葱、猪肉。

2. 又疗暴得心痛如刺，苦参汤方。

苦参（二两），龙胆（二两），升麻（二两），栀子仁（三两）。

上四味，切，苦酒五升，煮取一升，分二服，当大吐乃瘥。

3.《救急》疗卒心痛不能起止方。

井花水（一大升），蜜（半合）。

上二味相和，妇人患令男子度与饮，男子患令妇人度与饮，必愈。

4.《古今录验》疗久心痛、腹痛积年，定不过一时间还发，发甚则数日不能食，又便出干血，穷天下方不瘥，甄立言为处犀角丸服之，数日则瘥方。

犀角（二分屑），麝香（二分碎），朱砂（四分光明者，研），桔梗（二分），莽草（二分炙），鬼臼（二分），附子（二分炮），桂心（二分），贝齿（五枚），甘草（六分），芫花（二分熬），巴豆（二十枚去心、皮），赤足蜈蚣（二枚去足，炙）。

上十三味，捣筛，蜜和丸如梧子，饮服一丸，旦渐加至三丸，以利为度。忌生葱、猪肉、野猪肉、芦笋、生血物。

5. 深师疗胸痹，麝香散方。

麝香（四分），牛黄（二分），生犀角（一分屑末）。

上三味研服五分匕，日三。忌生冷物、葱蒜。

（四）《太平圣惠方》

治胸痹壅闷，麝香丸方。

麝香（一分细研），牛膝（一两去苗），犀角屑（半两）。

上件药，捣罗为末，炼蜜和丸，如梧桐子大，每服，以橘皮汤下二十丸，日三四服。

（五）《金匮钩玄》

大凡心膈之痛，须分新久。若明知身受寒气，口食寒物而病，于初得之时，当以温散或温利之药。若曰病得之稍久，则成郁矣。郁则蒸热，热则久必生火，原病式中备言之矣。若欲行温散，宁无助火添病耶。由是古方中多以山栀为热药之向导，则邪伏而病易退，正易复而病易安。虽然，病安之后，若纵恣口味，不改前非，病复作时，必难治之也。

（六）《古今医统大全》

1. 连茱丸，治热乘心痛。

黄连（炒）、山栀（炒）、滑石、吴茱萸（泡，各五钱），荔枝核（烧存性，三钱）。

上为末，姜汁糊丸，梧桐子大，每服五十丸，白汤下。

2. 白术半夏丸，治气血痰热心痛。

白术（半两），半夏、砂仁、白芍药、当归（各三钱），桃仁、黄连、神曲（炒）、陈皮（各一钱），吴茱萸（钱半），僵蚕、人参、甘草（各一钱）。

上为末，蒸饼丸，梧桐子大，每服五十丸，姜汤下。

3. 山栀香附丸，治气实心痛。

山栀子（炒焦，六钱），香附子（一钱），吴茱萸（汤泡，一钱）。

上为末，蒸饼丸，小豆大。生地黄、姜煎汤送下五十丸。

（七）《本草备要》

沙参　郑奠一曰：能疗胸痹、心腹痛、邪热结，去皮肤游风、疥癣、恶疮、疝气、崩带。

（八）《医学心悟》

清中汤治热厥心痛。

香附、陈皮（各一钱五分），黑山栀、金铃子（即川楝子）、延胡索（各八分），甘草（炙，五分），川黄连（姜汁炒，一钱）。水煎服。

姜附汤，治寒厥心痛，又真心痛，手足青至节，宜用本方大剂饮之，或救十中之一二。若痛时喜手紧按，更加人参。

（九）《不知医必要》

养营汤补，治杀血心痛。

党参（去芦，米炒）、枸杞（各一钱五分），山药（炒，二钱），熟地、当归（各三钱），炙草（一钱），生姜（二片），如有热，去生姜，加酒炒白芍二钱。

## 七、补益阳气，温振心脉

（一）《外台秘要》

1.《救急》疗心痛冷热方。

取伏龙肝末，煮水服方寸匕，若冷，以酒和服瘥。

2. 古今录验疗胸中隐然而痛，脊膂肩痛方。

桂心（一分），干姜（一分），人参（三分），细辛（三分），乌头（一分炮），山茱萸（三分），贝母（三分）。

上七味捣下筛，和以蜜丸如小豆大，酒若粥汁吞二丸，稍稍益，以胸中痛止温温为度。忌生葱、生菜、猪肉、冷水。

3. 古今录验小草丸，疗胸痹心痛逆气，膈中饮不下方。

小草（三分），桂心（三分），蜀椒（三分汗），干姜（二分），细辛（三分），附子（二分炮）。

上六味捣合下筛，和以蜜丸如梧子大，先食米汁服三丸，日三，不知稍增，以知为度，忌猪肉、冷水、生葱、生菜。

（二）《太平圣惠方》

1. 治胸痹，心背痛，气逆，胸膈不利，饮食难下，宜服此方。

甘草（三分），桂心（三分），川椒（三分去目及闭口者微炒去汗），干姜（三分炮裂锉），细辛（三分），附子（半两炮裂去皮脐）。

上件药，捣罗为末，炼蜜和捣三五百杵，丸如梧桐子大，每服，以粥饮下三十丸，日三四服。

2. 治胸痹，心背疼痛，气闷熨背散方。

细辛（二两），附子（一两），羌活（二两），川椒（二两去目），桂心（二两），川乌头（二两），川芎（二两）。

上件药，捣筛为散，入少醋，拌炒令极热，分二处，用熟帛裹熨背，冷即换之。

3. 治九种心痛妨闷方。

桂心（半两末）。

上以酒一大盏，煎至半盏，去滓，稍热服，立效。

又方，槐树枝（一握新生者细锉）。

上以水三大盏，煎取一盏，去滓，稍热分为二服。

4. 治久心痛，冷气积聚，四肢不和，唇口青，时时恶寒，川椒散方。

川椒（一两去目及闭口者微炒去汗），当归（半两锉微炒），川乌头（半两炮裂去皮脐），甘草（半两炙微赤锉），枳壳（半两麸炒微黄去瓤），附子（半两炮裂去皮脐），干姜（半两炮裂锉），桂心（半两），吴茱萸（半两汤浸七遍焙干微炒）。

上件药，捣粗罗为散，每服三钱，以水一中盏，入枣三枚，煎至六分，去滓，不计时候，稍热服。

5. 治心背彻痛，宜用此方。

川椒、乌头、桂心、川芎、细辛、附子、羌活（以上各一两），芫花（三两）。

上件药，并细锉，用醋拌炒令热，以故帛裹熨痛处，冷即易之。

（三）《太平惠民和剂局方》

崔氏乌头丸，治风冷邪气，入乘心络，或腑脏暴感风寒，上乘于心，令人卒然心痛，或引背脊，乍瘥乍甚，经久不瘥，并宜服之。

附子（炮，去皮、脐）、川乌（炮，去皮、脐）、赤石脂（各三两），蜀椒（去目及闭口者，炒出汗）、肉桂（去粗皮）、干姜（炮，各二两）。

上六件捣，罗细末，蜜和为丸，如梧桐子大，每服三丸，温酒下，觉至痛处，痛即止；若不止，加至五六丸，以知为度；若早朝服，无所觉，至午时再服三丸，夜又服三丸；若久心痛，每旦服三丸，稍加至十丸，尽一剂遂终身不发。忌猪肉、生葱。

（四）《医学启源》

桂附丸，治风邪冷气，入乘心络，或脏腑暴感风寒，上乘于心，令人卒然心痛，或引背膂，甚则经久不瘥。

川乌头（三两炮去皮脐），附子（三两），干姜（二两炮），赤石脂（二两），桂心（二两），蜀椒（去目微炒）。

上六味为末，蜜丸如梧子大，每服三十丸，温水下，觉至痛处即止；若不止，加至五十丸，以知为度；若早服无所觉，至午后，再服二十丸；若久心痛，每服三十丸至五十丸，尽一剂，终身不发。

（五）《世医得效方》

1. 五膈丸，治忧恚思虑，膈寒不通，及食冷物即发。其病苦心痛，不得气息，引痛痛如刺，心下坚，大如粉絮，紧痛如吐，吐即瘥，食饮不下。甚者手足冷，短气，或上气喘急，呕逆者。

麦门冬（去心）、甘草（炙，各五两），人参（四两），川椒（炒，出汗）、远志（去心，炒）、细辛（去苗）、桂心（各三两），干姜（炮，二两），附子（一两，炮）。

上为末，蜜丸弹子大，含化，日三服，夜二服。胸中当热，七日愈。亦可丸如梧子大，米汤下二三十丸。夏，加麦门冬、甘草、人参各一两。

2. 痞气丸，治脾之积，在胃脘，覆大如盘，久久不愈。病四肢不收，黄疸，饮食不为肌肤。心痛彻背，背痛彻心，脉浮大而长。

大乌头（一分，炮，去皮尖），附子（半两，炮，去皮脐），赤石脂（煅，醋淬）、川椒（炒出汗）、干姜（炮，各二两），桂心（半两）。

上为末，蜜丸如梧子大，朱砂为衣，每服五七丸，米饮下，渐加丸数。

（六）《金匮钩玄》

痛甚者，脉必伏，多用温药，不用参术，可用附子。诸痛不可用补气药。

（七）《古今医统大全》

四制良姜丸，治冷气心痛。

良姜（四两，分作四分制：一分用陈壁土同炒黄去土，一分用斑蝥三十四个同炒黄去斑蝥，一分用巴豆三十四个去壳同炒黄去豆，一分用陈仓米四合同炒黄去米），吴茱萸（一两，拣净酒浸一宿）。

上将吴茱萸同制良姜再炒，碾为细末，用浸茱萸酒煮面糊丸，梧桐子大，每服五十丸。更看病人腹中冷热加减，空心姜汤下。

（八）《金匮要略》

心痛彻背，背痛彻心，乌头赤石脂丸主之。

赤石脂丸方

蜀椒（一两，一法二分），乌头（一分，炮），附子（半两，炮，一法一分），干姜（一两，一法一分），赤石脂（一两，一法二分）。

上五味，末之，蜜丸如梧子大，先食服一丸，日三服，不知，稍加服。

## 第二节　现代经验方

### 一、益气活血类

（一）通心络胶囊

【组成】人参、水蛭、全蝎、土鳖虫、蜈蚣、蝉蜕、赤芍、冰片等。

【功效及主治】益气活血，通络止痛。适用于胸痹心痛证属心气不足、血瘀络阻者，也可用于气虚血瘀阻络型中风病。

【药理作用】

①对血管的作用：a. 扩张冠脉作用：显著升高心肌缺血小鼠血浆和心肌组织的一氧化氮（NO）含量，明显升高心肌细胞内一氧化氮合酶（eNOS）的活性，提高缺血心肌 eNOS mRNA 的表达。通心络可能是通过提高 eNOS mRNA 的表达，增强 eNOS 的活性，从而升高 NO 水平而改善心肌缺血。b. 对主动脉的作用：通心络可减少动脉粥样硬化斑块血管内皮生长因子表达，降低血清氧化型低密度脂蛋白及乳酸脱氢酶浓度，提示通心络可增加粥样硬化斑块稳定性，延缓粥样硬化进程。

②抗心肌缺血再灌注损伤：通心络可提高小鼠缺血再灌注心肌的超氧化物歧化酶（SOD）活性，降低丙二醛（MDA）水平；可通过上调凋亡基因 bcl－2、下调凋亡基因 bax 的表达，明显抑制缺血再灌注心肌细胞凋亡。

③抑制心室重构：提高心肌梗死大鼠循环中的降钙素

基因相关肽（cGR－P）含量，降低内皮素和心钠素水平，使心肌梗死后心室重构得以抑制。

④通心络胶囊对急性心肌梗死患者再灌注后心肌和微血管的保护：氧自由基产生过多或清除能力降低是导致自由基缺血损伤、再灌注损伤的主要机制之一，因此减少自由基生成或增加自由基清除对再灌注损伤有一定的保护作用。

【研究进展】

杨跃进研究发现，通心络胶囊可减少丙二醛合成与释放，从而减少自由基生成，并加速氧自由基清除，有明显的心肌保护作用。葛均波等研究也发现通心络胶囊可增加谷胱甘肽过氧化物酶（GSH－$P_X$）活力，减少 MDA 生成，减少氧自由基的生成。通心络胶囊可增加 NO 的合成与释放，可减少内皮素（ET）的合成与释放，从而改善微血管循环功能。有研究证实通心络可能通过提高 eNOS 基因表达，增强 eNOS 的活性而升高 NO 水平，达到改善缺血心肌供血作用。曾和松等证明通心络能明显减少缺氧所致血管内皮细胞凋亡，其机制可能与通心络逆转缺氧诱导的 Caspase－3 活性增加有关。研究还发现通心络胶囊改善或减轻心肌缺血再灌注损伤后心肌细胞肌膜肿胀、破损、肌浆凝集等病理改变。赵明中等研究发现，通心络胶囊干预后心肌坏死范围缩小，细胞凋亡指数下降，且有剂量依赖性。同时发现通心络胶囊干预后可下调心肌细胞 Bax 蛋白表达，并上调 Bcl－2 蛋白表达，表明其抑制心肌细胞凋亡作用可能与其参与调节凋亡相关基因的表达有一定关系。

有研究显示：在西医常规治疗的基础上合用通心络胶囊，可显著降低6个月时2DE的室壁运动节段指数（降低22.5%）和DISA SPECT心肌显像填充异常指数，效果明显优于对照组，提示通心络胶囊可以缩小心肌梗死面积，并较对照组明显；可使室壁运动异常节段恢复时间提前，且总恢复率也较对照组显著升高；可显著改善室壁运动节段指数，且恢复时间也优于对照组；还可显著改善左心室舒张末期容积，减少心肌重构，且恢复左心室舒张末期容积的程度和时间皆优于对照组；通心络胶囊可显著改善左心室整体收缩功能，恢复时间也明显优于对照组；通心络胶囊可显著降低血中MDA的浓度，提高NO水平，从而降低过氧化自由基对心肌细胞的损伤，改善血管内皮细胞依赖性舒张功能。因此，上述结果可能与通心络胶囊具有抗缺血心肌再灌注损伤、保护微血管内皮细胞功能、抑制细胞凋亡的药理特点有关。

（二）通冠胶囊

【组成】黄芪、丹参、水蛭等。

【功效及主治】益气活血，破瘀通络。适用于冠心病、急性心肌梗死属气虚血瘀型者，尤其适用于冠心病经皮冠脉介入术后患者，可改善术后心功能，提高生命质量，降低经皮冠状动脉介入治疗（PCI）术后再狭窄发生率。

【药理作用】具有改善血液流变学、抗心肌缺血、抗动脉粥样硬化、调节血脂的作用。

①改善血液流变学的作用：通冠胶囊能显著降低冠心病PCI术后血浆血小板a颗粒膜蛋白-140（GMP-140）

和血管性假性血友病因子（vwF）水平，更有效降低平均血小板体积（MPV）以及血小板分配宽度（PDW），可能通过提高体内抗凝血酶Ⅲ（AT－Ⅲ）、组织型纤溶酶原激活物（t－PA）水平，降低纤维蛋白原（FIB）、纤溶酶原活化剂抑制物－1（PAI－1）水平来改善冠心病患者介入术后高凝状态，调节体内凝血—纤溶系统平衡，减少血栓形成。

②抗心肌缺血：通冠胶囊可扩张冠状动脉，改善缺血心肌灌注，防治冠脉痉挛或狭窄而抗心绞痛发作。

③抗动脉粥样硬化、调血脂的作用：服用通冠胶囊，血中总胆固醇含量水平与西药组相比明显降低，而对甘油三酯和低密度脂蛋白的降低效果则不明显，显示通冠胶囊有较好的降低血中胆固醇含量的作用。

④抑制血管平滑肌细胞增殖：在球囊拉伤血管加高脂饲养方法建立兔髂动脉粥样硬化模型进行球囊血管成形术中，通冠胶囊具有抑制中层平滑肌细胞复制、迁移及抑制内膜细胞增生和细胞外基质合成作用，可抑制球囊血管成形术后血管壁内、中膜细胞的增殖，促进细胞凋亡以及调节细胞增殖/细胞凋亡的平衡。

⑤抑制左心室重构：通冠胶囊对急性心肌梗死患者，可有效抑制急性心肌梗死后左心室重构的发生且无明显副作用，尚有改善冠心病患者左心舒张功能的作用。

【处方释义】研究发现，气虚血瘀是冠心病介入术后的主要病机。活血化瘀法为冠心病治疗的根本大法。邓铁涛教授认为内因是疾病发生的主要原因，“正气存内，邪不可干”，“虚邪贼风，不得虚，不能独伤人”，“治病必求于本”。冠心病的根本病机为“本虚标实”，而冠心病介入治疗技术可归属于中医“祛邪”治法，具有“活血破瘀”之功效，其“破血”作用，易耗伤正气，故介入术后本虚症状较前还可能加重。“心脾相关”理论认为脾胃为后天之本，气血生化之源，心气、心血皆由中土化生，脾不健运，则心气不用、心体失荣，故补气须从脾胃，李中梓曰：“气之源头在乎脾。”

通冠胶囊由黄芪、丹参等药物组成，方中黄芪归脾经，甘温善补中气，益气以助血行，取“气为血帅，气行则血行”之义，为君药。丹参性苦，归心、肝经，功擅活血止痛，化离经之血，《本经》谓：“主心腹邪气”，《本草纲目》谓其“活血，通心包络”，为疗血瘀之心胸疼痛之要药，亦有清心除烦之功，为臣药，与其余诸药合用共收益气活血、祛瘀通脉之功效，使之祛邪而不伤正，达到攻补兼施、标本兼治的目的。

【研究进展】

① 通冠胶囊对冠心病介入术后血小板活化的影响

张敏州等观察了52例通冠胶囊的临床疗效以及其对冠心病介入患者血小板功能、血液流变学等指标的影响，显示通冠胶囊具有抑制PCI术后患者GPM－140和$TXB_2$生成，升高6－酮－PGF1α的作用；能降低血小板压积和宽度，但对血小板数量增减无影响，说明其对血小板的作用主要在于影响血小板的功能而非数量。通冠胶囊能够改善血液流变学指标中的纤维蛋白原含量和血浆黏度，对红细胞压积和全血高切黏度无影响，通冠胶囊未能改变红细胞压积，对全血高切黏度也没有明显影响。通冠胶囊对于全血低切黏度的改善伴随着纤维蛋白原的降低，通冠胶囊还有提高患者射血分数和左室短轴缩短率的作用，对血脂的影响和对照组无明显差异。

②通冠胶囊对冠心病介入术后凝血纤溶系统的影响

张翔炜等同组分析了通冠胶囊对冠心病介入患者凝血、纤溶系统指标的影响，治疗组与对照组均能增加抗凝血酶Ⅲ（AT－Ⅲ）及t－PA活性，降低纤溶酶原PAI－1 vWF及FIB含量。治疗组比对照组更优于增加AT－III及t－PA活性，降低PAI－1及FIB含量，而在降低vWF含量方面两组无差别。我们认为通冠胶囊可能通过提高体内AT－III、t－PA水平，降低FIB、PAI－1、vWF水平来改善冠心病患者介入术后体内高凝状态，并通过增强心肌收缩力，扩张冠状动脉及外周血管，改善外周微循环以起到改善心功能、缓解心绞痛的作用。

③通冠胶囊对电生理的影响

张敏州将60例冠心病介入术患者，随机分成治疗组40例、对照组20例。对照组给予常规西医治疗，治疗组在常规西医治疗基础上口服通冠胶囊，每日3次，每次3粒，疗程4周。在治疗前后测量两组患者的Pd及QTd/QTcd。结果治疗组患者的Pd及QTd/QTcd在治疗后明显下降，与对照组比较有显著差异，显示通冠胶囊能改善冠心病PCI术患者的Pd及QTd/QTcd，提示通冠胶囊可改善冠心病PCI术患者的心肌缺血。

④通冠胶囊对急性心肌梗死左心室重构的影响

陈伯钧等将70例急性心肌梗死患者随机分为治疗组和对照组，在给予溶栓治疗或介入治疗的基础上均予常规药物治疗，治疗组加用通冠胶囊口服，采用超声心动图观察患者入院后第1天、2周、6周、半年的左心室舒张末期容积指数（LVEDVI）、左心室收缩末期容积指数（LVESVI）、左心室舒张早期和晚期充盈速度比值（E/A）及左心室射血分数（LVEF）的变化，观察通冠胶囊对急性心肌梗死患者左心室重构的影响。结果显示：治疗后通冠胶囊组与对照组比较，LVEDVI和LVESVI降低，具有统计学意义（$P<0.05$），E/A、LVEF较对照组升高（$P<0.05$）。提示通冠胶囊可有效抑制急性心肌梗死后左心室重构的发生。

⑤通冠胶囊对冠心病介入术后心功能的影响

张高峰等观察通冠胶囊对气虚血瘀型冠心病心绞痛的疗效及对左心舒张功能的影响。将中医辨证为气虚血瘀型的冠心病心绞痛患者62例，随机分为通冠胶囊治疗组31例和复方丹参片对照组31例，疗程8周，观察其对冠心病心绞痛的疗效及用超声心动图检测左心舒张功能的变化。结果治疗组对冠心病心绞痛的症状疗效、心电图疗效及对中医证候积分的改善均优于对照组，减少发作次数及减短发作时间、停减硝酸甘油用量方面亦优于对照组；同时治疗组尚有改善冠心病患者左心舒张功能的作用。

为探讨通冠胶囊对冠心病患者PCI术后左心室收缩功能的改善作用，王磊将行PCI术治疗的70例冠心病患者随机分为治疗组（35例）和对照组（35例），对照组接受

PCI术和常规西药治疗，治疗组在对照组治疗的基础上，加用通冠胶囊；彩色多普勒超声心动图仪于术前、术后3月和6月测量左心室整体收缩功能（LVEF、CO、SV）和室壁运动指数（WMSI）。结果术前两组EF、SV 、CO、WMSI对比均无显著性差异（$P>0.05$），治疗组术后3月和两组术后6月的EF、SV、CO值和WMSI与术前比较均有显著性改善（$P<0.05$或$P<0.01$）；两组术后6月EF、SV对比，治疗组均显著高于对照组（$P<0.05$），而WMSI低于对照组（1.36 vs 1.45，$P=0.041$）。结论：PCI术后收缩功能的恢复是延迟的，通冠胶囊能促进冠心病PCI术后左心室整体收缩功能和局部收缩功能的恢复，提示通冠胶囊具有改善微循环、保护缺血心肌的功能。

⑥通冠胶囊对冠心病介入术后血流变和血脂的影响

张敏州等将127例行冠心病介入患者分为中西医结合组（57例）和西医组（70例），测定血脂和MCV、RDW－CV、MPV以及PDW。结果显示通冠胶囊和常规西药治疗均有不同程度的降低MCV、MPV和PDW的作用，而通冠胶囊治疗对MCV、PDW的改善作用也优于西医组。

李松等将75例行冠心病介入患者根据辨证分型分为气虚痰瘀和气虚血瘀证型，分别给予邓老冠心胶囊（36例）通冠胶囊治疗（39例），并以常规西医治疗为对照（43例），分析各组患者的一般临床特性、手术参数，测定其治疗前后的血浆纤维蛋白原和血脂水平。结果显示通冠胶囊组在治疗后30天血浆FIB含量显著降低，邓老冠心胶囊组和通冠胶囊组在治疗后30天血中总胆固醇均较治疗前显著降低（P＜0.01或P＜0.05）。

⑦通冠胶囊对冠心病介入术后生命质量的影响

乔志强等将59例行介入治疗的冠心病患者，随机分为试验组30例和对照组29例，试验组以西药常规治疗加用中药通冠胶囊，对照组以西药常规治疗加用安慰剂，分别用SF－36生命质量简表及西雅图心绞痛调查量表对病人介入术前后进行评价。结果治疗1月后，两组病人的生命质量与术前比较均有统计学意义（P＜0.01），通冠胶囊组SF－36量表评分中身体疼痛、精神健康、生理功能、总体健康等方面及总分均优于对照组（P＜0.01或P＜0.05）。

⑧通冠胶囊对冠心病介入术后气虚血瘀证候的影响

张敏州等观察了78例通冠胶囊对PTCA患者气虚血瘀证型变化的影响，结果显示通过总体证候的积分，明确PTCA及加用中药均可以明显地改善气虚血瘀证候。通过血瘀证候的积分，可知PTCA可以明显改善血瘀证候，但用药组改善更明显。对气虚证候的积分比较可知，通冠胶囊组气虚证候改善明显，对照组气虚证候没有改善，且有加重的趋势。

通过临床研究，我们发现冠心病介入患者应用通冠胶囊可以改善血小板功能、血液流变学、凝血系统、纤溶系统、血脂、左心室重构、心功能、介入术后再狭窄、生活质量、中医证候积分等多项指标，证实通冠胶囊治疗冠心病介入术后患者具有良好的疗效，为以益气活血法治疗冠心病介入术后患者提供了临床依据。

（三）麝香保心丸

【组成】人参、麝香、蟾蜍、苏合香、冰片、人工牛黄、肉桂等。

【功效及主治】芳香温通，益气强心。用于冠心病、急性心肌梗死。

【药理作用】

①抗动脉粥样硬化：降低 TC、LDL－C 水平；增加血清 SOD 的浓度；抑制动脉内膜的增生，有抗实验性动脉粥样硬化的趋势。

②改善心肌缺血：通过扩张血管、改善内皮功能、降低氧自由基、调节血管活性物质的平衡等机制，从多环节发挥治疗作用；体外实验和体内实验均表现出较明显的促血管生成活性，在体外能促进微血管内皮细胞增殖并形成管腔结构，能促进 cAMP 以及心肌梗死大鼠冠脉侧支的血管生成。

【研究进展】

有研究采用正电子发射断层扫描（PET）心肌血流检测加多巴酚丁胺负荷试验评估麝香保心丸对冠心病患者心肌灌注的影响。10 例冠心病患者，在原有基础药物上加用麝香保心丸 2 粒，每日 3 次，治疗 6 个月，治疗前后应用 PET 技术做静息时及多巴酚丁胺最大耐受剂量负荷时心肌灌注显像，以半定量法分析所得图像，测定被分析心肌节段相对冠脉血流储备分数和相对血流密度分数，比较麝香保心丸治疗前后患者心肌相对血流储备分数的变化和负荷－静息时心肌血流再分布状况的变化。结果在所分析的 180

个心肌节段中，总体上，心肌相对冠脉血流储备分数无显著变化，但静息时相对血流密度分数在70%以下的节段，则可见麝香保心丸治疗后可显著提高相对血流储备分数值（P=0.014），而且，这种趋势在相对血流密度分数<60%、<50%的心肌节段中表现得愈加明显；负荷-静息时心肌相对血流密度分数变化情况治疗前后总体上无显著差异，但负荷时血流密度分数较静息时明显下降的节段数治疗后呈减少趋势，但未达统计学差异。提示长期服用麝香保心丸治疗有可能改善冠心病患者的心肌血流灌注。

（四）诺迪康胶囊

【组成】圣地红景天。

【功效及主治】益气活血，通脉止痛。用于冠心病属于气虚血瘀证者。

【药理作用】

①对心肌缺血的影响：诺迪康可降低大鼠实验性心肌缺血程度和缺血范围，减少梗死面积，提高冠状静脉血氧含量，降低动脉与冠状静脉的血氧含量差、心肌耗氧量和心肌氧利用率。

②调节血脂：可明显降低高脂血症大鼠血清TC、TG、LDL-C水平，且大、中剂量还可使其血清HDL-C水平升高，提示诺迪康对高脂血症具有改善作用并可能具有防治动脉粥样硬化的作用。

③血液流变学的影响：诺迪康胶囊明显降低全血黏度、红细胞聚集指数、红细胞刚性指数，并能明显抑制血小板聚集，有较强的提高红细胞变形能力。

【研究进展】

研究采用垂体后叶素（Pit）诱发大鼠急性心肌缺血，20分钟后用戊巴比妥钠（PS）致急性心力衰竭，经多道生物信号分析系统监测血流动力学。结果：诺迪康明显对抗Pit诱导的急性心肌缺血大鼠心电图ST段的偏移、HR的降低及LVEDP的升高。和对照组相比，诺迪康能通过改善血流动力学对抗PS导致的急性心力衰竭。证实诺迪康能改善心肌缺血和心力衰竭大鼠的血流动力学。

（五）参芍片（胶囊）

【组成】人参、白芍等。

【功效及主治】活血化瘀，益气止痛。适用于治疗冠心病。

【药理作用】

①能解除冠状动脉痉挛，提高抗缺氧耐力。

②有一定的降血液黏度作用。

③对血脂有一定的调节作用。

【研究进展】

有研究指出：结扎犬冠状动脉前降支，造成急性心肌缺血模型（n=30），观察不同剂量参芍片对模型犬心肌缺血不同时间血清磷酸肌酸激酶（CPK）、乳酸脱氢酶（LDH）和心肌梗死程度的影响，结果显示心肌梗死区组织质量空白对照组高于阳性对照组和药物组，说明预防性给予参芍片可起到明显缩小急性心肌缺血模型犬通过N-BT染色所显示的梗死面积。结扎冠状动脉形成心肌缺血后较结扎前血清CPK、LDH含量明显升高，说明造模成功，阳性对照组、药物组结扎后较结扎前 CPK、LDH 升高率低于对照组（$P<0.05$），说明参芎片能抑制实验性急性心肌缺血犬心肌损伤时的 CPK、LDH 的释放，降低其活性，起到保护心肌的作用。

（六）脑心通胶囊

【组成】黄芪、丹参、桃仁、红花、乳香、地龙、全蝎等。

【功效及主治】益气活血，化瘀通络。主要用于胸痹、真心痛及中风等。

【药理作用】

①研究表明，脑心通胶囊可显著降低主动脉血管壁 MCP－1、MCP－3 基因的表达。从而减少巨噬细胞进入血管内膜的数量，减少了泡沫细胞的形成，干预动脉粥样硬化的发生、发展。

②脑心通能明显减少炎性细胞的浸润和补体 C3 的表达，从而减轻了缺血区的炎症反应，缩小了局部血栓体积及血管狭窄的截面积。脑心通胶囊早期、长期应用能提高心肌对缺血缺氧的耐受力；提高 SOD 的水平，增加细胞在缺氧时的结构、功能的稳定性，减少细胞凋亡，缩小梗死面积。由于脑心通具有预防、消退、稳定斑块的作用，提高了综合治疗的疗效。

（七）补心气口服液

【组成】黄芪、人参、石菖蒲、薤白等。

【功效及主治】补益心气、理气止痛。用于气短、心悸、乏力、头晕等心气虚损型胸痹心痛。

【药理作用】

①补心气口服液具有改善心功能、降低心脏负荷、提高免疫功能、改善冠心病患者血液流变的作用。

②补心气口服液可缓解心绞痛症状，改善心肌缺血。

（八）养心氏片

【组成】黄芪、党参、丹参、葛根、淫羊藿、灵芝等。

【功效及主治】扶正固本，益气活血，行脉止痛。用于气虚血瘀型冠心病心绞痛、心肌梗死患者。

【药理作用】

①激活心肌细胞，使病变的心肌恢复活力，并能使老化的心脏变得强壮有力。

②抑制血清中的胆固醇和甘油三酯合成，显著降低血清中的胆固醇和甘油三酯的含量。祛除冠脉瘀阻，提高心血管代谢能力，恢复冠脉弹性，使血管内血液流畅，保证心脏的血液充分供应。

③增强心功能，调整异常心律使之恢复正常。

【研究进展】

有研究将 70 例患者随机分为治疗组与对照组，治疗组 40 例病人予养心氏片，每次 4 片，每日 3 次；对照组 30 例予普罗帕酮，150mg，每日 3 次，两组疗程为 4 周。两组患者治疗前后各做心电图、24 h 心电图（Holter）检查，治疗后进行总结。结果：对于房性早搏，治疗组总有效率及显效率优于对照组，有显著性差异（$P<0.01$）；对于室性早搏，治疗组总有效率及显效率与对照组相比无显著性差异（$P>0.05$）；治疗组临床症状改善总有效率为 90%，显效率为 56.6%，与对照组相比有显著性差异（$P<0.01$）。同

时，有研究选择冠心病患者420例，将其随机分为两组。治疗组288例，对照组132例。治疗组给予养心氏片，每次3片，每日3次，对照组给予硝苯地平10mg，每日3次，双嘧达莫50mg，每日3次，治疗4周后比较两组疗效。结果治疗组总有效率为97.57%，对照组总有效率为84.46%，差异有统计学意义（$P<0.01$）；两组心电图治疗后比较差异有显著意义（$P<0.01$）。证明养心氏片治疗冠心病心绞痛疗效确切。

## 二、行气活血类

### （一）复方丹参滴丸

【组成】丹参、三七、冰片等。

【功效与主治】活血化瘀，通络止痛。用于冠心病心绞痛、急性心肌梗死。

【药理作用】具有改善血液流变学、抗心肌缺血、抗动脉粥样硬化、调血脂的作用。

①抗心肌缺血：可扩张冠状动脉，降低冠状动脉阻力；降低心肌细胞的兴奋性，减慢心率和复极相钾离子外流而延长心肌复极化过程，有利于冠心病患者心肌电活动的一致和稳定。

②改善血液流变学的作用：可以抗血小板黏附、凝聚和释放；降低血液黏度，加快红细胞流速；调节内外凝血系统以及促纤维溶解系统功能，有利于保护心肌组织 。

③抗动脉粥样硬化、调血脂的作用：可以抑制炎症反应，稳定粥样斑块，改善血管内皮功能；在保护血管内皮

细胞、抗炎症因子、抗细胞凋亡、抗血小板凝聚、降血脂等方面有一定的作用。

【研究进展】

曾有多中心随机对照试验如下：选择 2002～2004 年解放军第四军医大学中医药研究中心门诊、西安交通大学第二附属医院中医科、西安市中医医院心脏内科就诊的年龄 40～80 岁。颈动脉内中膜厚度≥1.2mm 的患者 162 例，随机分为两组：丹参滴丸组 89 例（软斑、硬斑患者分别为：49、40 例），阿司匹林组 73 例（软斑、硬斑患者分别为：42、31 例）。方法：丹参滴丸组口服复方丹参滴丸（10 粒，每日 3 次），阿司匹林组口服肠溶阿司匹林片（75mg，每日 1 次），连续服用 6 个月。治疗前后利用高分辨率 B 型超声检测颈动脉内中膜厚度的改变。主要结果观察：治疗前后患者颈动脉内中膜厚度变化。共有 143 例患者完成 6 个月治疗，进入结果分析。结果显示：a. 软斑患者颈动脉内中膜厚度测值：丹参滴丸组患者治疗后较治疗前明显下降；阿司匹林组患者治疗后也较治疗前下降。b. 硬斑患者颈动脉内中膜厚度测值：无论丹参滴丸组还是阿司匹林组治疗前后均无显著变化。结论：复方丹参滴丸具有使动脉粥样硬化软斑消退的作用，其效果与阿司匹林相似。

（二）速效救心丸

【组成】川芎、冰片等。

【功效及主治】行气活血，通窍止痛。用于气滞血瘀型冠心病心绞痛、心肌梗死。

【药理作用】

①改善心肌缺血：可扩张冠状动脉，增加冠脉血流量，改善心肌缺血状况，降低心肌耗氧量；可使乳酸的浓度在冠状静脉窦的血中高于动脉血，增加缺血缺氧的心肌对乳酸的摄取利用。

②对血液流变学的作用：可明显降低全血黏度、降低红细胞聚集指数及面积，显著提高红细胞变形能力，改善微循环。

③抗心律失常：降低心肌耗氧量的功能，从而调整了心肌的顺应性。使心肌的复极和传导功能得以改善，发挥治疗心律失常的作用。

【研究进展】

有研究采用单盲随机对照，速效救心丸治疗组430例，复方丹参滴丸对照组70例，观察两组对心绞痛速效止痛时间、量效、证效关系及中效治疗作用。结果两者在起效时间、心电图改善、心绞痛改善、硝酸甘油停减率方面，差异均无显著性（$P>0.05$），治疗组药效持续时间明显长于对照组（$P<0.01$）。速效救心丸对气滞血瘀证疗效明显优于气滞证（$P<0.05$）。对血脂、血流变、心功能、超氧化物歧化酶、血浆心钠素等方面均有不同程度的改善。速效救心丸治疗冠心病心绞痛临床疗效确切、安全可靠。其机理有钙的拮抗，抗血液黏稠凝滞的作用，避免心肌细胞损伤坏死。

（三）血府逐瘀胶囊（口服液）

【组成】南当归、川芎、生地、赤芍、红花等。

【功效及主治】活血祛瘀、行气止痛。用于瘀血内阻的头痛或胸痹心痛等症。

【药理作用】血府逐瘀胶囊能扩张毛细血管，改善微循环，抑制血管平滑肌细胞增殖，防治经皮冠状动脉腔内形成术（PTCA）后再狭窄等功能。

【研究进展】

有研究筛选符合入选标准的32例冠心病血瘀证患者，进行血瘀证计分并检测血液流变学，采用TaqMan探针技术检测血小板膜糖蛋白人类血小板抗原－3（GPⅡb HPA－3）基因多态性，血府逐瘀口服液治疗4周后复查血液流变学并进行血瘀证计分。结果显示血府逐瘀口服液治疗后，冠心病血瘀证患者血液流变学得到改善，含有至少一个突变型基因C的患者治疗前后血液黏度、红细胞变形指数及血瘀证计分与AA型患者比较，差异有统计学意义（$P < 0.05$）。提示血府逐瘀口服液能减轻冠心病血瘀证患者的血瘀症状，改善冠心病血瘀证患者的血液流变性，这种改善作用与GPⅡb HPA－3基因多态表型有相关性。

（四）地奥心血康

【组成】黄山药、穿龙等薯蓣根茎的提取物。

【功效及主治】活血化瘀、行气止痛。用于瘀血内阻型冠心病心绞痛、心肌梗死等。

【药理作用】

①抗心肌缺血和心肌保护：a. 改善和减轻心肌缺血。b. 改善心肌氧供和冠脉血流量：能减慢心率，减少心室舒张末期容积，使心肌耗氧量减少。c. 心肌保护：通过减少细胞外钙内流，防止钙超载对心肌的损伤。

②改善心功能，降低动脉血压。

③提高抗凝活力：地奥心血康软胶囊可显著减少心肌缺血大鼠的血小板 1 分钟聚集率和血小板最大聚集率，降低血小板黏附率。

④调整血脂，降低全血还原黏度及血浆比黏度。

【研究进展】

有研究将 50 例 AMI 患者随机分为两组，均采用 AMI 常规治疗，在此基础上，治疗组加服地奥心血康软胶囊，疗程均为 8 周。观察两组治疗前后血清 sFas 及其配体 sFasL 变化，以及心功能指标舒张末期左室前后径、收缩末期左室前后径、左室射血分数变化，并观察药物不良反应。结果显示与治疗前比较，两组治疗后血清 sFas、sFasL 均降低、心功能指标均改善（$P<0.05$），但以治疗组血清 sFas、sFasL 降低明显（$P<0.05$）。提示常规疗法 + 地奥心血康软胶囊治疗可减少 AMI 患者的细胞凋亡，改善其心功能，且临床用药安全。

（五）心可舒片

【组成】丹参、葛根、三七、木香、山楂等。

【功效及主治】活血化瘀，行气止痛。用于气滞血瘀型冠心病。

【药理作用】

①通过改善心脏微循环、扩张冠脉灌注和心肌血供机能，由此改善心肌缺血缺氧，减轻心肌缺血损伤程度和减少缺血范围。

②心可舒片能增加心肌缺氧条件下的耐受力和心肌

ATP 酶的活性，降低血压、减轻心脏负荷、降低心肌耗氧功能。因此对心肌有明显保护作用，从而调整心肌顺应性，改善心肌复极和传导系统功能。

## 三、益气养阴活血类

（一）稳心颗粒

【组成】党参、黄精、三七、琥珀、甘松等。

【功效及主治】益气养阴，定悸复脉，活血化瘀。主治冠心病、心律失常属于气阴两虚者。

【药理作用】

①抗心律失常：稳心颗粒具有膜稳定作用，可抑制钠离子内流，促进钾离子外流，降低心肌细胞的自律性，并阻断折返激动，可有效地控制心律失常。并有类似 β 受体阻滞剂普萘洛尔的作用，因此，不仅可以说抗心肌缺血，而且能抑制交感神经活性，提高迷走神经张力，从而改善心率变异性。

②改善心肌缺血：可改善微循环，提高氧的利用率，提高冠脉血流量，并可保持心肌组织中超氧化物歧化酶降低，降低心肌氧耗量。

③对血液流变学的作用：对血小板的聚集有明显的抑制和解聚作用，并可扩张外周血管，有助于防止血栓形成，降低全血黏度。

（二）心元胶囊

【组成】何首乌、丹参、麦冬等。

【功效及主治】滋肾养心，心肾同治，平衡阴阳，标本兼顾。用于冠心病属于心肾阴虚、心血瘀阻者。

【药理作用】

①稀释血液、疏通血管，主要表现在降脂、抗凝、改善血管内皮功能、抗动脉硬化、溶解血栓。

②保护微血管和心肌细胞。

③稳定斑块，抑制动脉粥样硬化进程。

④防止心肌梗死后再发。

【研究进展】

有研究指出：对照组给予冠心病标准化治疗 3 个月；治疗组为标准化治疗 + 心元胶囊，两组患者在入选时及入选 3 个月后检测血脂指标，用超声检测肱动脉流量介导性扩张的血管内皮依赖性舒张功能。结果治疗 3 个月后，对照组的 TC、LDL - C 水平较治疗前明显降低；治疗组的 TC、LDL - C 水平较治疗前明显降低。两组间治疗后血脂各项水平改善程度无明显差别。两组治疗后血流介导的血管舒张功能均较治疗前明显改善，治疗组较对照组的改善程度明显增加。提示心元胶囊可以改善冠心病患者血管内皮依赖性舒张功能。

（三）灯盏生脉胶囊

【组成】灯盏细辛、人参、麦冬、五味子等。

【功效与主治】益气养阴，活血止痛。用于气阴两虚之冠心病心绞痛、心肌梗死及慢性心功能不全。

【药理作用】

①抑制血小板及细胞凝聚，降低血液黏稠度，促进纤溶活性，抑制血管内凝血。

②扩张血管，改善微循环和细胞代谢，增加动脉血流量，降低外周血管阻力，提高心功能及改善心脑供血不足，减轻缺氧期心肌细胞的损伤。

（四）益心舒胶囊（片）

【组成】人参、麦冬、五味子、黄芪、丹参等。

【功效与主治】具有益气复脉、活血化瘀、养阴生津之功效，用于气阴两虚型心绞痛。

【药理作用】

①强心扩冠，改善心肌缺血。

②清除氧自由基，降低动脉粥样斑块的形成。

③增加纤溶活性。

④改善血管内皮的功能。

## 四、化瘀通络类

（一）银杏叶片

【组成】银杏叶提取物。

【功效及主治】益心健脾、活血祛瘀。适用于瘀血阻络之胸痹心痛、中风等。

【药理作用】银杏叶片所含的银杏总黄酮醇苷和银杏萜类内酯具有良好的心血管药理作用。

①改善血管系统功能：银杏黄酮作用于心、脑、外周末梢的血管系统，调整血管张力，维护血管正常通透性，改善受损的血管，保持全身动、静脉血管张力；清除体内过多的自由基，抑制细胞过氧化反应；拮抗 PAF 受体，抑制血管平滑肌细胞增生和血管壁增厚。

②改善血液系统：降低血液黏度，增强红细胞的变形能力，增进全血的可塑性，改善血液流变学，拮亢 PAF 受体，阻止微血栓形成。

（二）心脑舒通胶囊

【组成】蒺藜提取物。

【功效与主治】活血化瘀，舒利血脉。用于胸痹心痛、中风恢复期的半身不遂等。

【药理作用】

①降血脂、阻止动脉及心肌的脂质沉着。

②抗血小板聚集、抗缺氧和保护离体心脏缺氧再给氧损伤。

③通过调控凋亡基因的表达而抑制心肌细胞凋亡从而抑制心肌梗死后心肌重构等作用。

（三）活血通脉胶囊

【组成】主要成分为水蛭、蚂蟥。

【功效及主治】可用于血脉瘀阻型心绞痛及高脂血症。

【药理作用】

①增加冠脉灌注量，降低心肌耗氧量，解除冠脉痉挛，增加心输出量，改善心脏泵血功能，多靶点多层次地调节心肌供血，从而改善心功能及异常心电图。

②水蛭、蚂蟥复合物可能的降脂成分抑制了与动脉粥样硬化有关的血管平滑肌收缩，使内皮功能得以改善，从而减轻缺血症状。

（四）心可宁胶囊

【组成】丹参、三七、红花、人工牛黄等。

【功效及主治】行气活血化瘀。治疗血瘀脉络为主的冠心病心绞痛、心肌梗死。

【药理作用】

①改善血液循环，扩张冠状动脉，增加冠状动脉血流量。

②舒张血管平滑肌。

③降低心肌耗氧量，防止心肌缺血。

（五）血塞通胶囊（片）

【组成】三七总皂甙加适量赋型剂制成。

【功效及主治】用于血脉瘀阻型心绞痛，亦可用于中风偏瘫、脑血管病后遗症。

【药理作用】

①增加心脑血流量，扩张血管。

②降低心肌耗氧量。

③改善微循环，抑制血小板聚集，降低血黏度，降低血脂。

## 五、活血化痰类

（一）心通口服液

【组成】黄芪、党参、麦冬、何首乌、淫羊藿、野葛、当归、丹参、皂角刺、枳实等。

【功效及主治】益气养阴，化痰通络。用于胸痹气虚、痰瘀交阻证。

【药理作用】

①改善心肌缺血：有明显改善犬急性心肌缺血的作用，

减轻由心外膜电图所标记的心肌缺血程度，减少心肌梗死面积。其作用机理可能与促进侧支循环，增加周围向缺血区供血及提高心肌耐缺氧能力有关，从而达到改善心肌缺血及缩小心肌梗死范围的目的。

②对血液流变学的影响：心通口服液降低血液黏稠度，增加冠脉流量，降低血小板表面活性及聚集性，具有抗血栓和改善血液流变性的作用。

（二）丹蒌片

【组成】瓜蒌皮、薤白、葛根、川芎、丹参、赤芍、泽泻、黄芪等。

【功效及主治】宽胸通阳，化痰散结，活血化瘀。用于痰瘀互结型冠心病心绞痛等。

【药理作用】

①降低血清 $TXB_2$、ET－1 水平及升高血清 6－keto－PGFla 水平，能有效地改善血管内皮细胞功能，可用于高脂血症，预防动脉粥样硬化的发生。

②明显增加冠脉血流量、改善左心室功能。

【研究进展】

有研究将 120 例冠心病心绞痛患者随机分为两组，对照组给予硝酸酯类、β 受体阻滞剂、阿司匹林等治疗；治疗组在此基础上加丹蒌片 1.5g 每日 3 次口服，应用 1 个月。结果显示心绞痛缓解总有效率治疗组 90%，与对照组 68.33% 比较差异有显著性（$P<0.05$）；心电图 ST 段下移改善程度，与对照组和治疗前比较，有显著性差异（$P<0.05$）。提示丹蒌片治疗冠心病心绞痛，能明显提高疗效。

（三）邓氏冠心胶囊

【组成】人参、三七、茯苓、竹茹、法半夏等。

【功效及主治】益气化痰，活血通络。用于胸痹心痛证属气虚痰瘀型。

【药理作用】

①抗心肌缺血：邓氏冠心胶囊可改善心肌缺血，显著改善心绞痛症状、硝酸甘油停减率、心电图疗效，抗心绞痛发作。

②减肥、降血脂的作用：初步观察到邓氏冠心胶囊显著降低 TC、TG 和 LDL－C，该方在达到减肥降脂效果的同时，并能较好地改善肥胖病人常见的头昏、气促、心悸、易饥、食欲亢进、腹胀、便秘、多汗及怕热等症状。

③改善血液流变学的作用：冠心病心绞痛患者的血液黏稠度偏高，使用邓氏冠心胶囊后患者血液流变学各项指标均有明显改善。

④提高冠心病患者的生存质量：临床上，冠心胶囊组能显著提高患者在一般健康状况、精力、情感职能、精神健康及健康变化方面的得分。

## 六、温阳活血类

（一）心宝丸

【组成】蟾酥、附子、鹿茸、三七、麝香等。

【功效及主治】具有温补心肾、益气助阳、活血通脉等功效，用于治疗心肾阳虚、心脉瘀阻引起的心绞痛。

【药理作用】

提高心功能、抗心肌缺血和期外收缩、消除心绞痛、抗频发早搏等作用。

（二）右归胶囊（丸）

【组成】熟地黄、附子、肉桂、鹿角胶、杜仲、当归等。

【功效及主治】温补肾阳，填精止遗。用于肾阳不足，命门火衰导致的冠心病。

## 参考文献

[1] 贾真，顾复生，薛一帆．通心络胶囊治疗冠心病变异型心绞痛临床疗效及对内皮功能的影响．中国中西医结合杂志．1999，19(11)：651－652.

[2] 赵明中，高承梅，张宇洋，等．通心络胶囊对实验性心肌缺血再灌注损伤保护作用的实验研究．中国中医基础医学杂志．2000，6(1)：36－38.

[3] 杨跃进．通心络、卡维地洛及缬沙坦对兔急性心肌梗死晚期再灌注心肌保护的对比研究．北京：中国科学技术出版社，2001：44－47.

[4] 尤士杰，杨跃进，陈可冀，等．通心络对急性心肌梗死患者再灌注后心肌和微血管的保护性研究．中华心血管病杂志．2005，33(5)：433－437.

[5] 曹爱琴，田文杰，李松，等．通冠胶囊对冠心病介入术后病人GMP－140和vWF的影响．中西医结合心脑血管病杂志．2004，2(12)：685－686.

[6] 祁建勇，张敏州，程康林，等．通冠胶囊对兔球囊血管成形术后血管病理形态的影响．中国中医急症．2006，15(6)：630－631.

[7] 张敏州，刘泽银．通冠胶囊治疗冠心病及对左心舒张功能的影响．实用中医内科杂志．2003，17（2）：81－82.

[8] 张敏州，王磊．邓铁涛对冠心病介入术后患者的辨证论治．中医杂志．2006，47（7）：486－487.

[9] 张敏州，李松，邹旭，等．通冠胶囊对冠心病介入术后血脂含量和凝血功能的影响．广州中医药大学学报．2004，21（2）：93－97.

[10] 张翔炜，张敏州．通冠胶囊对冠心病经皮冠脉介入术后患者凝血纤溶系统的影响．中国中西医结合杂志．2004，24（12）：1065－1068.

[11] 祁建勇，张敏州，程康林，等．通冠胶囊对兔球囊血管成形术后血管病理形态的影响．中国中医急症．2006，15（6）：630－631.

[12] 李健，张翔炜，张敏州，等．通冠胶囊治疗冠心病介入术后气虚血瘀证26例疗效观察．新中医．2005，37（10）：33－35.

[13] 张高峰，程康林．通冠胶囊对冠脉成型术后气虚血瘀证候的影响．中华实用中西医杂志．2005，18（18）：1026－1028.

[14] 陈伯钧，苏学旭，潘宗奇．通冠胶囊抑制急性心肌梗死后左心室重构的临床研究．江苏中医药．2006，27（2）：23－24.

[15] 杨广．通冠胶囊对兔血管平滑肌细胞增殖的影响．中国中医急症．2007.16（5）：574－575.

[16] 王磊．通冠胶囊对冠心病介入术后左心室收缩功能的影响．中药材．2007.30（2）：247－250

[17] 罗心平．麝香保心丸的基础与临床．中国中西医结合杂志．2002，22（9）：718－719.

[18] 宋华．麝香保心丸的药理研究与临床评价．中成药．2002，24（2）：130－132.

[19] 倪唤春．应用正电子发射断层扫描评价麝香保心丸对冠心

病心肌血流的影响．中国全科医学．2010，13（23）：2580－2583.

［20］李炜．诺迪康胶囊的药效学研究和临床应用进展．中国医学文摘·内科学．2006，27（1）：20－24.

［21］沈绍功，韩学杰．诺迪康胶囊治疗冠心病心绞痛416例疗效评价．中国中医急症．2000，9（41）：10－12.

［22］李德剑，鲁波，莫书荣．诺迪康对急性心肌缺血和心衰大鼠血流动力学的影响．中国应用生理学杂志．2006，22（3）：291－292.

［23］闫素云，谢平．参芍片对犬急性心肌缺血的影响．第四军医大学学报．2002，23（20）：1847－1849.

［24］郭清晓，李瑛．脑心通胶囊辅助治疗非ST段心肌梗死临床观察．医药论坛杂志．2008，29（14）：49－51.

［25］刘小康．补心气和滋心阴口服液治疗冠心病心绞痛3807例临床研究．中国中医急症．1999，8（5）：218－220.

［26］严冬，钱玉良，唐蜀华．养心氏片治疗气虚血瘀型冠心病心律失常疗效观察．南京中医药大学学报．2006，22（5）：323－325.

［27］回金凯，唐相森，李伟．288例养心氏片治疗冠心病心绞痛的疗效观察．中国老年保健医学．2010，8（5）：55－56.

［28］李春梅，龙建军．复方丹参滴丸对冠心病患者血液流变学的影响．心脏杂志．2002，14（2）：176.

［29］洪馨，宓穗卿，王宁生．复方丹参滴丸中丹参素的药物动力学研究．中药新药与临床药理．2000，11（5）：286－288.

［30］陈焕清，熊小强，段朝晖等．复方丹参滴丸对冠心病血管内皮功能的干预及其机制．中山大学学报（医学科学版）．2009，30（4）：221－223.

［31］高玉栅．速效救心丸治疗冠心病心绞痛105例速效止痛疗

效观察．中国中医急症．1996，5（2）：74－75.

[32] 韩涛，邓丽君等．速效救心丸治疗冠心病心绞痛临床疗效及机理研究．中医杂志．2000，41（12）：733－734.

[33] 薛梅，陈可冀，马晓娟，等．逐瘀口服液对冠心病血瘀证患者血液流变学的影响及其与人类血小板抗原3基因多态性的相关性．中西医结合学报．2008，6（11）：1129－1135.

[34] 王冬梅，石蓓，赵然．地奥心血康软胶囊对AMI患者行PCI术后血清细胞凋亡因子及其心功能的影响．山东医药．2011，51（5）：1－3.

[35] 林书珩，张桂芬．心可舒片研究进展．中西医结合心脑血管病杂志．2009，7（7）818－820.

[36] 王坚平．稳心颗粒对慢性心力衰竭心功能及血液流变学的影响．中西医结合心脑血管病杂志．2005，3（5）：449－451.

[37] 郭春艳，李虹伟，郑平渝．心元胶囊对冠心病患者血管内皮功能的影响．中国临床医生．2008，36（11）：32－34.

[38] 葛金勋，张立俊．稳心颗粒临床应用进展．中西医结合心脑血管病杂志．2005，3（3）：244－245.

[39] 沈明勤，叶其正，罗宇慧，等．银杏叶提取物对大鼠脑缺血的保护作用．中国药学杂志．2003，38（9）：6731.

[40] 刘赛，王春波，孙家钧，等．银杏叶总黄酮对实验性心肌缺血的影响．中山医科大学学报．1999，20（2）：121－123.

[41] 李树功．心通口服液治疗冠心病心绞痛的临床研究．时珍国医国药．2002，13（9）：541－543.

[42] 张玉芝．心通口服液降低动脉粥样硬化和高脂血症药效学研究．时珍国医国药．2000，11（9）：771－772.

[43] 柴晶艳，王昕，包春辉．丹蒌片治疗冠心病心绞痛疗效观察．中国民族民间医药．2009，18（17）：126.

[44] 邹旭，丁邦晗，等．邓老冠心方对单纯性肥胖病人冠心病介入术后减肥作用的临床研究．中西医结合心脑血管病杂志．2004，2（6）：348－351.

[45] 李新梅，杨伟光，吴焕林．邓氏冠心胶囊改善胸痹患者生活质量的临床研究．辽宁中医杂志．2005，32（8）：781－783.

## 第三节　注射液

### 一、活血化瘀

（一）川芎嗪注射液

【组成】川芎嗪是川芎系伞形科植物川芎的干燥根茎，川芎嗪注射液为其提取物，化学结构是四甲基吡嗪。

【功效】祛风止痛，行气开郁，活血通脉，燥湿除痹。

【药理作用】具有抗血小板凝聚，扩张小动脉，改善微循环作用，并能改善冠脉流量及营养心肌。还具有保护冠脉内皮、降低血液黏稠度、降低心肌耗氧、抗氧自由基、改善心肌耐受性等作用。

【研究进展】有研究将急性冠脉综合征患者100例，随机分为观察组和对照组，对照组患者接受西药常规治疗，并注意卧床休息，同时给予吸氧，观察组在以上基础上应用盐酸川芎嗪注射液治疗，比较两组患者治疗前后心输出量（CO）变化情况和观察组患者治疗前后主要症状变化情况。通过本研究发现在一般治疗原则的基础上，加用川芎嗪治疗，治疗前后观察组CO比较差异有统计学意义，治疗前后对照组有差异，但差异较观察组小，观察组治疗前后患者心悸气短、胸痛胸闷和心绞痛均较前明显好转，提示在原有治疗基础上加用川芎嗪对急性冠脉综合征患者有一定的增加疗效的作用。

（二）丹参注射液

【组成】由丹参提取而成。

【功效】活血化瘀。

【药理作用】具有扩张冠状动脉、抑制血小板聚集、降低血浆黏度的作用。

【研究进展】有研究选择具有溶栓指征的 AMI 患者 126 例，配对分为治疗组与对照组（各 63 例），两组均行尿激酶静脉溶栓治疗。治疗组在使用尿激酶前 10～30 分钟或同时加用复方丹参注射液 250ml，每日 1 次，连用 7 天。对照组仅用尿激酶及常规治疗。结果显示，治疗组与对照组再通分别为 48 例（76.19%）和 40 例（63.49%）；住院期间死亡分别为 2 例（3.17%）和 8 例（12.69%）；发生严重心力衰竭分别为 2 例（3.17%）和 8 例（12.69%）；发生再灌注心律失常分别为 16 例（25.39%）和 33 例（52.38%）（$P<0.05$ 或 $P<0.01$）。同时，治疗组在减少心肌耗氧量、缩小梗死面积、减少心肌酶释放、提高左室射血功能及减轻疼痛等方面都显著优于对照组（$P<0.05$）。研究提示复方丹参注射液具有抗 AMI 再灌注损伤的作用，可减少心肌耗氧量，减少心肌酶的释放，缩小心肌梗死面积和左心室射血功能。

（三）丹红注射液

【组成】丹参、红花。

【功效】活血通络，祛瘀生新。

【药理作用】丹参含有丹参酮、丹参酚、维生素 E 等物质，具有扩张动脉，降低血管阻力、血液黏度，增强红细胞变形能力，改善微循环，并能清除氧自由基，抗脂质过氧化损伤，拮抗钙离子内流，改善 ATP 酶活性，同时也可提高组织耐缺氧能力，对缺血组织具有明显的保护作用。红花含红花甙、红花黄色素，红花甙经盐酸水解后得葡萄糖和红花素、红花醌甙及新红花甙。其性味辛温，亦入心经，红花的活性成分具有扩血管且对 ADP 诱导的血小板可有效地抑制血小板黏附、聚集、激活和释放血栓素（$TXA_2$），激活血管内皮细胞释放前列环素（$PGI_2$），纠正外周循环中 $TXA_2/PGI_2$ 平衡失调，具有不同程度的降压作用，并能扩张冠状动脉，增加冠状动脉血流量，降低心肌耗氧量，具有活血化瘀止痛之功效。二药合用能起到活血通络、化瘀溶栓的药理作用。

【研究进展】有研究将患有心肌梗死的患者 100 例随机分为治疗组 50 例和对照组 50 例。对照组给予常规药物治疗。治疗组加用丹红注射液 30ml，每日 1 次，以 14 天为 1 个疗程，观察其临床疗效。观察结果显示，经过治疗后治疗组总有效率为 86.0%，明显优于对照组的 80.0%（$P<0.05$）。两组治疗后心电图情况较治疗前有显著意义，ST－T 改变、心肌酶、血流变学等均有明显改善，且治疗组改善优于对照组（$P<0.05$）。结果提示丹红注射液对急性心

肌梗死有良好疗效。

（四）灯盏花注射液

【组成】灯盏花。

【功效】活血化瘀，理气止痛。

【药理作用】具有扩张血管、抗血小板聚集、增加血流量、改善心肌缺血和冠状动脉循环的功效。

【研究进展】有研究纳入143例心绞痛患者，随机分为两组，对照组采用常规治疗，治疗组在常规治疗的基础上，加用灯盏花素注射液，然后观察并记录两组病患的心绞痛、心电图等情况，进行对比分析。观察结果显示，治疗组心绞痛改善有效率为97.1%，心电图改善有效率为91.4%，对照组心绞痛改善有效率为74.3%，心电图改善有效率为67.9%。对比分析，治疗组效果明显优于对照组（$P<0.05$），提示灯盏花素注射液对冠心病心绞痛有较好的治疗作用。

（五）路路通注射液

【组成】三七总甙，主要成分为人参总甙Rgl、Rbl。

【功效】活血化瘀。

【药理作用】具有扩张血管、降低动脉血压、降低心肌耗氧量、改善微循环、抑制血小板活性及降低血黏度等药理作用。

【研究进展】对照组采用常规治疗（阿司匹林、硝酸甘油、倍他乐克等），治疗组在常规治疗的基础上，将路路通注射液500mg置于5%葡萄糖溶液250ml内静脉滴注，每日 1 次，连用 14 天。研究结果显示，治疗组的临床疗效总有效率 87.4%，高于对照组的 75.0%，差异有显著性（P < 0.05）；心电图疗效方面，治疗组总有效率 75.0%，高于对照组的 62.5%（P < 0.05）。本研究发现经路路通注射液治疗后，血浆 t－PA 水平显著升高，而 PAI 水平显著降低，而常规治疗组无明显的变化，进一步证明路路通注射液具有降低血黏度，改善微循环的作用。

（六）香丹注射液

【组成】丹参、降香，其主要成分为脂溶性丹参酮类和水溶性酚类物质。

【功效】活血化瘀，行气止痛。

【药理作用】能扩张血管，增加冠状动脉血流量，明显抑制血小板聚集，降低血黏度，抑制钙内流，防止钙超载，改善心肌缺血和微循环。

【研究进展】有研究将 110 例患者随机分为两组，治疗组应用香丹注射液静滴，对照组口服单硝酸异山梨酯。结果发现香丹注射液治疗心绞痛作用优于单硝酸异山梨酯，对动态心电图改善作用更显著；在血液流变学和血脂方面，患者治疗后有显著改善，且发现香丹注射液有升高高密度脂蛋白的作用。显示香丹注射液能明显改善心绞痛发作次数和程度，并对胸闷、心悸、心前区不适等有良好的缓解作用，心电图缺血性改变也较治疗前明显改善，且明显改善血液流变性及血脂。

（七）舒血宁注射液

【组成】系银杏叶提取物配制成的无菌水溶液，含有黄酮苷类和萜类内酯活性物质成分的纯中药制剂，包括：槲皮素、山茶素、银杏三酯、银杏内酯、苦内酯等。

【功效】活血化瘀，通脉舒络，益气健脑。

【药理作用】扩张冠状血管，改善微循环，保护内皮细胞，抗氧化，清除和抑制氧自由基等作用。临床广泛用于心脑血管疾病的治疗。

【研究进展】有研究将160例中医辨证符合心血瘀阻型不稳定型心绞痛患者按住院号分成对照组80例和治疗组80例，两组除给予常规的心绞痛治疗以外，对照组加用阿托伐他汀和长效异乐定，治疗组加用阿托伐他汀和舒血宁注射液，均连续使用20天。研究结果显示，对照组总有效率为81%，治疗组总有效率为92%。两组治疗后的心绞痛发作频率及发作持续时间比治疗前明显减少，且治疗组的心绞痛发作频率及发作持续时间比对照组减少得更为明显（$P<0.01$）。舒血宁注射液同单硝酸异山梨酯缓释片相比，能有效改善临床症状、心电图缺血情况、血液流变学状态（降低全血的高切、中切、低切血黏度和纤维蛋白原）、调节血脂（降低TC、TG和LDL－C，升高HDL－C），从而能巩固、缩小血管斑块，改善血管弹性，治疗心绞痛和防治心肌梗死。

（八）红花注射液

【组成】主要成分为红花黄色素。

【功效】活血凉血化瘀。

【药理作用】能降低纤维蛋白原浓度，抑制血小板黏附，清除氧自由基，促进纤溶系统，溶解冠状动脉内微小血栓和增加冠状动脉灌注，改善心肌缺血的作用。

【研究进展】有研究选择不稳定型心绞痛患者，对照组常规给予硝酸酯类药、β受体阻滞剂、抗血小板聚集药、他汀类药等西药治疗。治疗组在西药常规治疗基础上加用红花注射液 30ml 加入生理盐水 250ml 静脉滴注，每日 1 次，疗程 14 天，同时联合低分子肝素钙 5000IU 腹壁皮下肌注，每日 1 次，共用 7 天。研究结果显示，治疗组心绞痛缓解率和心电图心肌缺血均明显优于对照组（$P < 0.05$）；两组治疗后血液流变学均较治疗前明显改善（$P < 0.05$ 或 $P < 0.01$），且治疗组血液流变学改善明显优于对照组（$P < 0.05$）。治疗组观察期间不良反应轻微，仅见腹壁青紫者 5 例，停药后自行消退。表明红花注射液与低分子肝素联合有协同作用，用于治疗不稳定型心绞痛疗效确切，有明显改善血液流变学作用，其临床疗效有待进一步观察。

（九）水蛭注射液

【组成】水蛭注射液是中药水蛭的静脉注射剂型，内含水蛭素、肝素和抗血栓素等。

【功效】活血破血化瘀。

【药理作用】具有抗凝、抗血小板聚集、缓解冠状动脉痉挛以及溶血栓等作用。

【研究进展】有研究纳入 AMI 患者随机分为两组，①治疗组：常规治疗组接受 AMI 常规治疗，②对照组：水蛭组皮试阴性后，首剂 6～10ml 水蛭注射液（每 1ml 含生药 1g）加入 5% 葡萄糖氯化钠溶液 100ml 中静滴，1 小时内滴完，如无出血现象，第 2～14 日减量到 2～4ml/天。不用肝素、肠溶阿司匹林及其他抗凝药物，维持凝血酶原时间在正常对照的 1.5 ~ 2.0 倍。余治疗同常规治疗组。结果表明，水蛭注射液在 AMI 早期应用，可使冠脉再通率达到 38.10%，明显高于常规治疗组（9.52%，$P<0.05$）；且早期应用水蛭注射液溶栓治疗者，溶栓 6 小时内水蛭组无 1 例死亡；6 ~ 12 小时溶栓病死率为 10.00%，显著低于常规治疗组（28.57%，$P<0.05$）。水蛭组无 1 例发生出血倾向或发热等过敏反应。提示中药水蛭注射液具有较好的溶栓效果，可促使 AMI 的冠脉再通，降低病死率。其溶栓作用的效应机制，尚有待进一步研究。

（十）阿魏酸钠注射液

【组成】阿魏酸钠是由中药川芎嗪提取的一种生物碱。

【功效】活血化瘀。

【药理作用】具有扩张冠状动脉、增加冠脉血流量、改善心肌缺血、抗凝血、抑制血小板凝集等作用。

【研究进展】有研究纳入心绞痛患者，治疗组给予阿魏酸钠注射液（吉林制药有限公司生产）0.3g，加 0.9% 氯化钠注射液 250ml 静脉滴注，每天 1 次，连用 14 天。对照组给予丹参注射液 250ml 静脉滴注，每天 1 次，连用 14 天，两组患者原用抗心绞痛药物不变。用药期间如心绞痛症状仍明显，舌下含服硝酸甘油以缓解症状。结果显示，临床疗效总有效率治疗组为 82.86%，高于对照组的 54.17%，心电图总有效率治疗组为 88.57%，高于对照组的 41.67%，差异均有显著性意义；治疗后治疗组与对照组心绞痛发作次数、心绞痛总持续时间、硝酸甘油用量比较，差异有统计学意义；两组的血压、收缩压、血压与收缩压的乘积治疗前后均有显著差异。提示阿魏酸钠对血流动力学有改善作用。

（十一）三七总皂苷注射液

【组成】三七总皂苷注射液（商品名：血塞通注射液）是从三七中提取有效活性成分三七总皂苷而制成。

【功效】活血化瘀。

【药理作用】有抗血小板聚集、抗凝、抗血栓及扩张冠状动脉等作用，能改善心肌缺血状态。

【研究进展】治疗组给予三七总皂苷（血塞通）注射液4ml（含三七总皂苷200mg）加入10%葡萄糖注射液500ml内静脉滴注，每日1次，连续用药20天。对照组给予复方丹参注射液20ml（含丹参20g）加入10%葡萄糖注射液500ml内静脉滴注，每日1次，连续用药20天。结果表明，三七总皂苷注射液对冠心病心绞痛病人的主要临床症状有良好的改善作用（总有效率为83%，高于丹参组的68%，两组间有显著差异，$P<0.05$），能显著改善心电图ST段的缺血性变化（总有效率为82%，高于丹参组的62%，两组间有显著差异，$P<0.05$），疗效均显著高于复方丹参组。结果提示，三七总皂苷注射液可降低TC、TG，能明显改善血液流变学的各项指标，而复方丹参组仅见TC下降及全血黏度、血浆比黏度降低，对血细胞比容、凝血因子Ⅰ、血小板聚集率无显著影响。同时，三七总皂苷注射液不良反应较少，说明它是一种安全有效的药物，可以在临床上推广应用。

（十二）参芎（葡萄糖）注射液

【组成】参芎葡萄糖注射液主要成分为丹参素和盐酸川芎嗪。

【功效】活血化瘀。

【药理作用】丹参素可扩张冠状动脉、改善微循环、降低外周血管阻力、降低血管中血液黏稠度、抑制血小板聚集。川芎嗪又名四甲基吡嗪，是伞形科植物川芎的主要有效成分之一，可降低血小板表面活性，抑制体内及体外的血小板聚集，对已聚集的血小板有解聚作用，能预防血栓形成。两者联合，可抗血小板聚集，扩张冠状动脉，降低血液黏度，加速红细胞的流速，改善微循环，并能清除氧自由基，抗脂质过氧化损伤，同时也可提高心肌细胞组织耐缺氧能力，对心肌具有明显的保护作用。

【研究进展】有研究纳入冠心病患者，治疗组参芎注射液 100ml，静脉缓慢滴注，每日 1 次，14 天为 1 个疗程；对照组将 10ml（1 支，20g 生药/支）香丹注射液加入 5% 葡萄糖注射液或 0.9% 氯化钠注射液 250ml 中缓慢静滴，每日 1 次，14 天为 1 个疗程。治疗期间除部分患者心绞痛发作时临时口服硝酸甘油外，均停用其他治疗冠心病心绞痛药物。研究结果提示：使用参芎注射液者，胸闷、心绞痛症状缓解率达 92%，对照组缓解率达 62%（$P<0.05$），心电图好转率 64%，对照组为 40%（$P<0.05$）。结果显示参芎注射液治疗冠心病心绞痛疗效肯定，而且未发现明显不良反应。

（十三）丹参多酚酸盐注射液

【组成】丹参多酚酸盐是从丹参中提取的，以丹酚酸 B 镁（或称丹参乙酸镁）为主要成分的水溶性酚类化合物。

【功效】活血化瘀。

【药理作用】丹参多酚酸盐有较强的抗脂质过氧化和改善内皮功能的作用，通过抗氧化、抗凝血、抗血小板聚集、细胞保护、扩张血管等多种机制和途径发挥保护心血管系统的作用。

【研究进展】有试验纳入冠心病患者，两组均给予常规治疗，包括硝酸酯类、抗血小板药、β 受体阻滞剂、他汀类等，治疗组在此基础上给以丹参多酚酸盐 100mg 静脉滴注，每天 1 次，2 组疗程均为 14 天。研究结果显示：①治疗组总有效率 86.4%，高于对照组的 65.0%，差异有统计学意义（$P<0.05$）；②2 组治疗后血清 NO 水平均较治疗前明显升高（$P<0.05$），且治疗组高于对照组的（$P<0.05$）。这一结果表明丹参多酚酸盐在调节冠心病患者内皮功能方面有良好疗效和耐受性，且无明显不良反应。

（十四）丹参酮ⅡA 磺酸钠（诺新康）注射液

【组成】丹参酮ⅡA 磺酸钠是从丹参中分离出的二萜类化合物丹参酮ⅡA 经磺化得到的水溶性物质。

【功效】活血化瘀。

【药理作用】具有扩张血管、改善微循环、抑制血小板聚集和抗血栓形成等作用。

【研究进展】有研究纳入 AMI 患者，两组患者均接受常规治疗，治疗组在常规治疗的基础上加用丹参酮ⅡA 磺酸钠注射液 60mg + 5% 葡萄糖注射液 250ml 静脉滴注，每日 1 次，连续使用 7 天。本研究显示，两组患者在入院治疗后的第 1 天 CK - MB、cTnI 浓度均达到峰值，而后均呈下降趋势，第 7 天时下降为最低；但治疗组在整个治疗过程中 CK - MB、cTnI 浓度均明显低于对照组。表明对于 AMI 患者在常规治疗的基础上加用丹参酮ⅡA 磺酸钠注射液能够有效改善微循环、清除氧自由基、减轻钙超负荷、改善能量代谢，从而有效地保护缺血缺氧的心肌细胞。

（十五）碟脉灵注射液

【组成】碟脉灵注射液由菊科草本植物苦碟子中提取制成。

【功效】活血化瘀。

【药理作用】可抑制血小板聚集，增加纤溶酶活性及冠脉血流量，降低冠脉血管阻力；增加侧支循环血流量，降低心肌耗氧，使心肌氧利用率降低，动静脉（冠状窦）血氧差减小；对抗垂体后叶素引起的心肌缺血；有镇痛、镇静作用，其药效与所含腺苷和异黄酮有效成分密切相关。

【研究进展】有研究纳入心绞痛患者，对照组为常规治疗组，治疗组在常规治疗的基础上加用碟脉灵注射液，用法为 40ml 碟脉灵注射液加入 5% 葡萄糖溶液或生理盐水中静脉滴注，每日 1 次，2 周为 1 个疗程。治疗后患者心绞痛发作次数较前明显减少，治疗 2 周左右缺血型 ST 段出现明显延长，缺血恢复时间缩短，说明冠心病合用碟脉灵可增加冠状动脉供血、改善心肌微循环和血液供应，从而提高临床治愈率、好转率。

（十六）丹参川芎嗪注射液

【组成】丹参素和盐酸川芎嗪。

【功效】活血化瘀。

【药理作用】丹参川芎嗪可抗血小板聚集，扩张冠状动脉，降低血液黏度，加速红细胞的流速，改善微循环，并能清除氧自由基，抗脂质过氧化损伤，同时也可提高心肌细胞组织耐缺氧能力，对心肌具有明显的保护作用。

【研究进展】有研究纳入心绞痛患者，两组均常规给予阿司匹林、调脂药、血管紧张素转换酶抑制剂、心肌营养药及硝酸酯类（下壁心梗除外），有适应证者加用β受体阻滞剂抑制交感神经、减慢心率、改善心脏重构。疼痛明显时肌注哌替啶。观察组在此基础上，加用丹参川芎嗪注射液（商品名：血通，贵州拜特制药有限公司生产，5ml/支）10ml加入5%葡萄糖注射液或生理盐水500ml中静脉滴注，每日1次，14天为1疗程。研究提示观察组的有效率和心肌酶的降低程度均显著优于对照组，且未见明显不良反应。

（十七）红花黄色素注射液

【组成】红花黄色素、羟基红花黄色素A。

【功效】活血化瘀。

【药理作用】红花黄色素注射液具有抑制凝血系统、增强抗凝活性、抑制血小板聚集、保护内皮细胞、抑制炎症反应、抑制血管平滑肌增生、抗氧化、扩张冠脉等作用。

【研究进展】有研究采用随机、双盲、阳性平行对照、多中心临床研究方法对其治疗冠心病心绞痛的有效性和安全性进行分析评价。红花注射液和红花黄色素注射液是同一原料药的两种不同剂型，根据公认有效、类同可比原则，采用红花注射液为阳性对照药物。试验药：红花黄色素注射液：规格：250mg/支，由太原华卫药业有限公司提供。对照药：红花注射液，规格：20ml/支，由太原华卫药业有限公司生产。用药方法：试验组用红花黄色素注射液 5ml（250mg）+0.9%氯化钠溶液250ml 静滴，每日 1 次；对照组用红花注射液 20ml +0.9%氯化钠溶液 250ml 静滴，每日 1 次，疗程均为 14 天。各中心按入组先后顺序，依次用药，14 天为 1 疗程，并保证受试者用药量在计划用药量的 80%~120%之间。合并用药：北京益民药业有限公司生产的硝酸甘油片，规格：0.5mg/片，由申办方提供，各中心统一使用。入组病例在试验期间不得合并使用其他治疗心绞痛或抗血小板聚集的药物。若使用非治疗本病的药物，必须在 CRF 表中记录。本研究显示，心绞痛症状疗效（PP 分析）：A 组（试验组）和 B 组（对照组）的总有效率分别为 91.6%（n=310）、69.2%（n=104），两组比较，A 组优于 B 组（P=0.000）。中医症状疗效分析（PP 分析）：A 组和 B 组的总有效率分别为 91.0%（n=310）、70.2%（n=104），两组比较，A 组优于 B 组（P=0.000）。心电图疗效分析（PP 分析）：A 组和 B 组的总有效率分别为 67.3%（n=306）、61.2%（n=103），两组比较无统计学意义（P>0.05）。ITT 分析与 PP 分析结果相同。不良事件和不良反应分析：A 组有 5 例发生不良事件，不良事件发生率为 1.5%，其中 2 例判断为不良反应，不良反应发生率为

0.6%；B 组无不良事件。不良事件发生率和不良反应发生率两组比较无统计学意义（P >0.05）。研究表明红花黄色素注射液能明显减少冠心病心绞痛患者心绞痛发作次数、缩短心绞痛持续时间、减轻心绞痛疼痛程度，对胸痛、胸闷、心悸症状有改善作用，能有效改善冠心病心绞痛患者心电图心肌缺血状况。

（十八）冠心宁注射液

【组成】丹参、川芎。

【功效】活血化瘀。

【药理作用】丹参具有活血化瘀、扩张血管、增加冠状动脉血流量、降低外周血管阻力、减少心肌耗氧量和促进侧支循环等作用；川芎可扩张冠状动脉，增加冠状动脉血流量，改善心肌供氧，降低心肌耗氧，改善微循环，抑制血小板聚集，改善血液流变性，抗脂质过氧化，清除氧自由基。两者共同作用，可达到扩张冠状动脉、增加冠脉流量、改善心肌缺血、降低心肌耗氧、清除氧自由基等对因治疗的目的。

【研究进展】有研究将 76 例冠心病患者按入院时间先后顺序随机分为治疗组和对照组。所有患者入院后进行常规心电图、24h 动态心电图检查。对照组进行常规治疗，口服肠溶阿司匹林 150mg，每日 1 次；辛伐他汀 20mg，每日 1 次。并予以硝酸酯类、β－受体阻滞剂、ACEI 类。治疗组在常规治疗基础上加用冠心宁注射液 30ml 加生理盐水 250ml 静脉滴注，每天 1 次，疗程 2 周。临床观察结果显示冠心宁注射液对冠心病心绞痛的主要临床症状有良好的改善作用（其总有效率为89.5%，高于对照组的71.1%，P<0.05），能显著改善心电图ST段的缺血性变化（其总有效率为86.8%，高于对照组的68.4%，P<0.05）。该研究结果提示冠心宁注射液在缓解心绞痛、改善心肌缺血等方面明显优于对照组，且未发现不良反应，为临床治疗冠心病心绞痛的理想药物，值得临床推广应用。

（十九）经络通注射液

【组成】由红花提取而成。

【功效】活血化瘀，通经止痛。

【药理作用】经络通注射液具有养通结合的作用：①扩张冠状动脉，解除其痉挛，增加冠脉血流量，降低外周阻力，减少心肌耗氧量，此为“通”之作用；②降低全血黏度，促进心肌血液循环，使心肌细胞得到充分的氧供和营养，起到“养”之功效。③降低血脂，使冠状动脉血管负荷减轻，预防冠状动脉粥样斑块的形成或加重，阻断其血栓形成。

【研究进展】有研究将24例心绞痛患者随机分组，治疗组用经络通注射液10ml加入5%葡萄糖注射液或0.9%氯化钠注射液250ml或500ml中静脉滴注，每日1次。对照组用低分子右旋糖酐注射液500ml静脉滴注，每日1次。2组均在有心绞痛发作时舌下含服消心痛或速效救心丸。用能量合剂静脉滴注，每日1次，连用15日。15日为1个疗程，停药5日后再进行第2个疗程。治疗观察时间为两个疗程。观察期间，每周复查ECG1~2次，每个疗程结束休息5日后复查1次血脂。研究证实经络通注射液对于心肌缺血、高脂血症引起的心绞痛、头晕等症状有明显的改善作用，并能降血脂，改善ECG的ST－T缺血性改变，且无明显毒副作用。

（二十）苦碟子注射液（悦安欣注射液）

【组成】苦碟子注射液是由苦碟子为原料提取而成。

【功效】活血化瘀，祛瘀止痛。

【药理作用】减少体内氧自由基，降低阴离子产生；扩张冠脉，增加冠脉血流量，改善循环，增加组织细胞营养；降低心肌耗氧，保护心肌；抑制血小板聚集，抗凝作用；降低血脂、血糖、血液黏度，改善血液流变学作用。

【研究进展】有研究选择心绞痛患者，治疗组予悦安欣注射液40ml加入5%葡萄糖液或0.9%氯化钠注射液250ml中静脉点滴，每天1次，疗程14天；对照组予复方丹参注射液（四川升和制药有限公司生产）20ml加入5%葡萄糖液或0.9%氯化钠注射液250ml中静脉点滴，每天1次，疗程14天。治疗中若心绞痛发作，则舌下含服硝酸甘油片0.6mg。该研究表明，在常规治疗基础上加用苦碟子注射液，心绞痛发作症状及心电图的改善情况治疗组明显优于对照组（$P<0.05$），而且在血液流变学方面，使纤维蛋白原、全血黏度及血浆黏度得到显著改善。苦碟子药源丰富、制剂方便、价格低廉，且毒副作用较小，在治疗冠心病心绞痛方面有理想的临床效果，值得进一步深入研究。

（二十一）脉络宁注射液

【组成】玄参、牛膝、红花等。

【功效】清热养阴，活血化瘀。

【药理研究】可抑制红细胞和血小板聚集；降低全血比黏度和血浆比黏度，促进侧支循环的建立，增加局部血流量，扩张血管，促进血液循环作用。

【研究进展】有研究观察脉络片联合单硝酸异山梨酯注射液治疗稳定型心绞痛的疗效对比，所有受试者试验开始前停用抗心肌缺血药物至少5个半衰期。有心绞痛发作者，给予硝酸甘油舌下含服。对照1组予脉络宁（南京金陵药业股份有限公司生产）30ml加入生理盐水或5%葡萄糖250ml中静脉滴注，每天1次；对照2组予单硝酸异山梨酯注射液（山东鲁南制药股份有限公司生产）20mg加入生理盐水或5%葡萄糖250ml中静脉滴注，每天1次；联合组病人则同时接受上述两种药物方案治疗。3组疗程均为3周。研究显示，脉络宁注射液在缓解症状及改善心功能疗效方面与单硝酸异山梨酯注射液相仿，且二者联合应用疗效更好。另外，与单硝酸异山梨酯相比，脉络宁注射液能显著降低TC、LDL－C水平及血小板黏附率，可能是上述两种药物联合治疗稳定型心绞痛获得更好疗效的机制之一。脉络宁注射液临床应用过程中，病人血、尿常规，肝、肾功能无明显变化，未见出血及变态反应等副反应，安全性较好，疗效显著。

（二十二）疏血通注射液

【组成】地龙、水蛭。

【功效】活血化瘀。

【药理作用】地龙含蚓激酶，具有高效抗凝、促纤溶及降解其他蛋白质的作用。水蛭含水蛭素，是目前已知最强效的凝血酶抑制剂。

【研究进展】有研究者选择急性非 ST 段抬高型心肌梗死患者，对照组常规给予卧床休息、吸氧、止痛、清淡饮食，保持大便通畅；抗血小板治疗：阿司匹林 0.3g/d，3 天后改为 0.1g/d，长期服用，氯吡格雷首剂 300mg，以后 75mg/d；抗凝治疗：低分子肝素皮下注射；降脂治疗：应用他汀类药物；抗心肌缺血：硝酸甘油静脉滴注，β 受体阻滞剂等；对症处理，抗心律失常、纠正心力衰竭、抗休克等。治疗组在对照组治疗基础上给予疏血通注射液（牡丹江友搏药业有限责任公司）6ml，加入生理盐水 250ml 中静脉滴注，每日 1 次，共治疗 7 天。临床研究表明，疏血通注射液可以降低 CRP，具有抗炎、抗栓的功效；临床疗效较好，总有效率 89.3%，对照组总有效率为 71.4%，两组比较有统计学意义（$P < 0.05$）；无出血等严重并发症，也未发生急性心脏事件。

（二十三）银杏叶注射液

【组成】银杏叶注射液是银杏叶的提取制剂。

【功效】活血化瘀。

【药理作用】调节血管张力，改善脏器血液循环及末梢微循环。

【研究进展】有研究纳入不稳定型心绞痛患者 30 例，实验组用银杏叶注射液（2ml/支，三九万荣药业有限公司生产）20ml 加入 0.9% 生理盐水 100ml 中静滴，每日 1 次，欣康注射液 25mg/支，（鲁南制药有限公司生产）50mg 加入 0.9% 生理盐水 250ml 中静滴，每日 1 次。对照组给予欣康注射液50ml加入0.9%生理盐水250ml中静滴，每日1次。两组疗程均为2周。用药期间常规给予口服阿司匹林和美托洛尔，皮下注射低分子肝素，心绞痛发作时含服硝酸甘油，或静点硝酸甘油。结果表明银杏叶注射液具有抗血小板聚集、稳定粥样斑块、阻断血栓形成、改善心肌供血的作用，且在使用过程中未发现有任何不良反应，对血象、肝及肾功能、电解质、血糖均无影响。

（二十四）藻酸双酯钠注射液

【组成】藻酸双酯钠为银杏叶提取物。

【功效】活血化瘀。

【药理作用】维持受损内皮细胞负电荷状态，稳定内皮细胞功能，保护血管内皮细胞，能特异拮抗血小板活化因子（PAF），拮抗血小板聚集，抑制血栓形成，预防冠脉痉挛，改善冠脉血流；还可增强红细胞SOD的活性，清除氧自由基，保护缺血后再灌注心肌，预防猝死。

【研究进展】有研究将79例不稳定型心绞痛患者分成2组，对照组给予常规治疗，治疗组在常规治疗的基础上加用藻酸双酯钠注射液20ml加生理盐水250ml静脉滴注，并皮下注射低分子肝素钙0.4ml，每日2次，疗程7天。观察4周。该研究发现，应用藻酸双酯钠注射液联合低分子肝素钙治疗不稳定型心绞痛，可显著减少心绞痛的发作，明显改善心电图心肌缺血的程度，总有效率分别为85.0%和82.5%，与对照组比较差异具有统计学意义。研究显示血小板、PT、APT－T无显著改变，无严重出血等副作用。提示藻酸双酯钠注射液是治疗不稳定型心绞痛的一种安全、疗效确切的方法，值得临床推广应用。

（二十五）血通注射液

【组成】盐酸川芎嗪 100mg，丹参素 2mg。

【功效】活血化瘀。

【药理作用】川芎嗪是新的钙通道阻滞剂，作用与维拉帕米相似，有扩张血管、改善血循环及血液流变学、抗血栓形成和抑制血小板聚集等作用，并有抗病毒及提高组织耐缺氧能力作用；丹参有扩张冠状动脉，改善血循环和微循环，抗凝作用，改善血黏度，保护心肌膜电位作用。血通注射液能改善血液高凝状态，活血祛瘀，增强冠状动脉供血，减低冠脉阻力，改善心肌缺血和心功能，减少心肌耗氧量，而且能调节神经功能，减轻疼痛。

【研究进展】有研究将 96 例观察组患者以血通注射液 10ml 加入 5% 葡萄糖 250ml 中静脉滴注，每日 1 次，2 周为 1 个疗程，对照组采用西药常规治疗。实验结果显示，血通注射液可明显改善患者心绞痛症状（总有效率为 90.62%，高于对照组的 70.17%，$P<0.05$），治疗组的心电图及血流动力学亦较对照组有明显改善。提示血通注射液对冠心病心绞痛有很好的治疗作用。

（二十六）杏丁注射液

【组成】杏丁注射液是第 4 代银杏叶提取物复方制剂。

【功效】活血化瘀。

【药理作用】银杏黄酮甙可减少血小板聚集，降低红细胞脆性并延长其寿命，改善血循环，扩张动脉，解除血管痉挛，从而使冠脉血管扩张，增加冠脉血流量，改善心肌缺血。萜类内酯成分是银杏叶提取物药用的主要有效成分，具有拮抗血小板活化因子（PAF）作用，PAF是血小板和多种炎症组织分泌产生的一种内源性磷脂，是迄今发现的最有效的血小板聚集诱导剂，它与急性冠脉综合征的产生与发展密切相关。而银杏内酯目前被认为是最有临床应用前景的天然PAF受体拮抗剂。双嘧达莫可抑制血小板的第一相聚集和第二相聚集，因而具有抗血栓形成作用，与银杏内酯联合应用能协同改善心肌组织血流量。

【研究进展】有研究纳入心绞痛患者70例，随机分为对照组和治疗组，对照组常规治疗，治疗组在常规治疗基础上加用杏丁注射液20ml。研究结果显示，治疗组患者在治疗过程中心绞痛发作次数进行性减少，运动耐量增加，硝酸酯类药物消耗进行性减少，心电图ST段及T波亦有改善，治疗组疗效优于对照组（$P<0.05$）。全血比黏度、血浆比黏度治疗组下降明显（$P<0.05$）。

（二十七）血必净注射液

【组成】赤芍、川芎、丹参、红花、当归等。

【功效】活血化瘀，行气止痛。

【药理作用】川芎、当归可明显抑制血小板聚集和黏附，增强红细胞的变形能力。丹参具有扩张冠状动脉，降低血管阻力，降低血液黏度，改善微循环，并能清除氧自由基，抗脂质过氧化损伤，同时也可提高心肌组织耐缺氧能力，对心肌具有明显的保护作用。红花具有活血通络、祛瘀止痛的作用，红花提取物在体内外均能明显抑制血小板聚集，对内源性凝血系统的激活有一定的抑制作用，并有增加冠状动脉血流量及营养心肌细胞的作用，使心肌缺血程度明显减轻，缺血心肌组织氧的供求关系得到改善。血必净注射液可拮抗炎性细胞因子，减少血小板聚集、消除促凝因素、恢复凝血与纤溶系统动态平衡，具有活血化瘀、扩张微循环作用。

【研究进展】有研究纳入心绞痛患者 62 例，随机分为对照组和治疗组，对照组常规给药，治疗组在常规治疗基础上给予血必净注射液 40ml 静脉滴注，每日 1 次，14 天为 1 个疗程。实验结果显示，血必净注射液对缓解心绞痛症状及血液流变学的改善方面均明显优于单纯西药组。

(二十八) 红景天注射液

【组成】红景天苷、酪醇。

【功效】活血化瘀，通脉止痛。

【药理作用】红景天注射液具有明显的改善心肌缺血、保护受损心肌、降低心肌耗氧量、抑制血栓形成、抑制血小板聚集、降低血液黏度等作用。

【研究进展】有研究旨在对中药、天然药类新药制剂红景天注射液进行多中心临床研究，并与香丹注射液进行随机、双盲对照治疗冠心病心绞痛（心血瘀阻证），以评价红景天注射液的临床疗效和安全性。试验组（A 组）：红景天注射液（通化玉圣药业股份有限公司提供），每次 10ml 加入 5% 葡萄糖注射液或生理盐水 250ml 中静脉滴注，每日 1 次；对照组（B 组）：香丹注射液（通化玉圣药业股份有限公司提供），香丹注射液，每次 10ml 加入 5% 葡萄糖注射液或生理盐水 250ml 中静脉滴注，每日 1 次；疗程均为 10 天。本次研究结果表明，使用红景天注射液和香丹注射液治疗心绞痛（心血瘀阻证），两组均有明显的疗效，A组和B组治疗后均可使心绞痛症状、缺血心电图、中医证候和硝酸甘油停减率明显改善；治疗后疾病疗效比较，试验组总有效率为46.1%，对照组总有效率为34.91%，试验组高于对照组（$P<0.05$）。中医证候疗效比较，试验组总有效率为81.5%，对照组总有效率为79.25%，两组间比较无统计学意义。在改善心绞痛症状方面，A组总有效率为71.43%；B组总有效率为70.76%。两组疗效差异无统计学意义。安全性方面，所有观察病例无严重不良事件发生，两组药对心、肝、肾功能及血液指标均无明显不良影响。

## 二、益气扶正

### （一）大株红景天注射液

【组成】大株红景天注射液是由大株红景天提取制成。

【功效】益气活血。

【药理作用】扩张冠状动脉，改善缺血区的供血，同时可降低全血黏度，抑制血栓形成。

【研究进展】对照组给予卧床休息、吸氧，给予阿司匹林、硝酸甘油、低分子肝素、β受体阻滞剂等常规治疗。治疗组在常规治疗的基础上予大株红景天注射液10ml加入5%葡萄糖注射液或0.9%氯化钠注射液250ml中静脉滴注，每日1次，10天为1个疗程。本研究资料表明，治疗组患者应用大株红景天注射液治疗后，心绞痛症状和心电图缺血改变得到明显改善。该研究结果显示，治疗组血液流变学指标均显著下降，而对照组治疗前后变化不明显，提示大株红景天注射液能有效抑制血栓前状态，改善心肌缺血。

（二）刺五加注射液

【组成】刺五加。

【功效】益气活血，清热解毒。

【药理作用】有扩张冠脉、增加心脑的血流量、降低血液黏度、改善心肌供血、降低心肌耗氧量及降低组织代谢等作用；对中枢神经系统具有兴奋和抑制的双向调节平衡的作用；增强组织对缺氧的耐受性，能够清除氧自由基及提高 SOD 浓度；促进蛋白质的合成，有利于组织的修复等。

【研究进展】有研究选择 184 例患者，随机分成两组，A 组 92 例采用刺五加注射液治疗；B 组 92 例则使用复方丹参注射液治疗，15 天为 1 个疗程，对合并症状及时给予相应处理。结果显示，在心绞痛方面，治疗组在心绞痛发作频率明显降低或无复发（观察半年）上明显优于对照组，两组有显著差异（$P<0.05$）；治疗前两组心电图均有ST-T 波的异常改变，治疗后两组患者水平下移的 ST 段有回升，缺血性 T 波倒置及低平在用药中也有明显改善，治疗组疗效稍优于对照组，但无统计学意义（$P>0.05$）。两组在治疗过程中未出现过敏反应及明显的副作用。提示刺五加注射液能改善冠心病心绞痛患者的临床症状，治疗冠心病心绞痛疗效确切。

（三）黄芪甲苷氯化钠注射液

【组成】黄芪甲苷氯化钠注射液为中药黄芪提取制剂。

【功效】益气扶正。

【药理作用】具有有效保护缺氧心肌细胞，对抗过氧化氢（$H_2O_2$）对心肌细胞的损伤，减轻损伤程度的作用。

【研究进展】有研究采用多中心、分层随机分组、双盲、阳性药平行对照的设计方法，对其临床疗效及安全性作出初步评价。试验组：给予黄芪甲苷氯化钠注射液100ml（含黄芪甲苷9mg和氯化钠900mg），静脉滴注，滴速30滴/分钟，每日1次。对照组：给予丹参注射液20ml，加入0.9%氯化钠注射液100ml中稀释，静脉滴注，滴速30滴/分钟，每日1次。两组同时进行，疗程为14天。研究发现黄芪甲苷注射液能够改善心电图表现，在硝酸甘油停减率的比较上，与丹参注射液未见显著性差异。此外，该研究对心血瘀阻证、气虚血瘀证、气阴两虚证3种冠心病主要证型分别进行了证候积分下降值的比较分析研究，发现总体中医证候积分下降值试验组优于对照组，其中气虚血瘀证试验组优于对照组，具有显著性差异，而心血瘀阻证和气阴两虚证两组比较差异无统计学意义。试验过程中，试验组未发生不良事件和不良反应。

（四）黄芪注射液

【组成】黄芪。

【功效】益气养元，扶正祛邪，养心通脉。

【药理作用】可扩张血管，有效降低血小板聚集性，减少血栓形成，提高体内SOD活性，降低血清中脂质过氧化物含量，修复破损斑块，增加心肌收缩力，保护心肌细胞。

【研究进展】有研究者将60例急性ST段抬高心肌梗死患者随机分为治疗组32例与对照组28例，均采用硝酸甘油、阿司匹林、辛伐他汀、低分子肝素等常规治疗，治疗组加用黄芪注射液，对照组加用肌苷治疗；疗程均为10天。结果显示，治疗组总有效率高于对照组；治疗组心肌酶各项指标较治疗前显著下降，且明显优于对照组（$P<0.01$）。结论提示黄芪注射液治疗急性ST段抬高心肌梗死能明显改善心肌酶学，疗效显著。

（五）参芪扶正注射液

【组成】党参、黄芪。

【功效】益气扶正。

【药理作用】具有增强机体免疫功能，增强造血功能，抗应激、强心、抗休克、调节血压、抗心肌缺血和抑制血小板聚集、清除自由基、抗凝血作用。黄芪含有的近千种皂苷及黄芪酮类，可以有效改善微循环，尤其以实质性脏器更加明显；同时加强心脏收缩，并且可以缓慢降低血压。参芪扶正注射液对心肌梗死作用是通过改善血液循环、清除自由基、防止氧化损伤、调节血脂等综合作用实现的。

【研究进展】有研究选择发病12小时内的急性心肌梗死患者60例，随机分为治疗组30例（常规治疗加曲美他嗪联合参芪扶正注射液治疗）和对照组30例（常规治疗）。结果显示，治疗组疗效明显优于对照组，并发症明显少于对照组。研究结论提示，曲美他嗪联合参芪扶正注射液治疗急性心肌梗死溶栓后再灌注损伤安全有效。

## 三、益气养阴

（一）参麦注射液

【组成】红参、麦冬。

【功效】益气固脱，养阴生津，生脉。

【药理作用】能提高心肌对缺氧的耐受性，延长心肌存活时间，促进自由基清除，减少心肌损伤，且能显著扩张冠状动脉，增加冠状动脉血流量，降低心肌耗氧量，改善心肌缺血。

【研究进展】有研究将63例急性心肌梗死患者，随机分为治疗组和对照组，前者给予阿司匹林、氯吡格雷、辛伐他汀、美托洛尔口服，异舒吉静点；治疗组在对照组治疗基础上，加用参麦注射液60ml加入5%葡萄糖或0.9%氯化钠250ml中静滴，每日1次。两组均以10天为1个疗程，观察临床症状及心电图变化。实验结果显示，治疗组显著改善症状（总有效率87.5%），心电图改善（总有效率84.38%），二者均优于对照组（$P<0.01$）。提示参麦注射液治疗急性心肌梗死，既能抗心肌损伤，又能改善心肌供血，因而值得临床应用。

（二）生脉注射液

【组成】红参、麦冬、五味子。

【功效】益气固脱，养阴生津、生脉。

【药理作用】人参皂苷可促进前列环素的合成，扩张血管，保护毛细血管内皮细胞，减轻线粒体损伤，从而改善组织在缺氧时的能量代谢，增强心肌收缩力，提高心输出量，降低体循环血管阻力，减轻左心室射血阻抗，并能抑制血栓素 $A_2$ 生成；麦冬可稳定心肌细胞膜和正性肌力作用，并能消除氧自由基；五味子具有抑制脂质过氧化作用。三药同用，可增加心脏的耐缺氧能力，增加冠脉流量，改善心肌缺血、调整心肌代谢、提高耐缺氧能力，增加心脏收缩功能，尤其能改善左心室的收缩功能，增加心排血量，保护冠状动脉内皮的完整，可有效预防再灌注损伤，缩小心肌梗死面积。

【研究进展】有研究将 90 例病人随机分为两组，对照组常规治疗，治疗组在常规治疗基础上加生脉注射液。结果显示，治疗组患者的心功能明显优于对照组（$P < 0.01$），其冠脉血管的再通率（73.3%）高于对照组（$P < 0.05$）。研究结果提示，生脉注射液可以保护急性心肌梗死患者的心功能，并可提高冠状动脉的再通率，且可有效预防再灌注损伤。

## 四、益气温阳

（一）恩得欣注射液

【组成】葛根素。

【功效】升阳益气。

【药理作用】可扩张冠状动脉和脑血管，有广泛的 β 受体阻滞和缓和降压，降低心肌耗氧量，改善微循环和抗血小板聚集等作用。

【研究进展】有研究将不稳定型心绞痛患者随机分组，两组患者均采用相同的常规疗法（口服消心痛），治疗组加恩得欣注射液200ml，每日静脉滴注1次，共2周；对照组极化液（10%葡萄糖注射液500ml，常规胰岛素10U，氯化钾1g），每日静脉滴注1次，连续2周。结果显示，治疗组的临床总有效率为88.9%，心电图总有效率71.1%，全血黏度、血浆黏度、血小板聚集率均有明显改善，而对照组无上述显著改善，应用恩得欣注射液后心绞痛症状得到缓解。提示恩得欣注射液能较好地改善不稳定型心绞痛患者的症状，不仅有抗心肌缺血作用，还能降低血液黏度，值得临床上推广使用。

（二）参附注射液

【组成】红参、附片。

【功效】益气温阳。

【药理作用】具有增加心肌收缩力、扩张冠状动脉、提高心脏泵血功能、改善微循环和心肌代谢、增强耐缺氧能力、缩小梗死面积、抗心律失常、且无明显增加心率的作用。

【研究进展】有研究将30例急性非ST段抬高心肌梗死患者随机分为两组，对照组给予西医常规治疗，治疗组在常规治疗基础上加用参附注射液及香丹注射液静滴，两组疗程均为28天；比较两组临床疗效、血清心肌标记物、心电图与血液流变学等指标。结果显示，治疗组总有效率86.67%，明显高于对照组之60.00%；在降低心肌标记物、改善心电图及血液流变性方面治疗组均显著优于对照组。研究结果提示，在西医常规治疗基础上加用参附注射液及香丹注射液治疗非ST段抬高心肌梗死，能有效降低血清心肌标记物，改善心电图及血液流变学指标。两者合用既符合中医辨证施治原则，又寓西医学之意于其中，值得临床进一步探讨。

（三）葛根素注射液

【组成】葛根素。

【功效】益气升阳。

【药理作用】能显著降低急性心肌梗死患者的心率、血压、外周血管阻力、心肌耗氧指数，降低心肌梗死扩展率，有效保护心肌，限制和缩小梗死范围，还能改善缺血区血供，减轻心脏负荷，降低血脂，且无明显负性肌力作用。

【研究进展】有研究将80例冠心病不稳定型心绞痛患者采用随机数字表法分为两组，对照组采用常规西药治疗，治疗组在上述常规西药治疗基础上加用葛根素注射液250ml（江苏正大天晴药业股份有限公司生产，含5%葡萄糖注射液250ml + 葛根素500mg）。静脉点滴，每日1次。疗程均为4周。观察结果显示，两组患者临床疗效显著，具有明显改善静息心电图ST段变化，且治疗组临床疗效优于对照组。实验研究提示，葛根素注射液治疗不稳定型心绞痛临床疗效显著，能明显改善心肌供血，具有稳定斑块和抗栓作用。

（四）灯盏细辛注射液

【组成】灯盏花、细辛。

【功效】益气温阳。

【药理作用】①扩张微细动脉降低外周阻力的作用。②可增加组织灌注，改善微循环和细胞代谢，提高心肌功能及心脑供血，减轻缺氧心肌细胞的损伤。③降低血黏度，抗血小板和红细胞聚集，增加红细胞变形能力，降低纤维蛋白原。④清除有害自由基，防止细胞过度氧化。

【研究进展】有研究将108例急性心肌梗死患者静脉溶栓再通后随机分成两组，灯盏细辛组行再灌注治疗，同时静脉滴注灯盏细辛注射液治疗；对照组行再灌注治疗后给予常规处理。测定两组再灌注治疗后2天及2周的LVEF、FS、CO、A、E、E/A值。观察结果显示，灯盏细辛组2天与对照组2天心功能比较，灯盏细辛组2周与灯盏细辛组2天心功能比较，灯盏细辛组2周与对照组2周心功能比较：LVEF、FS、A、E、E/A统计学上均有明显差异。提示灯盏细辛注射液在再灌注治疗过程中能使顿抑心肌的心功能早日恢复。

## 四、化痰活血

### （一）瓜蒌皮注射液

【组成】瓜蒌皮注射液是由中药瓜蒌提取物制成。

【功效】活血化痰。

【药理作用】具有活血化瘀、扩张冠状动脉、增加冠状动脉血流量，对抗垂体后叶素所致的心肌缺血，显著保护心肌缺血后再灌注损伤的作用。

【研究进展】有研究将冠心病稳定型心绞痛合并2型糖尿病患者226例，随机分为瓜蒌皮组和丹参组，常规用药的基础上，瓜蒌皮组加用瓜蒌皮注射液（上海市第一生化药业有限公司生产，规格：2ml/支）12ml溶于生理盐水250ml中静脉滴注；丹参组加用丹参注射液（四川升和制药有限公司生产，规格：2ml/支）16ml 溶于生理盐水 250ml 中静脉滴注，用法均为每日 1 次，2 周为 1 疗程。患者常规用药主要是冠心病二级预防用药（包括依那普利、美托洛尔、阿托伐他汀、阿司匹林等）及降血糖药物（主要包括二甲双胍、格列苯脲等），不再使用其他改善微循环药物。研究显示，冠心病稳定型心绞痛合并 2 型糖尿病患者应用瓜蒌皮注射液较丹参注射液在治疗心绞痛缓解率和有效率方面具有明显的优势（瓜蒌皮组总有效率为 90.6%，高于丹参组的 84.4%，两组间有显著差异，$P < 0.05$）；静息心电图和 24h 动态心电图资料显示，与丹参注射液相比，瓜蒌皮注射液能明显降低心肌缺血时间、延长缺血间期和减少缺血发作次数。研究结果还显示，治疗后瓜蒌皮组和丹参组的全血黏度低切和红细胞聚集指数均较治疗前明显降低，具有统计学意义，而血浆黏度无差异。进一步分析发现，瓜蒌皮组较丹参组在治疗后的全血黏度低切和红细胞聚集指数更低，提示瓜蒌皮注射液改善血液流变学指标更显著。研究显示，治疗后两组患者血浆 ET 水平均较治疗前明显降低，而 NO 水平升高，具有统计学意义。同时，治疗后瓜蒌皮组 NO 水平较丹参组高，而两组的 ET 水平无差异，提示瓜蒌皮具有明显的改善血管内皮功能作用。此外，该研究发现，两组患者血糖控制均满意，且应用瓜蒌皮注射液过程中，未见瓜蒌皮注射液相关的严重不良反应发生。提示瓜蒌皮注射液治疗冠心病稳定型心绞痛合并 2 型糖尿病，在常规用药的基础上，能明显改善心绞痛症状，且降低血浆全血黏度低切、红细胞聚集指数和血浆 ET 水

平，升高血浆NO水平。

（二）新通注射液

【组成】新通注射液是中药瓜蒌的提取制剂。

【功效】活血化瘀。

【药理作用】具有扩张冠脉、增加冠脉血流量、改善心肌缺血及心肌微循环的作用，特别是对抗垂体后叶素所致的急性心肌缺血有明显的保护作用，此外还具有抗血小板聚集、降低血黏度、调脂降糖等作用。

【研究进展】有研究将所有入选不稳定型心绞通患者均给予吸氧、卧床休息、低脂饮食或糖尿病饮食，肠溶阿司匹林150mg，每日1次，氟伐他汀40mg，每晚1次，依据心绞痛类型选择硝酸酯类、β受体阻滞剂及钙拮抗剂的不同配伍，静脉滴注5%葡萄糖液500ml+硝酸甘油10mg，每日1次，合并高血压、糖尿病给予相应的治疗。在此基础上，治疗组给予5%葡萄糖250ml+新通注射液10ml（上海第一生化制药有限公司，2ml/支），每日1次，静脉滴注，低分子肝素钙5000 IU每12小时1次皮下注射。对照组在常规治疗基础上给予低分子肝素钙5000 IU每12小时1次皮下注射。两组低分子肝素钙均连续应用7天，14天为1疗程。临床观察显示，治疗组在减少心绞痛发作次数、缩短心绞痛持续时间、延长发作间隔时间、心电图改善等方面明显优于对照组（$P<0.05$）。两组经治疗后胆固醇、低密度脂蛋白、甘油三酯指标均改善，治疗组高密度脂蛋白明显升高，而对照组无此作用（$P<0.01$）；两组相比，降甘油三酯、升高密度脂蛋白胆固醇作用治疗组明显优于

对照组（P<0.05）。认为在治疗不稳定型心绞痛时，常规治疗基础上联合应用新通注射液可显著提高疗效，改善冠心病患者的脂质代谢；且应用过程中未发现不良反应，值得临床推广。

## 参考文献

[1]韩洪玲，马卫武，杜桂青．盐酸川芎嗪注射液对急性冠脉综合征的辅助治疗作用．中外医疗．2011，(1)：1100－112

[2]秦青通，王肖铭．复方丹参注射液对急性心肌梗死溶栓治疗再灌注损伤防治作用的研究．中国中西结合急救杂志．2003，10(4)：242－244.

[3]李亚秋．丹红注射液治疗急性心肌梗死100例分析．中国实用医药．2010，5（26)：163－164.

[4]张晓东．58例心绞痛患者灯盏花素注射液治疗的临床分析．中国医药指南．2011，9（6)：280－281.

[5]苏晓，范骞．路路通注射液治疗不稳定型心绞痛临床观察．社区医学杂志．2008，6（12)：19－21.

[6]邝巧玲．香丹注射液治疗冠心病心绞痛临床观察．中国中医急症．2006，15（5)：454－455.

[7]李春兰，陈哲林，游卫华．舒血宁注射液联合阿托伐他汀治疗不稳定型心绞痛疗效观察．现代中西医结合杂志．2010，19（1)：27－28.

[8]杨钦，林雪莲，等．红花注射液联合低分子肝素治疗不稳定型心绞痛．医学理论与实践．2011，24（5)：524－525.

[9]卢建祺，陈远平，梁健，等．水蛭注射液溶栓治疗急性心肌梗死临床观察．中国中西医结合急救杂志．2000，7（3)：152－154.

[10]张谦，周厚荣，曾德珍，等．阿魏酸钠注射液治疗不稳定性

心绞痛35例疗致观察. 新中医.2005, 37 (2): 37-38.

[11]翟洪发. 复方丹参注射液与三七总皂苷注射液治疗冠心病心绞痛疗效比较. 吉林中医药.2006, 26 (11): 17-18.

[12]贾迎辉. 参芎葡萄糖注射液治疗自发性心绞痛的临床观察. 中国当代医药.2011, 18 (11): 46-47.

[13]杨琳琳, 季祥武, 张爱元, 等. 丹参多酚酸盐注射液治疗不稳定型心绞痛临床观察. 临床合理用药.2010, 3 (2): 1-2.

[14]豆利华, 田剑光. 丹参酮ⅡA磺酸钠注射液在治疗急性心肌梗死中心肌保护作用的临床研究. 临床荟萃.2010, 25 (10): 895-896.

[15]周文军, 杜志敏. 碟脉灵注射液治疗心绞痛临床疗效观察. 中国当代医药.2009, 16 (16): 157-158.

[16]容建青. 丹参川芎嗪注射液治疗急性心肌梗死的疗效观察. 白求恩军医学院学报.2008, 12 (6): 330-331.

[17]苗阳, 李立志. 红花黄色素注射液治疗冠心病心绞痛 (心血瘀阻证) 的III期临床研究. 中国新药杂志.2010, 19 (7): 584-589.

[18]程禹帅, 谭日标. 冠心宁注射液治疗冠心病心绞痛76例疗效观察. 中外医疗.2011, 8 (8): 110.

[19]王喜琴, 方昌杰. 经络通注射液治疗老年冠状动脉粥样硬化性心脏病心绞痛并发高脂血症24例. 河北中医.2002, 24 (3): 215-216.

[20]张继满, 徐敏贤. 悦安欣注射液治疗冠心病心绞痛疗效观察. 现代中西医结合杂志.2011, 20 (10): 1206-1209.

[21]陈文生. 脉络宁联合单硝酸异山梨酯注射液治疗稳定型心绞痛的对比研究. 中国中西结合心脑血管病杂志.2006, 4 (3): 264-265.

[22]汪涛. 疏血通注射液治疗急性非ST段抬高型心肌梗死的疗

效观察．中国中西结合心脑血管病杂志．2010，8（4）：409－410.

[23]田玉河，王玉敏．欣康合银杏叶注射液治疗不稳定型心绞痛30例．长春中医药大学学报．2009，25（2）：231.

[24]贾洪君．藻酸双酯钠注射液联合低分子肝素钙治疗不稳定型心绞痛的疗效．齐齐哈尔医学院学报．2008，30（3）：271－272.

[25]李伟光，刘培良．血通注射液治疗老年不稳定型心绞痛疗效观察．中国实用医药．2009，4（16）：172－173.

[26]肖黎保，王义，刘宁，等．杏丁注射液治疗不稳定型心绞痛的临床观察．中西结合心脑血管病杂志．2009，7（6）：737.

[27]王晓飞，胡顺鹏，任树天，等．血必净注射液治疗不稳定性心绞痛疗效观察．实用中医内科杂志．2007，21（5）：56－57.

[28]庆慧，王守富．红景天注射液治疗冠心病心绞痛414例多中心临床研究．中成药．2009，31（3）：343－346.

[29]王加林，曹勇，罗正义．大株红景天注射液治疗冠心病心绞痛疗效观察．现代中西医结合杂志．2011，19（16）：1978－1979.

[30]冯丕敏，李建华，李婷，等．刺五加注射液治疗冠心病心绞痛疗效观察．辽宁中医药大学学报．2008，10（3）：87.

[31]罗洋，邹澍宣，黄宇虹．黄芪甲苷氯化钠注射液治疗冠心病心绞痛220例安全性及有效性评价．天津中医药大学学报．2008，27（1）：11－14.

[32]高连宝，庞金荣．黄芪注射液治疗急性ST段抬高心肌梗死疗效观察．中国中医急症．2009，18（8）：1268－1269.

[33]冯立军，张琛．探讨曲美他嗪联合参芪扶正注射液治疗急性心肌梗死溶栓后再灌注的影响．中国实用医药．2008，3（27）：157－158.

[34]黄爱君．参麦注射液治疗急性心肌梗死32例．实用中医内科杂志．2011，25（3）：39－40.

[35]范秀风，姬雪梅，职利琴，等．生脉注射液治疗急性心肌梗死45例．陕西中医．2010，31（10）：1299－1230.

[36]薛欣，纪淑云，陶莉，等．恩得欣注射液治疗不稳定性心绞痛疗效观察．中国急救医学．2002，22（10）：574.

[37]罗燕，张怡，张晓云，等．参附注射液联合香丹注射液治疗急性非ST段抬高心肌梗死临床观察．中国中医急症．2009，18（4）：554－555.

[38]张培影，王忠良，刘敏，等．葛根素注射液治疗冠心病不稳定型心绞痛的临床研究．辽宁中医药大学学报．2008，10（5）：3－5.

[39]林林．灯盏细辛注射液对急性心肌梗死溶栓治疗后左心功能的影响．广东药学院学报．2005，21（3）：358－359.

[40]赵然尊，石蓓，王冬梅，等．瓜蒌皮注射液治疗冠心病稳定型心绞痛合并2型糖尿病的临床观察．中国新药杂志．2010，19（20）：1871－1874.

[41]史永堂．新通注射液联合低分子肝素治疗不稳定型心绞痛及对血脂的疗效观察．中华中医药杂志．2007，22（11）：804－805.

## 第四节　单方验方

### 一、单方验方

（一）益气活血、化瘀通络类

1. 定心汤

［组成］西洋参10g，酸枣仁15g，丹参15g，枳壳10g。

［用法］水煎服。每日1剂，水煎2次，取汁400ml，分2次温服。4周为1个疗程。

［功效］益气活血，养心安神。

［主治］冠心病快速型心律失常伴频发性室性期前收缩。

2. 参七散

［组成］西洋参、三七、鸡内金各等份。

［用法］上药共研细末，贮瓶备用。每次服2g，日服3次，空腹温开水送下。

［功效］益气活血。

［主治］冠心病（气阴两虚、瘀浊留滞型）。

3. 二参汤

［组成］党参、丹参各20g。

［用法］水煎服。每日1剂，日服2次。

［功效］养心活血。

［主治］冠心病（气虚血瘀型）。

4. 山楂益母汤

［组成］山楂20g，益母草10g，茶叶5g。

［用法］将上药放入杯中，用沸水冲泡即可。每日2剂，代茶饮用。

［功效］活血化瘀。

［主治］冠心病（肝肾阴虚、心血瘀阻型）。

5. 蒲灵汤

［组成］五灵脂、蒲黄各6g。

［用法］将上药研为粗末，放入杯中，用沸水冲泡。每日1剂，代茶饮用。

［功效］活血化瘀。

［主治］冠心病（气滞血瘀、心络受阻型）。

6. 二叶山楂汤

［组成］山楂12g，柿叶10g，茶叶3g。

［用法］将上药放入杯中，用沸水冲泡。每日1剂，代茶饮用。

［功效］活血化瘀，降脂降压。

［主治］冠心病、原发性高血压、高脂血症。

7. 三虫片

［组成］水蛭、九香虫、土鳖虫各3g，郁金9g，茵陈30g。

［用法］将上药水煎3次，合汁浓缩成膏，加入适量的赋型剂制成片剂（每片0.5g，含生药2g），备用。每次服4~8片，日服3次，用温开水送服。

［功效］活血化瘀，清热祛湿。

［主治］冠心病。

8. 参麦活血汤

［组成］党参15g（人参9g），麦冬12g，五味子5g，瓜蒌皮15g，桂枝8g，丹参15g，川芎15g，赤芍15g，莪术15g，红花10g。

［用法］水煎服。每日1剂，日服2次。

［功效］温阳益气，活血通脉。

［主治］冠心病、心绞痛。

9. 胸痹验方

［组成］瓜蒌 15g，薤白 10g，枳壳 10g，红花 6g，茜草 10g，牛膝 15g。

［用法］水煎服。每日 1 剂，日服 2 次。

［功效］通阳散结，化瘀开痹。

［主治］冠心病。

10. 虻虫加味汤

［组成］虻虫 6～12g，陈皮 15g。

［用法］水煎服。每日 1 剂，日服 2 次或顿服。

［功效］活血化瘀。

［主治］心绞痛。

11. 丹参酒

［组成］丹参 50g，降香 30g，延胡索 30g，川芎 20g，白酒 300ml。另用三七 20g 研细末备用。

［用法］将前 4 味药浸泡于白酒中，密封浸泡 10 天后即可饮用。每次用药酒 10ml 并吞服三七粉 1g，每日早晚各服 1 次。

［功效］活血化瘀，行气止痛。

［主治］心绞痛（气滞血瘀型）。

12. 韭菜根汤

［组成］鲜韭菜根 2500g。

［用法］将上药洗净、切碎，绞汁备用。每日 1 剂，日分 2 次服。

［功效］活血通络止痛。

［主治］心绞痛。

13. 参楂酒

[组成] 丹参 100g，山楂 100g，延胡索 50g，白酒 500ml。

[用法] 上药用白酒密封浸泡 7 日后即可取用。每次服 20ml，日服 2 次。

[功效] 活血散瘀，理气止痛。

[主治] 心绞痛。

14. 参七散

[组成] 人参、三七各等份。

[用法] 上药共研细末，备用。每次服 3g，日服 2 次，开水冲服。

[功效] 益气活血，散瘀止痛。

[主治] 心绞痛。

15. 芍七散

[组成] 赤芍 100g，三七 40g，细辛 20g。

[用法] 上药共研细末（或制成片剂），备用。每次服 6g，日服 3 次，开水冲服。

[功效] 活血止痛。

[主治] 心绞痛。

16. 当归三七散

[组成] 当归 30g，三七粉 3g，肉桂粉 1.5g。

[用法] 用当归煎汤，冲服三七粉和肉桂粉。每日 1 剂，日分 2 次或 3 次服。连服 7～10 天。

[功效] 活血化瘀。

[主治] 胸痹心痛（心血瘀阻型）。

17. 丹参没郁汤

［组成］丹参30g，郁金10g，没药10g，葛根12g。

［用法］水煎服。每日1剂，日服2次。

［功效］活血化瘀，通脉止痛。

［主治］胸痹心痛（心血瘀阻型）。

18. 参麦田七散

［组成］红参30g，麦冬30g，三七15g。

［用法］上药共研细末。每服3～6g，温开水冲服。

［功效］益气养阴，活血化瘀，通脉止痛。

［主治］心绞痛（气阴虚夹瘀型）。

19. 参芪汤

［组成］黄芪15g，党参15g，丹参10g，郁金10g。

［用法］水煎服。每日1剂，日服2次。

［功效］补益心气，活血化瘀，通脉止痛。

［主治］心绞痛（气虚夹瘀型）。

20. 丹参饮

［组成］丹参30g，檀香9g，砂仁6g。

［用法］水煎服。每日1剂，日服2次。

［功效］活血化瘀，理气止痛。

［主治］心绞痛。

21. 三七粉

［组成］生三七。

［用法］磨成粉口服，每日1g，连服10周以上。

［功效］止血、散瘀、消肿、定痛，扩张血管，降低血压。

［主治］抗心律失常，可以辅助治疗冠心病。

22. 益气活血汤

［组成］党参（人参）15g，麦冬 12g，五味子 8g，瓜蒌皮 15g，桂枝 8g，丹参 15g，川芎 15g，赤芍 15g，莪术 15g，红花 10g。

［用法］水煎服。每日 1 剂，日服 2 次。

［功效］补阳益气，活血通脉。

［主治］心绞痛。

23. 人参饮

［组成］生人参 10g。

［用法］生人参用炖盅隔水蒸，饮参汤。

［功效］益气生津。

［主治］冠心病。

24. 人参三七炖鸡

［组成］生晒参 10g，三七 5g，鸡肉 100g。

［用法］共放炖盅内隔水炖 1 个半小时。食鸡，饮汤。

［功效］益气活血。

［主治］心气不足，胸闷隐痛，心悸气短，倦怠乏力，面色白，或易出汗。

25. 止痛饮

［组成］桂枝 9g，益母草、丹参各 15g，川芎 9g，当归 15g，茵陈、苦参各 9g，全瓜蒌、鸡血藤各 15g，枳实 6g，炙甘草 10g。

［用法］水煎服，每日 1 剂。

［功效］活血化瘀，理气止痛。

[主治] 冠心病（气滞血瘀型）。

26. 定痛保心散

[组成] 延胡索 50g，三七 30g。

[用法] 共为细末，装瓶备用。每次 6 克，每日 2～3 次，黄酒为引，冲服。

[功效] 理气活血，通络止痛

[主治] 冠心病（气滞血瘀型）。

27. 三七通脉汤

[组成] 太子参、丹参各 30g，玄参 15g，当归、白芍、郁金、娑罗子各 10g，细辛 5g。

[用法] 水煎服，每日 1 剂，口服。

[功效] 活血通络。

[主治] 适用于各类心绞痛。

28. 虻虫陈皮汤

[组成] 虻虫 6～12g，陈皮 12g。

[用法] 水煎。每日 1 剂，内服。连服 30 天为 1 疗程。

[功效] 益气健脾，活血通络。

[主治] 心绞痛。

29. 水香丸

[组成] 水蛭、九香虫、三七各 4. 5g，肉桂 1. 5g。

[用法] 研为细末，水蜜适量，制成丸剂。每日 3 次，每次 4. 5 克，饭后服。

[功效] 活血祛瘀，理气止痛。

[主治] 用于冠心病心绞痛、高脂血症。

30. 冠心Ⅱ号

［组成］丹参30g，赤芍、川芎、红花、降香各15g。

［功效］行气活血，祛瘀通络。

［主治］冠心病。

31. 三七花茶

［组成］三七花6g，生三七粉1g。

［用法］三七花用开水泡15～20分钟，冲服三七粉。每日1剂，代茶饮。

［功效］活血化瘀，止痛降压。

［主治］冠心病心绞痛、高血压等。

32. 银杏叶丹参汤

［组成］银杏叶、瓜蒌、丹参各15g，薤白12g，郁金、甘草各10g。

［用法］加300g水共煎，每日1剂，分2次服。

［功效］豁痰散结，化瘀止痛。

［主治］冠心病心绞痛。

（二）滋阴补阳、养心安神类

1. 冠心汤

［组成］太子参15g，茯神（茯苓）10g，石菖蒲10g，远志10g，丹参10g，桂枝8g，炙甘草5g，麦冬10g，川芎10g，五味子6g，延胡索10g，龙骨15g。

［用法］水煎服。每日1剂，日服2次。

［功效］益心气，补心阳，养心阴，定心志。

［主治］冠心病。

2. 何首乌散

［组成］何首乌100g，玉米面50g。

［用法］将玉米面焖黄与研好之何首乌细末混合，备用。每次服2～3g，日服3次，空腹服用。

［功效］滋阴益肾，养心安神。

［主治］胸痹心痛（心肾阴虚型）。

3. 养心定志汤

［组成］太子参15g，茯神（茯苓）10g，菖蒲10g，远志10g，丹参10g，桂枝8g，炙甘草5g，麦门冬10g，川芎10g，五味子6g，延胡索10g，龙骨15g。

［用法］水煎服，每日1剂。

［功效］益心气，补心阳，养心阴，定心志。

［主治］冠心病。

4. 葛根决明丹参汤

［组成］葛根9g，决明子30g，丹参15g，降香2.4g，太子参9g，黄芪15g，炙远志6g，菖蒲4.5～6g，琥珀末1.5g（冲），茯神（苓）9g。

［用法］水煎，每日1剂。

［功效］益气化痰，养心安神

［主治］冠心病（气血两虚型）。

（三）宣阳通痹、理气止痛类

1. 瓜蒌红芎汤

［组成］瓜蒌24g，川芎、红花各9g，荜茇6g，细辛3g。

［用法］水煎服。每日1剂，日服2次。

[功效] 豁痰活血，散寒止痛。

[主治] 心绞痛。

2. 瓜蒌薤白汤

[组成] 瓜蒌 30g，薤白 15g，白酒 30ml。

[用法] 水煎服。每日 1 剂，水煎 2 次，取汁混匀，代茶饮用。

[功效] 温阳，豁痰，理气。

[主治] 冠心病（心阳不振、心脉闭阻型）。

3. 止痛散

[组成] 延胡索 30g，川楝子 30g。

[用法] 上药共研极细末，分 6 包。每次取 1 包，日服 3 次，开水冲服。

[功效] 行气止痛。

[主治] 心前区疼痛、胸闷者。

4. 冠心痛煎剂

[组成] 全瓜蒌 15g，薤白、枳实、桂枝、半夏各 9g，桔梗 4.5g，附子 1.5 ~ 10g，丹参 30g。

[用法] 水煎服，每日 1 剂。

[功效] 温通心阳，宣痹通络。

[主治] 胸痹心痛。

5. 寒痛散

[组成] 细辛 6g，羌活 100g，丹参 300g，冰片 6g。

[用法] 共为极细末。每次 6 克，用米汤送服，每日 3 ~ 4 次。

[功效] 散寒活血止痛。

［主治］阴寒内结型冠心病。

6. 瓜蒌薤白桂枝汤加味

［组成］全瓜蒌、薤白各 9g，桂枝 6g，丹参 9g，当归 6g，附片 3g，太子参 9g，五味子 6g。

［用法］水煎服，每日 1 剂。

［功效］通阳活血，理气止痛。

［主治］冠心病（阳虚气滞型）。

7. 冠心散外敷

［组成］丹参 30g，川芎 20g，当归 30g，乳香 20g，没药 20g，公丁香 10g，沉香 10g，人工麝香 1g。

［用法］共研细末备用。每日选膻中、心俞、虚里之中二穴交替贴敷本品。

［功效］行气活血，温通心络。

［主治］冠心病心绞痛。

8. 心梗煎

［组成］生蒲黄、丹参、薤白、瓜蒌各 15g，桂枝、半夏、桃仁、红花、五灵脂各 9g，三七、琥珀各 3g。

［功效］活血化瘀，通阳散结。

［主治］心肌梗死、心绞痛。

（四）清热除烦止痛类

1. 吹鼻散

［组成］雄黄、辛夷、猪牙皂各 1.5g，冰片 1g，麝香 0.3g，洋金花半朵。

［用法］上药共研极细末，贮瓶备用，勿泄气。每次取本散少许吹入鼻孔内，每 3 小时吹 1 次，痛止即止。

[功效] 清热解毒，通窍止痛。

[主治] 心绞痛。

2. 楂菊汤

[组成] 菊花、山楂各15~20g。

[用法] 水煎服。每日1剂，日服2次，或将药放入杯中，用沸水冲泡，代茶饮用。

[功效] 健脾消食，清热降脂。

[主治] 冠心病、高血压、高脂血症。

3. 二霜散

[组成] 柿霜30g，西瓜霜30g。

[用法] 上药混匀备用。每次服3~5g，日服2次或3次。

[功效] 清热除烦止痛。

[主治] 心绞痛。

## 二、名老中医治疗冠心病经验方

(一) 秦伯未治疗冠心病、心绞痛验方

1. 用于一般证候方：

麦冬6g，阿胶6g，川桂枝1.5g，炙甘草3g，丹参6g，郁金6g，炙远志4.5g，炒枣仁9g，浮小麦6g，红枣3枚，三七粉0.6g（分冲），朝鲜参（也可用红参）粉0.6g（分冲）。

2. 用于严重阶段方：

朝鲜参3g，生地6g，当归6g，丹参6g，桂枝3g，三七粉1.2g（分冲），细辛1.5g，西红花3g，广郁金4.5g，炙甘草3g。

3. 用于巩固阶段方：

朝鲜参1.5g，生熟地（各）4.5g，天麦冬（各）4.5g，阿胶6g，肉桂0.9g，炙甘草3g，丹参6g，炒枣仁9g，柏子仁6g，龙眼肉6g。

（二）南京中医药大学孟澎江教授经验方：辛芎二黄汤

［组成］细辛4g，川芎8g，生蒲黄15g，姜黄6g。

［用法］水煎，分两次温服。寒邪盛者加半夏12g、薤白10g、桂枝6g，还可配合服苏合香丸。

［主治］冠心病心绞痛（胸痹）（胸阳痹塞、痰瘀互结型）。

［注意］中气不足者不宜服。

（三）南京中医药大学周仲英教授经验方：瓜蒌薤白半夏汤

［组成］全瓜蒌12g，薤白、半夏、郁金各10g，桂枝、陈皮、远志各5g。

［用法］水煎，分两次温服。

［主治］冠心病心绞痛（胸痹）（痰浊痹阻型）。

［注意］无明显痰浊证候者不宜服。

（四）广州中医药大学刘仕昌教授治疗冠心病，以活血化瘀、宁心安神、补益心脾、疏通肝气为大法

自拟经验方，常用药有田三七、党参、佛手、麦冬、五味子、柏子仁、酸枣仁、丹参、郁金、甘草等。

兼肝火上炎甚而头痛较显者，加苍耳子、白蒺藜、黄芪、杭菊，兼胃火炽盛而口干口苦者，加花粉、知母；兼痰热者，加浙贝母、瓜蒌皮；兼大便秘结者，加大黄、火麻

仁；兼脾虚而口淡纳呆者，加白术、茯苓。

3. 兼肾虚而腰膝酸软，精神委靡者，加黄芪、杜仲、桑寄生；心阴虚者，加莲子芯、生地黄；心脉瘀阻甚者，加赤芍、红花。

（五）广州中医药大学邓铁涛教授治冠心病方（邓氏冠心方）

［组成］党参（或太子参）18g，竹茹 10g，法夏 10g，茯苓 15g，橘红 10g，枳壳 6g，甘草 5g，丹参 18g。

［功效］益气祛痰，以通心阳。

［主治］冠心病。

［加减法］气阴两虚者合生脉散；血瘀胸痛甚者加三七末、豨莶草或失笑散；气虚甚者合用四君子汤或重用黄芪；血压高者加草决明、代赭石、钩藤、牛膝；血脂高者加山楂、布渣叶、草决明、首乌。

（六）中国中医研究院王永炎院士经验方

①寒凝心脉型胸痹

方药：当归四逆汤。

方以桂枝温散寒邪，通阳止痛；当归、芍药养血活血，芍药与甘草相配，有缓急止痛之功，通草入经通脉；大枣养脾和营。全方共成祛寒活血、通阳止痛之效。

②气滞血瘀型胸痹

方药：柴胡疏肝散。

本方由四逆散（枳实改枳壳）加香附、川芎、陈皮组成，四逆散能疏肝理气，其中柴胡与枳壳相配可升降气机，白芍与甘草同用可缓急舒脉止痛，加香附、陈皮以增强理气解郁之功，川芎为血中气药，故可活血且能调畅气机。全方共奏疏调气机、和血舒脉功效。

③瘀阻心脉型胸痹

方药：血府逐瘀汤。

本方基本上是由桃红四物汤和四逆散加牛膝、桔梗组成，以当归、川芎、桃仁、红花、赤芍活血祛瘀而通血脉；柴胡、桔梗与枳壳、牛膝配伍，一升一降，调畅气机，行气活血。生地一味，《神农本草经》谓其能“逐血痹”，《本草求真》认为有“凉血消瘀”之功，且又能养阴而润血燥，诸药共成祛瘀通脉、行气止痛之剂。

④心气虚型胸痹

方药：保元汤合甘麦大枣汤。

方以人参、黄芪大补元气，扶助心气；甘草炙用，甘温益气，通经利脉，行血气而治心痛、心悸；肉桂辛热补阳，散寒气而疗心痛，又能纳气归肾，缓解气短、喘促之症；或以桂枝易肉桂，有通阳、行瘀之功，用以治疗心气不足、血滞心脉之证；去生姜，加丹参或当归，养血活血。甘麦大枣汤益心气，宁心神，甘润缓急。两方共奏补养心气、鼓动心脉之功效。

⑤心阴虚型胸痹

方药：天王补心丹。

本方以生地、玄参、天冬、麦冬滋水养阴而泻虚火；人参、炙甘草、茯苓益助心气，寓从阳引阴之意；柏子仁、酸枣仁、五味子、远志养心安神，化阴敛汗；丹参、当归养心活血而通心脉；桔梗、辰砂为引使之品。本方能使心阴复，虚火平，血脉利，则心胸灼痛得解。

⑥心阳虚型胸痹

方药：参附汤合桂枝甘草汤。

方中人参、附子大补元气，温补真阳；桂枝、甘草温阳化气，振奋心阳，两方共奏补益阳气、温振心阳之功。

（七）中国中医科学院路志正教授从脾论治胸痹

发于脾胃阳虚复感外邪之人，因中阳虚衰，阴寒内盛，寒气上逆心胸，令胸阳不宣，鼓动血气无力，同时阴寒遏滞血脉瘀阻而为痛。《金匮要略》云："阳微阴弦"，是其病机之概要。《素问·举痛论》曰："寒气入络而稽迟……寒于脉中则气不通，故卒然而痛"。《临证指南医案》载："脾寒气厥，病在脉络为之辛香开通也。"治宜附子理中汤加桂枝、高良姜、丁香、茴香等以温散寒邪，降逆通络而止痛。

虽有胸闷、喘憋、胸痛等气机阻滞之症，实为气虚运行无力而气滞，治之惟补虚行滞，不易散结破气。《罗氏会约医镜》云："气不虚不阻，凡常人之于气滞者，惟知破之散之，而云补以行气，必不然也。不知实则气滞，虚则力不足运动其气，亦觉气滞，再用消散，重虚其虚矣。"宗气虚用五味异功散加味，药用党参、白术、茯苓、陈皮、桂枝、甘草、枳壳。若失眠多梦者加夜交藤、炒酸枣仁；脘腹痞胀者加砂仁、广木香；瘀血阻络者加少许红花、川芎。

（八）国医大师、陕西中医学院张学文教授疑难病治验举隅

胸痹，证属胸阳不振、气滞血瘀，治以宣痹通阳、行

气活血。方以瓜蒌薤白白酒汤合丹参饮化裁。

处方：瓜蒌10g，薤白10g，丹参15g，檀香6g，砂仁6g，延胡索10g，三七（冲服）3g，生龙骨30g，生牡蛎30g，川牛膝30g，地龙10g，五灵脂10g，神曲15g，麦芽15g，山楂15g。

（九）国医大师、北京中医药大学颜正华胸痹诊疗经验举隅

瓜蒌薤白白酒汤乃治疗胸痹之佳方，薤白温阳散结，行气导滞；瓜蒌清肺化痰，宽畅胸膈。两药合用有温阳化气、活血化痰、通络除痹之奇效。临床若遇兼纳呆、腹满者，则佐以陈皮、枳壳等理气和胃之品；若遇痛如针刺，舌暗有瘀斑、舌下青紫者，可酌情加入一些活血化瘀药，如红花、丹参、降香等；若遇痰浊痹阻心络而致痞满胸闷者，可配伍开窍宽胸化痰之郁金、石菖蒲等。若遇心痛夹虚者，则应在活血化痰通络的基础上，加入补益心神，振奋心阳之品，如生黄芪、甘草、桂枝等。

（十）中国中医科学院陈可冀院士治疗冠心病心绞痛经验

小陷胸汤与冠心II号方加减。

全瓜蒌30g，川黄连12g，薤白30g，藿香30g，佩兰15g，丹参20g，赤芍12g，红花10g，川芎10g，桃仁12g，延胡索12g，太子参15g，三七粉1.5g。每日2次分冲。

（十一）上海中医药大学颜德馨教授益气活血法治疗胸痹经验

益心汤药物组成：党参、丹参、黄芪各15克，葛根、赤芍、川芎各9克，决明子30克，石菖蒲4.5克，降香3

克。具有益气养心、活血通络功效。主治胸痹心痛，神疲汗出，形寒喜暖，舌淡有瘀点、苔薄白，脉细弱或结代。

（十二）天津中医药大学张伯礼教授辨证治疗心脑血管疾病经验

常用益气活血法治疗中风气虚络阻和胸痹的气虚血瘀证。气盛血活，中风、胸痹症状得以缓解。

基本方如下：黄芪30g，当归12g，元参15g，北沙参15g，牛膝15g，麦冬20g，川芎20g，丹参20g，生地20g，党参20g，白术12g，扁豆15g。

阴虚者多用沙参麦门冬汤、二至丸加减治疗。常用中药有生黄芪、生地、沙参、麦冬、元参、党参、知母、黄精、葛根、石斛、栀子、砂仁、女贞子、旱莲草、白术、杜仲、芦根、枸杞子等。

## 参考文献

[1] 程爵棠，程功文．单方验方治百病．北京：人民军医出版社，2006，137－144.

[2] 何跃青．单方验方治百病．福建：福建科学技术出版社，2008，40－41.

[3] 张学安，郭志松．心脏养护与心脏病防治．北京：金盾出版社，2008. 248.

[4] 董自强．实用单方验方大全．北京：北京科学技术出版社，1991. 173－174.

[5] 仝小林，崔新育．中老年常见病康复指导．北京：经济日报出版社，1992. 56－58.

[6] 张京春．陈可冀院士治疗冠心病心绞痛学术思想与经验．

中西医结合心脑血管病杂志.2005，3（7）：634－636.

［7］吴嘉瑞，张冰.国医大师颜正华胸痹诊疗经验举隅.新中医，2010.42（3）：108－109.

［8］孙建国，张守林.路志正从脾论治胸痹集萃.实用中医内科杂志.2008，22（7）：15－16.

［9］严夏，李际强.颜德馨教授益气活血法治疗胸痹经验介绍.新中医.2005，37（8）：7－8.

［10］王耀光.张伯礼教授辨证治疗心脑血管疾病临床用药经验撷拾.中医药通报.2006，5（2）：10－13.

［11］张军文.张学文教授疑难病治验举隅.山西中医学院学报.2007，8（1）：41－42.

# 第五章　心肌梗死中医非药物治疗

《黄帝内经·素问》中的“异法方宜论”，叙述了地势不同、所患有别，而解决的方法也有所不同。除了中药之外，中医还有砭术、针法、灸法、导引按跷等非药物疗法，对应中医五行，解决不同地域的不同疾病。由于特定的历史环境，明清、甚至追溯到元代，医家传承偏重于药，轻视了其他的中医疗法。在目前的医疗费用居高不下的环境下，如何发展简便廉验的方法，显然不再是一个学术上的争论，而是一个患者迫切需要解决的问题。中医非药物疗法，包括了砭术、针灸、导引按跷、情志疗法、饮食疗法、起居疗法等，是在中医整体观的指导下，以中医经络学说、阴阳五行学说等理论为基础，通过外部对身体特殊部位、特殊穴位的刺激，以达到改变经络中的气血运行状态，从而激活人体的自我调节、自我修复、自我治愈的防御系统，从而达到不药而愈的目的。

# 第一节 针刺疗法

## 一、针刺治疗心肌梗死简介

急性心肌梗死临床多表现为严重而持久的胸痛，属于中医学“胸痹”、“心痛”、“真心痛”范畴。剧烈的疼痛和紧张不安可使交感神经兴奋，儿茶酚胺分泌增多，心肌耗氧量增加，并可诱发室性心律失常或休克。根据中医学“未病先防，既病防变”的原则，如果出现AMI先兆或发生心绞痛时能及时控制，可避免AMI发生或控制梗死面积进一步扩大，减少恶性心律失常的发生。临床上AMI胸痛的治疗，大多采用麻醉性镇痛药如吗啡或杜冷丁静注或肌注，但部分患者用药后出现眩晕、出汗、恶心呕吐、体位性低血压等不良反应，且镇痛只能维持2~4小时，禁忌症较多。故推广使用便捷高效（既止痛又能改善心肌缺血）的治疗方法十分必要。中医学认为本病的发生与个人素体虚弱、七情损伤、饮食不节、久病体虚及外感寒邪等相关，属本虚标实之证。虚者为气血阴阳之虚，兼心脾肝肾之脏腑亏损；实者为气滞、痰阻、寒凝、血瘀，虚实相间，阻遏胸阳、阻滞血脉而致心痛骤发，是为“真心痛”。其病理治法古代早有精确的论述，《内经》云“心痹者，脉不通”，“病生于脉，治之以灸刺”。

心主血脉，诸脉都属于心。心包络则是心的外卫，在病理上，将代心受邪，所以说“主脉所生病”。手厥阴心包经是人体十二经脉之一，简称心包经。手厥阴心包经与手少阳三焦经相表里。手厥阴心包经，流注时辰为下午 7 至 9 点，即戌时。心包经可主泄，胸闷、恶心想吐，可压中指或内关等穴以消除上焦热。《甲乙经》云："实则暴心痛，内关主之。"内关穴是心包经的络穴，又是八脉交会穴，在手厥阴经上是一个非常重要的穴位，以下也是以内关穴为例进行阐述。

内关：内，内部也；关，关卡也。内关名意指心包经的体表经水由此注入体内。本穴物质为间使穴传来的地部经水，流至本穴后由本穴的地部孔隙从地之表部注入心包经的体内经脉，心包经体内经脉经水的气化之气无法从本穴的地部孔隙外出体表，如被关卡阻挡一般，故而得名。内关穴最早见于《黄帝内经・灵枢・经脉篇》，它所属的这条经络叫心包经，通于任脉，会于阴维，是八脉交会穴之一。内关，内在之关要，在《灵枢・经脉》中又称为"两筋间"，因位于腕臂内侧，掌长肌腱与桡侧腕屈肌腱之间，腕横纹上 2 寸处取穴，手厥阴之络由此别出沿本经通过肘关、肩关上行系于心包络。内关穴归手厥阴心包经，为本经络穴，又是八脉交会穴之一，通于阴维脉，主治本经经病和胃、心、心包络疾患以及与情志失和、气机阻滞有关的脏腑器官、肢体病变，广泛应用于临床。《灵枢经脉篇》："阴溢为内关，内关不通死不治，阴气盈盛于内与阳气相背，失于协调，心暴痛，胸部烦闷，膈中满，本穴用之效也。"因此，内关穴为心包经穴，有宁心安神、通阳散结、活血化瘀、行气止痛的功效，故针刺内关穴对 AMI 胸痛能起到满意的治疗效果。

## 二、针刺治疗心肌梗死的机理探讨

内关穴可以疏通经络，治疗心包经及前臂诸疾。心主血脉，又主神明，心包与心本同一体，其气相通。心包为心之外膜，络为膜外气血通行的道路，心包络是心脏所主的经脉，心不受邪，由心包代心受邪而为病，凡邪犯心包影响心脏的神志病和气滞脉中、心络瘀阻所致病证皆取本穴。情志失和、气机阻滞而致肺气上逆、胃气上逆以及气滞经络、气滞血瘀等病证亦属本穴主治范围。内关通于阴维脉，阴维脉联系足太阴、少阴、厥阴经并会于任脉，还与阳明经相合，以上经脉都循行于胸脘胁腹，故内关又善治胸痛、胁痛、胃痛、心痛、结胸、反胃、胸脘满闷、胁下支满、腹中结块以及疟疾等。

目前越来越多的研究表明针刺对心肌缺血、心肌梗死有益处。吴绪平等发现急性心肌缺血时，延髓中、血浆中及心肌细胞内环磷酸腺苷（cAMP）、环磷酸鸟苷（cGMP）、cAMP/cGMP 比值均明显增加，针刺内关穴可抑制其在延髓、血浆及心肌细胞内的过度升高，使 cAMP、cAMP/cGMP 比值接近正常，抑制机体过度的应激反应，减少心肌耗氧量，有益心肌的恢复。另有研究表明，针刺内关穴可使心肌缺血的冠状动脉血流量增加，冠状动脉侧支循环功能加强。以碱性磷酸酶（ALP）显示的毛细血管在缺血心肌中大为减少，长度缩短，电针组有显著性增加，说明针刺内关穴对缺血心肌微循环和转运功能有改善作用。文探等证实，急性心肌缺血时糖原大面积耗竭，磷酸化酶也明显降低和脱失，针刺后缺血心肌糖原合成酶、糖原和磷酸化酶同时增加，三者呈同样的分布形态，说明糖原合成和分解是同步进行，对缺血心肌有保护作用。ATP 不仅是心肌收缩力的直接能源，而且是推动钠泵和钙泵的动力。研究还发现，缺血心肌 ATP、ADP 明显降低，并形成电紊乱，而针刺内关穴使缺血边缘区 ATP 和 ADP 均升高，同时电稳定性明显改善。近代研究证实，针刺内关穴改善缺血边缘区的供血状态和能量代谢维持，稳定心电活动。针刺内关穴还使心绞痛患者射血时间延长，心血输出量增加，降低心肌耗氧量，加强心肌收缩力，降低前负荷，改善左心室的顺应性。

## 三、内关穴的临床应用及疗效

中医经络学说认为，内关穴属手厥阴心包经，为本经络穴，又为八脉交会穴之一，通阴维脉。位于腕横纹上两寸，掌长伸肌与桡侧腕屈肌腱之间。刺激内关穴可以主治的病证是：心悸、心痛、眩晕、头痛、失眠、胃痛、呕吐、呃逆等。大量的实验和临床实践证明，内关穴对心脏具有以下的调整作用：

①对异常窦性心律的双向调整作用。对过速的心率可使之减慢，过缓的心率可使之加快。

②增加急性心肌缺血时冠状动脉血流量。

③增强心肌收缩力，改善心脏功能。

内关为常用特定穴，亦是全身强壮要穴之一，其穴络属于手厥阴心包经，对心、胸、胃、神经性疾病均有效。能宁心安神、宣痹解郁、宽胸理气、宣肺平喘、缓急止痛、降逆止呕、调补阴阳气血、疏通经脉等。在平日的养生保健中，可以经常按压，舒缓疼痛症状，解除疲劳。

4. 针灸对心肌梗死发病的相关研究

刘晶晶等通过结扎大鼠冠状动脉左前降支（LAD）的方法建立大鼠急性心肌梗死模型。随机分为对照组、模型组、针刺组、非穴组，连续治疗7天后，应用16导生理记录仪测定左室血流动力学参数；取血，检测血清乳酸脱氢酶（LDH）。结果提示针刺内关穴可以降低左室内压最大上升（+）和下降（-）速率（LVEDP），升高±dp/dtmax，降低LDH含量。针刺对AMI模型大鼠的治疗有穴位特异性。进一步提示针刺内关穴治疗AMI可以改善心脏功能。李培润等针刺内关穴能使患者的心搏出量（SV）、每分钟心输出量（CO）、左心搏功指数（LVWL）、肺动脉楔压（PAWP）、微循环半更新率（MHR）等指标明显升高（$P<0.01$），血管总周围阻力（TPR）、血液黏度（N）、冠状动脉灌注压（CCP）数值明显下降（$P<0.01$），提示治疗后心脏的心肌血流灌注改善，泵血能力增强，有效循环血量增加，微循环代谢速度加快，血液黏度降低，血管周围阻力缓解。张兰杰通过针刺心俞及心俞内侧华佗夹脊穴、巨细穴、内关穴对照西药治疗冠心病心绞痛，提示针刺组疗效显著高于西药组，背俞穴治疗冠心病心绞痛和口服消心痛及心痛定具有同样的临床疗效。孟竞壁等通过针刺对实验性犬心肌梗死过程中冠脉侧支循环功能的研究发现，

针刺后动脉压、冠脉压、压力梯度和潜注压均较对照组增高，梗死区和缺血区血管阻力、LVEDP 均降低，促使 RF 增加，提示针刺能够动员心肌缺血区侧支循环储备，促进梗死区远端吻合支血管开放，将血供给缺血区，故使心肌梗死范围缩小。成柏华等研究发现针刺内关穴可使梗死区的心肌不产生耗氧量的增加，为中医针刺内关治疗心脏疾患提供了实验依据。上述现象的产生可能由于结扎梗死后的心肌，因缺血、缺氧造成缺氧代谢产物例如乳酸增加，而这些代谢产物一旦在心肌解除缺氧环境，孵育在含氧的台氏液中，心肌细胞内的代谢酶系，由于短时缺氧尚能保持其正常功能，故表现在耗氧量的增加以偿还“氧债”。刘大华等将 101 例急性心肌梗死患者随机分为观察组 50 例、对照组 51 例，两组均施以常规溶栓、抗凝、扩血管及对症治疗，观察组另配合针刺双侧内关穴。结果显示：观察组 40 分钟胸痛缓解率明显高于对照组，两组血管再通率分别为 64% 和 43%，差异均有显著性，提示针刺内关穴在急性心肌梗死早期的抢救中具有重要意义。

5. 针灸对心梗常见并发症方面，特别是心律失常方面的研究较多，针刺治疗缺血性心律失常在临床有所报道，其作用主要通过改善冠心病患者的心肌血供，稳定心电活动而发挥作用。

①改善冠脉血流，降低心肌耗氧。针刺内关穴能增强血栓溶解性，改变纤维蛋白原的稳定性，从而降低血液黏度，同时抑制红细胞和血小板的聚集，改善冠状动脉的血流状态，增加血氧含量，改善微循环。实验研究表明，针

刺内关可缩短心肌缺血性损伤后心电图 ST 段恢复时间，缩小心肌梗死面积，增强急性心肌缺血损伤过程中心肌纤维收缩强度和速度。近期研究表明，还可降低血浆中肌酸激酶浓度，促进缺血区糖原恢复，改善心肌能量供应，减轻心肌组织损伤。以上表明针刺对急性心肌缺血具有良性调整作用。

②调节细胞离子平衡，改善心肌电学性能。目前认为，急性心肌缺血时，cAMP 的增加，引起细胞内 cAMP 浓度的升高。cAMP 不仅能使细胞内环境之 PH 值明显下降，还能导致 Na－K－ATP 酶活性下降与 $Ca^{2+}$ 内流的增加，使膜内外离子分布发生异常，造成心肌细胞电稳定性发生改变，而出现心律失常。针刺内关可影响急性心肌缺血的能量代谢，抑制心肌细胞内 cAMP/cGMP 比值过度增高。还有实验表明电针内关可能通过兴奋肾上腺受体，抑制 3 肾上腺受体起作用。心室晚电位是心室除极终末时的碎裂电活动，是受损心室肌延迟除极所致，其阳性提示了产生折返的可能，是发生恶性心律失常的预判指标之一。研究显示，针刺内关穴能使心室晚电位阳性转为阴性的比率提高，从而降低患者室速、室颤的发生和病死率，使心电活动趋于稳定。刘新桥等采用临床对照设计方案，治疗组与对照组人数之比为 1∶1，观察 60 例急性心肌梗死合并室性心律失常患者，治疗组采用针刺治疗，特定针刺手法和选穴，对照组采用利多卡因，按常规剂量静脉推注和静脉点滴。结果提示治疗组和对照组疗效无显著差别（$P > 0.05$）。提示针刺治疗急性心肌梗死合并室性心律失常与利多卡因疗效相

近，认为急性心肌梗死合并心律失常患者基本病因为："心脉不畅，心神失养"；本质是"心血瘀阻，心神失调"；病属虚实夹杂证。同时确立治疗大法为"理气通脉，养心安神"。

另外，闫继红等选择急性心肌梗死患者 135 例，随机分为针刺组 68 例和非针刺组 67 例，两组予以相同的常规治疗和护理，针刺组采用针刺干预患者排便，观察两组患者的首次排便时间和排便情况，记录针刺干预前后的心率、血压变化。结果：首次排便时间针刺组早于非针刺组，便时情况明显优于非针刺组，针刺干预前后患者心率、血压变化无统计学意义。结论：针刺可安全有效地使急性心肌梗死患者排便情况得到改善。

马姗对 36 例急性心肌梗死后顽固性呃逆的患者实施个性化心理护理，同时针刺内关、中脘、足三里及翳风等 4 个穴位，观察治疗有效率。结果：总有效率 88. 9%，未发现不良反应，临床疗效满意。

从以上相关研究可以看出，针刺镇痛和西药镇痛的作用时间和效果基本相同，针刺组对心功能的改善及心律失常的预防均有明显的改善，使心律失常和心衰的发生率明显降低，说明针刺在镇痛的同时可有效地预防心律失常和心衰的发生。在临床上有广泛的应用前景。

## 四、针刺操作规范

### （一）内关穴的定位

内关穴：位于前臂正中，腕横纹上 2 寸，在桡侧屈腕肌腱同掌长肌腱之间取穴。将右手3个手指头并拢，把3个手指头中的无名指，放在左手腕横纹上，这时右手食指和左手手腕交叉点的中点，就是内关穴。为说明确切位置，可以攥一下拳头，攥完拳头之后，在内关穴上，有两根筋，实际上，内关穴就在两根筋的位置。针刺方法：直刺0.5～1.0寸，小幅度高频率捻转平补平泻法。

（二）内关穴的具体针刺及按摩方法

具体的心脏相关疾病或相关症状出现时，有以下相应针刺方法：

1. 阵发性心动过速：心率突然增至每分钟120次以上，患者自觉心悸、眩晕、头昏眼花等。针刺两侧内关穴，取中等刺激，平补平泻。使针感在经络末端应答，以治原发心疾，使心率得平。

2. 心动过缓：窦性心动过缓，每分钟心率在40～60次以内，患者自觉头晕、胸闷、心悸、气短，针刺内关穴可使心率增快，针用平补平泻，刺激不能过强以免反而抑制心率。

3. 心绞痛：当心绞痛发作时，若身边无药，可针刺内关穴。取双侧穴位，用较强刺激同时行针，可使心绞痛很快缓解。

4. 高血压病：舒张期血压升高的患者，伴有头昏、胀痛、颈强、胸闷痛等症状，而动脉硬化尚不太严重者，针刺内关穴治疗效果很好。用较强刺激可使舒张压下降。

5. 胸胁痛：与太渊、合谷相合，同时配合局部推法，能消除疼痛。

6. 眩晕："诸风掉眩，皆属于肝"。眩晕症多因肝旺脾虚，痰湿中阻，气逆犯窍。用内关与天枢、太冲组合，内关理气和胃、降逆化浊为主，天枢醒脾化湿、太冲平肝降逆为辅，三穴相合，一补一收，一化一运，一降一和，配伍精当，故能全收。

除了毫针针刺外，在临床上，按摩内关穴防治疾病应用甚广。

1. 治冠心病及心绞痛：当心绞痛发作时，按摩双手的内关穴，较强刺激可使心绞痛很快缓解。

2. 治心律失常：对心动过速、心动过缓及心律不齐均有良效。

3. 对消化系统疾病的治疗：治呕吐有良效，尤以神经性呕吐有效率为 97.5%；对急慢性胃炎、肠炎、胃溃疡、急性肠梗阻均有效。

4. 对神经系统及精神类疾病的治疗：治神经衰弱、失眠、癔病、癫狂、痫证、中风及后遗症。

5. 对其他疾病的治疗：治疟疾、急性咽炎、落枕、手指麻木、昏厥抽搐、青霉素过敏休克、痛经、更年期综合征等均有效果。

按摩方法：用左手的拇指尖按压在右内关穴上，左手食指压在同侧外关上，按捏 10 ~ 15 分钟，每日 2 ~ 3 次；再用右手按压左侧的穴位，反复操作即可。按摩内关穴，其部位暴露易于取穴，不受时间、季节等条件限制，且操作简单，便于普及，疗效好。在医护人员指导下，人人均能掌握使用，故值得大力推广。

（三）针刺禁忌证

1. 患者在过度饥饿、暴饮暴食、醉酒后及精神过度紧张时，禁止针刺。

2. 孕妇慎用针刺。

3. 患有严重的过敏性、感染性皮肤病者，以及患有出血性疾病（如血小板减少性紫癜、血友病等）。

4. 大血管走行处及皮下静脉部位的腧穴如需针刺时，则应避开血管，使针斜刺入穴位。

5. 对于儿童、破伤风、癫痫发作期、躁狂型精神分裂症发作期等，针刺时不宜留针。

（四）注意事项

在针刺治疗过程中，由于患者心理准备不足等各种原因，可能出现如下异常情况，应及时处理。

1. 晕针。晕针是针刺治疗中较常见的异常情况，主要由于患者心理准备不足，对针刺过度紧张，或者患者在针刺前处于饥饿、劳累等虚弱状态，或患者取姿不舒适，术者针刺手法不熟练等。如患者在针刺或留针过程中突然出现头晕、恶心、心慌、面色苍白、出冷汗等表现，此时应立即停止针刺，起出全部留针，令患者平卧，闭目休息，并饮少量温开水，周围环境应避免嘈杂。若症状较重，则可针刺人中、内关、足三里、素髎等穴，促其恢复。经上述方法处理后如不见效并出现心跳无力、呼吸微弱、脉搏细弱，应采取相应急救措施。

2. 滞针。在针刺行针及起针时，术者手上对在穴位内的针体有涩滞、牵拉、包裹的感觉称滞针。滞针使针体不易被提插、捻转，不易起针。滞针的主要原因是针刺手法不当，使患者的针刺处发生肌肉强直性收缩，致肌纤维缠裹在针体上。出现滞针后，不要强行行针、起针。应令患者全身放松，并用手按摩针刺部位，使局部肌肉松弛。然后，轻缓地向初时行针相反方向捻转，提动针体，缓慢将针起出。

3. 弯针。针刺在穴位中的针体，于皮下或在皮外发生弯曲，称弯针。在皮外的弯针多是由于留针被其他物体压弯、扭弯。起针时应注意用手或镊子持住弯针曲角以下的针体，缓慢将针起出。发生在皮下的弯针，多在走针时被发现，是由于患者在留针，或行针时变动了体位，或肌肉发生挛缩，致使针刺在关节腔内、骨缝中两组反向收缩的肌群中的针体发生弯曲。另是由于选穴不准确，手法过重、过猛，使针刺在骨组织上也会发生针尖弯曲或针尖弯成钩状。起针时若发现皮下弯针，应先令患者将变动的肢体缓慢恢复到原来进针时姿态，并在针刺穴位旁适当按摩，同时用右手捏住针柄做试探性、小幅度捻转，找到针体弯曲的方向后，顺着针体弯曲的方向起针，若针尖部弯曲，应注意一边小幅度捻转，一边慢慢提针，同时按摩针刺部位，减少疼痛。切忌强行起针，以免钩撕肌肉纤维或发生断针。

4. 断针。针体部分或全部折断在针刺穴位内，称为断针。常见原因是由于针根部锈蚀，在针刺时折断。如果自针根部折断时，部分针体仍暴露在皮肤外，可立即用手或镊子起出残针。另一个原因是因滞针、弯针处理不当或强行起针，造成部分针体断在皮下或肌肉组织中。此时应令患者肢体放松，不得移动体位，对于皮下断针，可用左手拇指、食指垂直下压针孔旁的软组织，使皮下断针的残端退出针孔外，并右手持镊子捏住断针残端起出断针。若针体折断在较深的部位时，则需借助于X光定位，手术取针。

5. 血肿。出针后，在针刺部位引起皮下出血，皮肤隆起，称皮下血肿。出现皮下血肿时，应先持酒精棉球压按在针孔处的血肿上，轻揉片刻；如血肿不再增大，不需处理，局部皮肤青紫可逐渐消退；如经上述按揉，血肿继续增大，可加大按压并冷敷，然后加压包扎，48小时后局部改为热敷，消散瘀血。

## 五、心肌梗死的平衡针针刺治疗方法

王文远教授（北京军区总医院主任医师，北京中医药大学教授）创立了平衡针灸技术，2001年中标国家中医药管理局“十五”中医药标准化等重大课题。

平衡针灸学是在继承传统医学的基础上，吸收现代科学理论而发展起来的一门现代针灸学。是以中医的心神调控学说和西医的神经调控学说为理论基础，形成的针灸与心理－生理－社会－自然相适应的整体医学调控模式，通过针刺人体的信息高速公路——神经，实施对能量物质的再分配、再调整，间接地依靠病人自身来治疗自己的疾病。

平衡针灸学理论主要来源于传统医学的心神调控学说和现代医学的神经调控学说。这两个调控学说阐述的就是人体内固有的自我平衡系统——大脑高级指挥系统，这种平衡系统是天生的、高效的、自然的、神奇的、强大的，这种系统也是人类适应内外环境繁衍生息的物质基础。平衡针灸学就是充分利用了人体的这个平衡系统核心原理，通过人为的外因刺激，促使患者机体达到人体自我平衡，从而达到扶正祛邪之目的。其理论主要从心神调控学说、神经调控学说、阴阳整体学说、心理平衡学说、生理平衡学说、生态平衡学说等6个方面进行阐述。

胸痛穴定位：此穴位于前臂背侧，尺桡骨之间，腕关节与肘关节连线的下1/3处。局解：桡侧为指伸肌，尺侧为小指肌，深层布有前臂骨间背侧动静脉和前臂骨间掌侧动静脉，及前臂背侧皮神经和骨间背侧神经骨后神经。

取穴原则：交叉取穴。

针刺特点：以针刺前臂背侧皮神经或骨间背侧神经出现针感为宜。

手法：采用上下提插法。对重病人可留针。

功能：扩张冠状动脉，消炎止痛，调节神经，调节内脏，调节心神，降血糖，降血脂，降血压，调节内分泌。

主治：胸部软组织损伤，肋间神经痛，非化脓性肋间软组织炎，胸膜炎，心绞痛状动脉供血不足，心律不齐。临床还可用于治疗急性腰扭伤、肾病综合征、经前期紧张综合征、带状疱疹、急性胃炎、急性疱疹后遗症（即疱疹性神经痛）、慢性胃炎、膈肌痉挛等。

## 六、总结

总的来说，心肌梗死的非药物疗法很多，针刺就是其中一种比较好的、副作用比较小的中医特色疗法，根据古代对针刺内关及现代的研究来说，针刺治疗对于心肌梗死患者的止痛及改善心肌缺血、改善心功能是有益处的。除了传统的体针针刺治疗外，目前新出现的平衡针疗法亦是一种辅助治疗心肌梗死的方法，且具有出针快、操作更为简便的特点，值得进一步推广应用，亦为以后中医治疗心肌梗死提供了新的思路与方法。

## 参考文献

[1] 吴绪平，孙国杰，黄娥梅，等. 电针内关对急性心肌缺血家兔延髓、心肌、血浆中 cAMP、cGMP 含量的影响. 针刺临床杂志. 1999，15 (9)：60.

[2] 文琛，曹庆淑，瞿娜，等. 电针对急性心肌缺血的微血管酶和儿茶酚胺荧光的作用. 针刺研究. 1993，18 (3)：223-227.

[3] 文琛，曹庆淑，马慧敏，等. 电针对家兔缺血、心肌糖原、磷酸化酶的影响. 中国针灸. 1993，13 (5)：37-40.

[4] 崔仁麟，曹庆淑，王昕，等. 针刺内关穴对缺血心肌腺苷酸及其电稳定性的影响. 针刺研究. 1995，20 (4)：4-7.

[5] 孙学全. 针灸临床集验. 济南：山东科学技术出版社，1980：26.

[6] 刘晶晶. 针刺对急性心肌梗死大鼠血流动力学及酶学影响实验研究. 天津中医药. 2006，23 (3)：211-213.

[7] 李培润，王辉，高晶，等. 针刺内关穴治疗低肺压综合征31例临床观察. 中医杂志. 2003，44 (4)：262.

[8] 张兰杰. 俞募配穴法针刺治疗冠心病心绞痛的临床观察. 中国社区医师. 2004，6 (22)：封三.

[9] 孟竞璧等. 针刺对犬实验性心肌梗塞过程中冠脉侧支循环功

能的影响．生理医学．1984，4（56）：81.

[10]成柏华等．针刺内关对实验性家兔心肌梗塞后心肌耗氧量的影响．上海第二医学院学报．1983，(3)：74－76.

[11]刘大华．针刺内关穴在急性心肌梗塞治疗中的作用．中西医结合实用临床急救．1995，2（6）：251－252.

[12] 胡乃珂．针刺内关穴治疗冠心病心绞痛血液流变学观察．山东中医杂志．1997，16（3）：116－117.

[13] 刘瑞庭．针刺对犬实验性心肌缺血性损伤影响的观察．中医杂志．1980，4（5）：77－78.

[14] 易受乡．针刺内关与缺血预处理对心肌缺血再灌注损伤保护作用的比较．中国中医基础医学杂志．2001，7（8）：61－62.

[15] 李伊为．中枢肾上腺素能系统在“内关”与心脏相关联系中的作用．针刺研究．2000，25（4）：263－264.

[16] 宋和文．针刺内关穴对急性心肌梗死患者心室晚电位的影响．疑难病杂志．2003，6（2）：171－172.

[17] 刘新桥．针刺对急性心肌梗死合并实行心律失常60例临床对照研究．天津中医药．2006，23（4）：291－293.

[18] 闫继红，王玉中．针刺对急性心肌梗塞患者排便的影响．辽宁中医药大学学报．2007，9（5）：141－142.

[19] 马姗，马容莉．针刺配合心理护理治疗急性心肌梗死后顽固性呃逆36例分析．中国误诊学杂志．2009，9（14）：3512－3513.

## 第二节 情志疗法

### 一、社会心理因素与心肌梗死关系密切

有统计认为人类的知识在19世纪大约每隔50年增加1

倍，到20世纪初大约每隔30年增加1倍，到了50年代每隔10年增加1倍，70年代每隔5年增加1倍，20世纪末大约每隔3年增加1倍，21世纪初大约每年增加1倍。特别是互联网的兴起为我们了解信息带来了极大的便利，但是由此带来的心理压力也成比例上升。克服压力是一种面对危险时所产生的天然反应，一种直接由远古的祖先遗传给现代人的能力。压力曾一度被视为促使人类生存的重要因素。人类天生便有处理压力的本能，但是全方位的科学研究表明如果压力不断出现，就会对人的生理和心理造成不同程度的影响甚至破坏，近年来医学界衍生出的一门新学科——精神神经免疫学，便证明了这一点。

著名的经济学家米塞斯说，人行为的目的只有两个，追求愉悦和逃避痛苦。现代医学也认为，人们在加工外界输入的信息时，基于对人、对事真切、深刻的了解，由大脑中的神经元回路整合加工情绪信息，产生情绪行为。这种情绪一般分为两部分：一为负性情绪，包括愤怒、恐惧、焦虑、忧愁、悲伤、痛苦等；一为愉快情绪。负性情绪可使人的心理活动失去平衡，导致神经机能活动失常而有损健康，愉快情绪可对人的心理活动起到良好的作用。

心理社会因素与冠心病关系的描述可追溯到1628年，William Harvey认为不良的情感可影响到心脏。国外学者的荟萃分析表明冠心病是一种心身疾病，心理因素及生物学危险因素对冠心病的发病均有一定的作用，并且疾病的转归、预后及防治均与心理社会因素密切相关。

冠心病是一种复杂疾病，病因包括环境因素和遗传因素两大方面，而社会心理因素在冠心病的发生发展过程以及急性冠脉综合征的发作诱因中起到了举足轻重的作用。北欧国家和美国一系列长达20余年的前瞻性队列研究显示职业紧张也是冠心病的一个潜在危险因素。

突发的情绪变化对于急性心肌梗死的影响也已经为人们所熟悉，比如暴怒，往往会在短时间内作用于中枢神经边缘系统的情绪中枢，使自主神经系统和内分泌系统紊乱，激活蓝斑－交感－肾上腺髓质系统及下丘脑－垂体－肾上腺皮质轴，引起去甲肾上腺素递质分泌增加，使血中儿茶酚胺（CA）血管紧张素浓度增高，使血管张力异常、血管内皮受损而导致冠心病进一步发展，从而发生不稳定心绞痛甚至是急性心肌梗死。

## 二、情志在心肌梗死中具有重要的地位

人是一个极其复杂的有机体，七情六欲，皆人之常情，都属于正常的精神活动，而适度的情绪表达多有益于身心健康。但异常的情志活动，则可导致情绪失控而使神经系统功能失调，引起人体内阴阳紊乱，百病丛生。是以《内经》云："精神不进，志意不治，故病不可愈。"

情志包括喜、怒、忧、思、悲、恐、惊七种情绪上的变化，是人体对外界刺激产生的正常反应，中医统称之为"七情"。当机体受到突然、强烈或过于持久的情志刺激，超过了其能调节的范围，从而导致脏腑功能紊乱、气血阴阳失调、气机逆乱，导致疾病发生或促进其病情发展，即"七情内伤"。

《灵枢·口问篇》曰："心者，五脏六腑之主也，……故悲哀愁忧则心动，心动则五脏六腑皆摇"，认为七情在胸痹心痛发生发展中起着重要的作用。《素问·举痛论篇》云："思则心有所存，神有所归，正气留而不行，故气结矣"，即是说明情志异常常可致使气血运行障碍，气滞则血瘀，不通则痛。中医认为心主神明，虽然七情由五脏所主，但由心来统领，《沈氏尊生书》说："七情之伤，虽分五脏，而必归于本心"，是以长期情志内伤，伤及五脏气血阴阳，影响其功能，而引发胸痹心痛。

七情过激也首先作用于心，《素问·举痛论》中："惊则心无所倚，神无所归"及《素问·经脉别论》中的"有所惊恐，喘出于肺，淫气伤心"都明确指出惊可损伤心神。《类经·疾病类·情志九气》："情志之伤，虽五脏各有所主，然求其所由，则无不从心而发。"由此可见，不仅惊能损伤心神，七情皆可作用于心，而且七情致病，心病首当其冲。七情内伤与冠心病有着密不可分的关系。《杂病源流犀烛·心病源流》则认为七情除"喜"之气能散外，余皆足令人心气郁结而为心痛。

## 三、中医情志干预心肌梗死的方法

既然情志在心肌梗死中具有重要的地位，按照中医"治病必求其本"的原则，当然也需通过情志干预来调畅情志，从而达到气机条畅。清·喻昌《医门法律·心志》中有云："居处安静，无为惧惧，无为忻忻，婉然从物而不争，与时变化而无我，则意志和，精神定，悔怒不起，魂魄不散，五脏俱宁，邪亦安从奈我何哉”，对于中医情志治疗方法的分类，目前并无公认的方法，主要的中医情志干预方法包括：

（一）情志制约

恐惧症患者可以应用“情志制约”法，以“思胜恐”，在交谈中自然地诱导患者进入容易思虑的往事或有待解决的对其人生有价值的事物情境中去，以消除其对冠心病的恐惧，然后结合“情志自调法”，指导患者从思虑中解脱出来，保持情志稳定。

临床上有心肌梗死后患者胆怯易惊，每遇些许声响或在常人看来很小的情绪刺激都产生明显的心理反应，导致胸闷等症状的发作，而对于这一类患者，有时需要参照“惊者平之”的原则进行治疗。在《儒门事亲》记载张子和治卫德新妻的案例，卫妻旅次夜宿，突遭盗劫，惊堕床下。此后，她稍一听到响声，即惊倒不省人事，家人都蹑足而走。医生皆用镇惊定志之药，作心病医治无效。张子和诊之，以为其病从外而入，当用惊者平之之法。于是吩咐二侍女执患者两手按在高椅上，在其前面置一小茶几。嘱病人目视茶几，突然用木块猛击茶几，病人大为惊骇。候其神色少定，复猛击之，病人惊吓缓。如此连续三五次，然后再以相杖敲击门窗等处，病人徐徐惊定而笑。是夜，又使人击其门窗不辍，从此，病人虽闻雷鸣之响亦无惊慌。

以情胜情的方法用于稳定的心肌梗死后患者时要注意辨别患者能否耐受情绪的刺激，以免加重心脏功能损害。同时除了情志制约外，还有另外一种情志制约—和喜怒。

古人说："喜怒不节则伤脏，脏伤则病起。""和喜怒"是智者养生之道。欲达于此，就要善于控制自己的情感，做到喜有度，怒有节，不为一事过喜，不为小事过怒，不能随意任性，纵情发作。当要"勃然大怒"或"欢喜若狂"时，可先做点别的事情，以便防止激烈情感的暴发。家人之间、邻里之间、同事之间应该和睦相处，尽量避免冲突，一旦发生矛盾，应该心平气和地妥善解决，切忌"针尖对麦芒，火上加油"。有句话颇有哲理：忍一时风平浪静，退一步海阔天空。如果遇到什么不顺心的事，不要埋在心里生闷气，而应敞开胸怀向亲人、朋友倾吐，以此减轻不快情绪，获得劝慰，使心情得以舒畅。

（二）情志自调

《素问·上古天真论》所阐述的"恬淡虚无，真气从之，精神内守，病安从来"，是情志自调的基本内涵和精髓。恬淡虚无，虚静守神的关键是保持思想上的"恬淡虚无"。"恬淡"是安静，"虚"是虚怀若谷，心地宽广，"无"是没有妄想和贪求。也就是要淡化名利，节制嗜欲，摆脱各种世俗和情感纠葛，以达观处世的态度保持心境的安宁清静。人们的心常处于动而难静的状态，欲望本是人之天性和常情，但如果惟名利是务，孜孜以求，患得患失，嗜欲无穷，必致心神躁动，耗损精神，势必导致逆乱气机，伤害脏腑，轻者致病，重则折寿。因此，历代医家都将"养静为摄生首务"，而恬淡虚无则为静心养神的重要思想修养准则。

（三）四气调神法

《素问·上古天真论篇》曰："上古之人，其知道者，法于阴阳，和于术数，食饮有节，起居有常，不妄作劳，故能形与神俱，而尽终其天年，度百岁乃去，……以酒为浆，以妄为常，醉以入房，以欲竭其精，以耗散其真，不知持满，不时御神，务快其心，逆于生乐，起居无节，故半百而衰也。"《素问·四气调神大论》曰："春三月，此谓发陈，天地俱生，万物以荣，夜卧早起，广步于庭，被发缓行……夏三月，早卧早起。……秋三月，早卧早起，与鸡俱兴……冬三月，早卧晚起，必待日光……"，提出顺应四时之气来调摄精神的方法，其基本内容为根据一年四季阴阳消长、寒暑变迁以及万物生长收藏等自然变化，采取相应的形神调摄方法，与自然变化协调一致，以保持身心健康。

春季是万物生发、阳气始升的季节，养生应夜卧早起，常散步于庭院田野之间，以感受春天的气息。在情志上，对待一切事物都应本着"生而勿杀"的精神，以顺春生之气。此外，还可以做一些有助于阳气生发的呼吸运动及养肝功法的锻炼。如以"嘘"字诀缓缓吐出胸中浊气，再缓缓摄取清新之气以舒畅情志。夏季是万物生长繁茂的季节，阳气壮盛，阴气始生，草木华美成实。也应顺其蕃秀长养之热，晚睡早起，心气清明，保持宁静愉快的心境，以舒悦之情宣泄充溢的机体，使腠理疏通，内外宣畅；待人接物，要开朗豁达，"若所爱在外"。此外，睡卧不可露宿，尤忌汗出当风而卧；可以调息净心，存想冰雪在心，使心地清凉，以减少炎热之感。秋季是万物成熟收获的季节，肃杀之气开始降临，草木渐趋凋零，人们容易产生消极的情感。形神调摄，宜早卧早起，可仿效万物收藏之意，使情志活动渐趋于内，收敛神气，减少应酬，不要让意念浮驰于外，以缓和秋令肃杀之气对人体的影响。冬季是万物蛰藏的季节，天寒地冻，阴寒盛于外，阳气伏于内。形神调摄也应顺从其“闭藏”之势，一般宜早卧晚起，“必待日光”，不宜过于操持烦劳，以免内藏之阳气开泄于外，起居宜避寒就暖，充养阳气，人的情志活动也需静谧自守，似有所获。

“四气调神”必须注意两点：其一，根据五脏分别与四时相应（春应肝、夏应心、秋应肺、冬应肾）等的理论，通过四时的形神调摄，可以充养五脏之气。因此在四时调神过程中，应该有意识地根据五脏与四时的相应关系侧重于某一脏的调摄。其二，从整体观念出发，四季养生，更是季季相关。四气调神实际上还具有“治未病”的预防作用。

（四）日常行为疗法

上文提到面对目前的信息化社会，我们的交感神经往往处于过度亢奋状态，而调节交感神经与副交感神经的平衡也不是每日几分钟就可以做到的，而应该以平和的生活心态来平衡。目前大量的情绪调节能力相关的研究都已经证实，情绪调节能力强或情绪稳定指数高的人更不容易罹患冠心病，其心肌梗死的发生率也更低。

龚廷贤在《寿世保元》中说：“诗书悦心，山林逸兴，可以延年。”《寿亲养老新书》认为：“养老之法，凡人平生为性，各有所嗜之事，见即喜之。”提出发展兴趣爱好是消除忧愁郁闷的好办法。有好琴棋者，有好书画者，有好古玩者，有好禽鸟者，有好花木者，各以嗜好寻求，自得其乐。紧张的工作之间，节假闲暇之日，投身自然，游历山川，可令人心旷神怡，胸襟开阔。充实的业余生活，精神有了寄托，能乐以忘忧，对促进心肌梗死患者康复颇有裨益。

每日用15~20分钟，平躺在安静舒适、光线柔和、温度适宜的房间，衣着宽松，全身肌肉放松，意念从头顶至两颊、项两侧、双肩、上臂、双腿、双脚，逐步下移，口中默念放松，进行自我心理暗示。

（五）音韵感应法

《黄帝内经》中就指出“内有五脏，以应五音”，“喜伤心，怒伤肝，忧伤肺，思伤脾，恐伤肾。故音乐者，所以动荡血脉流通精神而和正心也。”这或可视为音韵疗法的最早论述。音韵感应法是通过让患者听音乐来调治、康复病人的情态心理，促进心身康复的一种方法。唐代孔颖达指出：“夫乐声善恶本由民心而生，所感善事则善声应，所感恶事则恶声起。乐之善恶，初则从民心而兴，后乃合成为乐，乐又下感于人，善乐感人则人从之为善，恶乐感人则人随之为恶，是乐出于人而还感于人。”说明音乐不仅对人的情感产生潜移默化的“移情”作用，还可以陶冶性情、改变生活方式。

有学者临床观察发现利用音乐松弛训练能产生即时降压效应，对高血压、冠心病患者有降压效果，治疗前后血压下降幅度有统计学意义，而且对不同分期高血压都有效。一般认为音乐治疗具有物理学和心理学两方面作用，一是作为一种物理反应能引起人体组织细胞产生和谐的同步共振，另外音乐能调节大脑皮质的兴奋和抑制过程，改善人的情绪状态，进而协调人的生理功能。也有研究发现，音乐治疗效果受个体情绪状态、个性行为特征及高血压遗传体质等因素影响，尤其有焦虑情绪反应者是音乐治疗的主要适应证。因此音韵疗法和其他的情志疗法结合在一起可以取得更好的治疗效果。

《礼记·乐记》篇详尽地阐述了音乐对情感的影响，当听到微细蹙涩、萧索低沉的音乐时，人们会产生忧思悲哀的情感；当听到舒缓明快、华丽多彩而节奏鲜明的音乐时，会使人产生安详欢愉的情感；如果音乐雄壮嘹亮而充满激情，便会激励出人们刚毅振奋的情感；听到庄严肃穆的音乐，又会产生肃然起敬的情感；柔和舒缓而亲切的乐音，会产生慈爱之心；急速散乱、乖僻不正之音，则会诱发淫乱之情等等。因此，熟悉了不同音乐之后，在心情不好的时候，通过收听欣赏特定的音乐可以调情移志，达到气机条畅，从而气血运行得以循常道，机体可以协调运作。

中医情志疗法，除了上面论述的之外，还有吐纳导引气功等，在本书的其他章节中论述，在此不再赘述。

荷兰学者马丁纳著的《Achieving Emotional Balance: The Path To Inner Peace and Healing》（胡因梦主译），提到一项研究发现，对于心脏疾病最大的危险因素不是工作压力或时间紧迫感，而是敌意。在这项研究中敌意得分项目高者，70%有动脉粥样硬化，本研究还得出结论，相对于A型性格，敌意更为致命！另一项研究报告，拥有高度敌意者其心脏病发病率比正常人高出了6倍。马丁纳接着说，由于快速的生活步调以及高度的工作压力，交感神经在我们近年的文化中更具有支配力，因此协助副交感神经的方式，就成为维持机体健康的基本因素。中医情志疗法在这一点上与西方的心理治疗基本一致，而这一切也构成了我们中医情志治疗有效的基本前提，如何在心肌梗死的二级预防中发挥中医的作用，特别是情志治疗的作用，将是这个世纪心血管疾病治疗中的一个重要方面。

## 第三节 饮食调养

### 一、中医食疗的渊源

食疗是中华民族的一大瑰宝，是中医宝库中的一个重要组成部分。食疗由食养发展而来。食养起源于远古时期，火的使用为食养创造了条件。《黄帝内经》提出：“谷肉果菜，食养尽之，无使过之，伤其正也。”（《素问·五常政大论》）唐代医家孙思邈在《黄帝内经》食养理论基础上，结合自己多年的医疗养生经验，提出了食疗概念，并将食疗食养由以往的“食以随之”的次要地位，提升到了“先以食治（疗）”的首要位置。食疗，即食治，是以饮食治疗疾病的意思。食疗是对食养理念的进一步延伸和补充。孙思邈在其《备急千金要方·食治篇·序论第一》中言：

“夫为医者当须先洞晓病源，知其所犯，以食治之；食疗不愈，然后命药。”食疗经过宋元时期的充实、完善和历代帝王的大力提倡，至明清时期得到了普及和发展。

食补即是食疗的一个类型，食补的概念最早由金元时期名医张从正提出，其言：“养生当论食补，治病当论药攻。”食忌就是通常所说的忌口，是食疗的一项基本内容。凡是对食用者的健康不利，影响食疗效果的食物都应忌而不食。忌口可分为平常忌口和病时忌口，应综合参考病人的体质、年龄、疾病状况、季节和病人所处的地域等多种因素。恰当的忌口会增强食疗的效果，无谓的忌口，轻则毫无意义，重则反而影响食疗的疗效。

药食同源是指中药与食物来源一致，中药与食物均来源于自然界中的动植物，很多的中药材本就是常用食物，《神农本草经》中对于药物的分类就有以无毒之药物为上品的记载，可见药食同源的观念是我们在认识中药之初就已经形成，来源于我们祖先千万年的生活实践，是与大自然、与疾病长期斗争的经验结晶。《黄帝内经·太素》论述“空腹食之为食物，患者食之为药物”。药食同源的例子随处可见，如粮食类中的谷芽、麦芽、淮小麦、浮小麦等；蔬菜类如荠菜、萝卜、芥菜、山药、百合、藕、冬瓜、南瓜、赤小豆、黑大豆、刀豆、扁豆等；果品类如山楂、乌梅、龙眼、桔类、柚类、莲子、杏仁、无花果等；调味品类如生姜、桂皮、丁香、花椒、胡椒、八角茴香、小茴香、草果等；动物类中就更多，包括蛇类、家畜类、水产类、野兽类等。

药膳是指含药的食物，是食疗的具体剂型。就好像药剂是传统药疗的具体剂型一样，药剂包括膏丹丸散，药膳包括汤羹菜点。药膳即宋代《太平圣惠方》中所说的“法膳”，元朝忽思慧称之为“饮膳”，明清时属于“御膳”的范畴。

食物和药物一样具有防治疾病、保持健康的作用，而且都符合中医的理论，也就是都可以在中医理论指导下辨证使用。《黄帝内经》指出“毒药攻邪，五谷为养，五果为助，五畜为益，五菜为充，气味合而服之，以补益精气”。药物只是在病邪炽盛时用以驱邪存正的一种手段，一旦病邪退，则需要尽早停用，采用饮食调养。《千金要方》：“夫为医者，当先需洞晓病源，知其所犯，以食治之，食疗不愈，然后命药”，可见古代先贤都强调饮食的重要作用及在治疗疾病的不同阶段中的作用。

食疗在选用药物和食物方面，也要结合中医的病因病机学说，进行辨证，并通过恰当的制作方法和形式，如炒、煎、蒸、煮、熬等，制成汤、羹、膏、酒、粥、面、糕、饼等形式，而且讲究口感，通过调胃气保后天之气，胃气健运则正气生化有源。现代药理研究表明，中医养疗方大都具有增强机体的生理功能，改善细胞代谢和营养，改善心肺和造血系统功能，促进血液循环等作用，并能调节机体内物质代谢平衡，从而起到防治疾病、促进机体康复、保持健康的功效。

## 二、中医食疗在心肌梗死中的应用

### （一）结合季节地域特点，合理配膳

中医强调人与自然的和谐统一，自然界有春、夏、秋、冬不同的气候，食物也有不同性味，因此，人们食疗保健要与季节气候相适应，才能起到调养机体、健身防病的目的。例如春季阳气升发，人体腠理疏松开泄，易感受外邪，因此不宜过用辛温发散之品，如姜、蒜、葱等；夏季气候炎热，人体水分蒸发过多，津液耗伤，宜选择清热生津、易消化的食物，如鱼类、粥类、莲藕、西瓜之类；秋季气候渐凉而干燥，应选择平补生津润燥之品，如乳制品、蛋类、梨子、蜂蜜等；冬季气候由凉变寒，阴盛阳衰，人体腠理致密，阳气内敛，食宜温补，可配食牛、羊、鸡肉之类，慎用寒凉饮食，以防伤阳。我国地域广阔，各地的气候条件及生活习惯各异，如《素问·五常政大论》所说："西北之气，散而寒之，东南之气，收而温之。"西北地区，天寒地燥，且饮食多牛羊等温热之品，其病多外寒而里热，食疗时应注意散其外寒而清其里热；东南地区，地势低洼，温热多雨，腠理疏松，阳气外泄，且易生湿热之邪，因此食疗时应注意少用辛散之品，多选清热渗湿之品，如苦瓜、山药、冬瓜等。

食疗保健应随着四时阴阳的变化而作出相应的调整。春天夏天的时候，阳气正旺，应该多食一些质稀而清淡的饮食以限制其热，秋天冬天的时候，阴气渐盛，应该食用一些稠厚而温热的食品以限制其寒。也只有顺应自然界四

时阴阳的变化，人体才能够健康无病，反之，则百病缠身。即："圣人春夏养阳，秋冬养阴，以从其根。故阴阳四时者，万物之终始也，死生之本也，逆之则灾害生，从之则苛疾不起"（《素问·四气调神大论篇》）多吃稀的饮食可以达到"养阳"的目的，多食稠厚的食物可以收到"养阴"的实效。《寿亲养老新书·食治方》言："凡饮，养阳气，凡食，养阴气也。天产动物，地产植物，阴阳察质，气味浑全，饮和食德，节适而无过，……气味相成，阴阳和调，神乃自生。"《内经》认为：四季由不同的脏器所主理，因此，每个季节里，都应该对其相应的脏器进行调理。如"肝主春，……肝苦急，急食甘以缓之，肝欲散，急食辛以散之"；"心主夏，……心苦缓，急食酸以收之，……心欲软，急食咸以软之"；"脾主长夏，……脾苦湿，急食苦以燥之……脾欲缓，急食甘以缓之"；"肺主秋，肺苦气上逆，急食苦以泄之，……肺欲收，急食酸以收之"；"肾主冬，……肾苦燥，急食辛以润之；肾欲坚，急食苦以坚之"（《素问·脏气法时论篇》）。四时食疗的具体方法为，春天的时候，宜多食甘味、淡味的食物，减少酸味的食物；夏天的时候，宜多食辛味的食物，减少苦味的食物；秋天的时候，宜多食酸味的食物，减少辛味的食物；冬天的时候，宜多食苦味的食物，减少咸味的食物。正如《养老奉亲书》所言："当春之时，其饮食之味，宜减酸益甘以养脾气"，"当夏之时，宜减苦增辛，以养肺气"，"当秋之时，其饮食之味，宜减辛增酸，以养肝气"，"当冬之时，其饮食之味，宜减咸而增苦，以养心气"。食疗的关键就是根据时间、季节的变化，而改变、调整人的饮食内容。如元代忽思慧所说：“春气温，宜食麦，以凉之”；“夏气热，宜食菽，以寒之”；“秋气燥，宜食麻，以润其燥’；“冬气寒，宜食黍，以热性治其寒”。

（二）根据体质因素选择合适食材

《内经》将人的体质依其肥瘦的不同，区分为肥人、瘦人、肥瘦适中人等3种类型（《灵枢·逆顺肥瘦篇》）；依其先天禀赋的不同，区分为太阴、少阴、太阳、少阳、阴阳和平等5种类型（《灵枢·通天篇》）；依其五音、阴阳属性和体态等生理特征的不同，又将人的体质分为阴阳25种类型（《灵枢·阴阳二十五人篇》）。不同体质的人，食疗的方法也应有所差异。食疗应根据食用者的性别、年龄、体质、肥瘦和阴虚、阳虚、气虚、血虚、偏寒、偏热等具体病情的不同而采用不同的方法和配方。盲目地照搬乱食，不但起不了效果，反而会对身体有害。如《太平圣惠方》用不同的食疗方治疗咳嗽，《养老奉亲书》选不同的方法治疗老人尿频，《饮膳正要》则列举多种不同的补益脾肾食疗配方，供脾肾虚弱者依据自身的具体病证选择享用。

（三）谨和五味，均衡搭配

五味均衡，搭配平衡，避免五味太过、不及，是食疗的基本配伍原则。“谨和五味，骨正筋柔，气血以流，腠理以密，如是则骨气以精，谨道如法，长有天命。”（《素问·生气通天论》），只有五味均衡，才能取得理想的食疗食养效果。谷肉果菜，合理搭配，以补益调理人体阴阳气血。“毒药攻邪，五谷为养，五果为助，五畜为益，五菜为充，气味合而服之，以补益精气”（《素问·脏气法时论篇》）。五谷生长在离家较远的田野，食用之后能够补益人体的脾胃之气，因而属阳；五果种植在宅院周围，食用后可以生津止渴，润喉化痰，因此属阴；五畜习性好动，需圈地而养，因而属阳；五菜生长于田园，扎根不动，因而属阴。阳气阴味混合而服之，可以补益人体的阴精阳气。服用补阳气的谷肉，补阴气的果菜，算是最完美的食物补养方法了，但是也不可以过度食用，不然就会伤害人体的正气了。这段文字真正含义是说自然界具有阴阳属性的谷肉果菜，可以用来调补人体的气血阴阳，也是用来补养身体最好的补养方，但也不可以过度使用，不然也会伤害到人的身体。

（四）选择对于心脏及相关脏腑具有亲和力的食材

五味对人体五脏、五体（气血筋骨肉）有“情”，具有特殊的亲和力，进入人体之后，首先与其所亲和的五脏和五体结合，并对其产生作用。五味的属性不同，所产生的效力也完全不同。“五味入胃，各归所喜，故酸先入肝，苦先入心，甘先入脾，辛先入肺，咸先入肾。久而增气，物化之常也”（《素问·至真要大论篇》）。“酸入肝，辛入肺，苦入心，甘入脾，咸入肾，淡入胃。酸走筋，辛走气，苦走血，咸走骨，甘走肉”（《灵枢·九针论篇》）。可见，五味对五脏具有特殊的亲和力。

金代医家张元素识破天机，首先提出了药物和食物的归经学说。归经是食物和药物的一种特性，某一种食（药）物能对某一个脏腑产生影响，或者产生作用。就表明这种食物（或药物）归这一经。归经是对药物和食物性能的高度概括，是对食（药）物作用途径的明确认识。性味是食物治疗疾病的物质基础，尽管我们还不完全清楚其具体的化学成分，但它确实客观存在，我们无法否定。

五脏对五味有“意”，具有特异性的选择性。顺其性者即为补，逆其性者即为泻。“心欲苦，肺欲辛，肝欲酸，脾欲甘，肾欲咸”（《素问·五脏生成篇》）。“脾欲缓，急食甘以缓之，用苦泻之，甘补之”（《素问·脏气法时论篇》）。就是说心对苦具有特异的选择性，肺对辛具有特异的选择性，依次类推。

五味具有治疗的作用。生理情况下，可补益调养五脏；病理情况下，可治疗五脏的各种疾病。治疗脏腑虚损性疾病，应选用五脏所宜的食物。即“脾病者，宜食杭米饭、牛肉、枣、葵；心病者，宜食麦、羊肉、杏、薤；肾病者，宜食大豆黄卷、猪肉、粟、藿；肝病者，宜食麻、犬肉、李、韭；肺病者，宜食黄黍、鸡肉、桃、葱”（《灵枢·五味篇》）。“肝欲散”，“用辛补之”；“心欲软”，“用咸补之”；“脾欲缓”，“甘补之”；“肺欲收”，“月酸补之”；“肾欲坚”，“用苦补之”（《素问·脏气法时论篇》）。依据五行生克制化的原理，实则泻其子，虚则补其母。五味具有或散、或软、或缓、或收、或坚的作用，也可以用于治疗五脏的实证。“肝欲散”，“酸泻之”；“心欲软”，“甘泻之”；“脾欲缓”，“用苦泻之”；“肺欲收”，“辛泻之”；“肾欲坚”，“咸泻之”。

掌握食物的功能，善加利用，其治疗疾病的效果甚至比用药还好。人若能知其食性，调而用之，则倍胜于药。

（五）常用药膳分类

健脾化湿类药膳：脾失健运，水谷精微转输无权，运化水湿乏力，湿阻不化，而泛滥肌肤，故对于临床表现为形体肥胖、肢体困重、倦怠乏力、脘腹胀满、纳差食少、大便溏薄、舌质淡、苔薄腻、脉缓或濡细等肥胖患者，中医归纳为脾虚湿阻型，治则应健脾化湿，此型肥胖临床上也最为多见。此时可选择青鸭羹、白茯苓粥等药膳食疗之，此型药膳常用原料有黄芪、茯苓、陈皮、泽泻、半夏、生大黄、扁豆、蚕豆、豌豆等。

清热化湿通腑类药膳：本型多见于中青年病人，以胃热实证为主，脾胃俱旺，湿热中阻，患者多喜食肥甘或消谷善饥、口臭口干、大便秘结等，故中医应采用清热化湿通腑的药膳食疗，可选择的药膳如鲜拌莴芭、桑套粥等。此型药膳常用原料为马尾连、茯苓、白术、忍冬藤、大腹皮、生大黄、白菜、圆白菜、芹菜、莴芭、竹笋、莼菜、莲藕、苦瓜、马齿苋、马兰草、萆薢、鸭梨等。

理气和活血化瘀类药膳：中医认为肥胖日久者，常导致肝郁气滞，表现为形体肥胖，两胁胀满，胃胀痞满，烦躁易怒，口干舌燥，头晕目眩，失眠多梦，月经不调或闭经，舌质暗有瘀斑，脉弦数或细弦。故中医常采用疏肝理气、活血化瘀的药膳疗法，可选择的药膳如决明山楂粥等。此型药膳常用原料为荷叶、草决明、瓜蒌、昆布、海藻、莱菔子、丹参、甘草、香橼、橙子、橘皮、橘子、佛手、荞麦、高粱米、刀豆、白萝卜、茴香、茉莉花、山楂、茄子、酒、醋等。

温阳化气利水类药膳：对于一些重度肥胖患者，如表现为形体肥胖、虚浮肿胀、疲乏无力、少气懒言、动而喘息、头晕畏寒、食少纳差、腰膝冷痛、大便溏薄或五更泄泻、男性阳痿、舌质淡、苔薄白、脉沉细的肥胖患者，可选择的药膳如加味赤小豆粥等。此型药膳常用原料为肉桂、熟地、茯苓、泽泻、山药、益母草、白芍、豇豆、刀豆、枸杞子、羊乳、牛乳、羊瘦肉、狗瘦肉、雀肉、胡桃仁等。

滋阴补肾药膳：中医认为一些表现为形体肥胖、头昏目眩、五心烦热、腰膝酸软、舌红少苔、脉细数或细弦的肥胖患者，多为阴虚内热所致，故应采用滋阴补肾的药膳食疗。此型药膳常用原料为炒栀子、枸杞子、银耳、黑木耳、黑豆、甲鱼、猪瘦肉、鸭肉、鸭蛋、海参、海蜇、黑芝麻、猪肾等。

（六）常用中药茶

生脉散茶：人参 5g，麦冬 5g，五味子 3g。沸水冲泡，代茶饮服。该茶具有益气生津、补气养心的功效。适用于气阴两虚、胸闷气短、口干乏力的冠心病患者。

三七参茶：三七 5g，人参 3g。打碎，沸水冲泡，频饮代茶。该茶具有益气养心、活血通络的功效。适用于气虚血瘀、胸部刺痛、气短乏力、口舌色暗的冠心病患者。

红花檀香茶：红花 5g，檀香 5g，绿茶 1g。代茶饮服。红花活血祛瘀，檀香功专理气止痛，绿茶可消食化痰，而赤砂糖配伍诸药，则有活血的功效。该茶剂性味偏于甘温，具有较好的活血化瘀止痛作用，可缓解冠心病患者心胸窒闷、隐痛等症状。

首乌荷叶茶：首乌 10g，荷叶 5g，决明子 5g。沸水冲泡，代茶饮服。该茶具有补肾平肝、祛痰化浊的功效。适用于形体肥胖、嗜食油腻、胸闷口淡的冠心病患者，特别适用于大便干结的患者。

（七）常用粥类

玉米粉粥：玉米粉 50～100g，粳米 100～150g。将粳米洗净加适量水煮至九成熟，加入事先以冷水调稀的玉米粉调匀，倒入锅中以文火煮至米开粥稠。该粥具有健脾和胃、益肝宁心的功效，一般冠心病患者均可食用。

仙人粥：何首乌 30～50g，粳米 100～150g，红枣 3～5 枚，冰糖适量。先将何首乌、红枣和粳米放入砂锅内，加水适量，同煮成粥后加入冰糖，拌匀即可食用。该粥具有补肝肾、健脾胃、乌须发的作用，适于合并有高血脂、须发早白的冠心病患者。

葛根粉粥：先将新鲜葛根切片磨碎，加水搅拌，沉淀取粉 30g，同粳米 100g 共煮粥食用。葛根粉含的黄酮苷成分能增加冠状动脉血流量，常食对冠状动脉狭窄引起的心绞痛有一定疗效。

## 第四节　外治疗法

外治法具有简便易行、经济实用、疗效确切、安全稳妥等特点，近年来冠心病、急性心肌梗死外治法的研究表明，雾化吸入、穴位注射均奏效迅捷，是冠心病心绞痛发作时的首选疗法；敷贴、耳压则作用持久、巩固防复、缓图治平。

## 一、吸入疗法

（一）气雾剂疗法

1. 取“宽胸气雾剂”（由檀香、细辛、荜茇、高良姜、冰片等制成），每次舌下喷雾1或2次。适于心肌梗死心痛有寒者的治疗。

2. 取“寒性心痛气雾剂”（由肉桂、香附等制成），每次舌下喷雾1或2次。适用于心肌梗死心痛有寒者的治疗。

3. 取“热性心痛气雾剂”（由丹皮、川芎等制成），每次舌下喷雾1或2次。适用于心肌梗死心痛有热者的治疗。

（二）中药鼻吸疗法

1. 取“桂麝散”（紫油桂、公丁香各6g，樟脑粉3g，人工麝香0.3g。先将紫油桂、公丁香共研为细末，再入樟脑、人工麝香同研和匀，储瓶备用，切勿泄气）。临用时揭开瓶盖，将瓶口对准患者鼻孔，任其嗅吸。每次1～3min。见痛即用，至痛止即停。具有开窍、通络、止痛的功效。适用于治疗冠心病、心绞痛，其止痛效佳。通常用药1或2次，即痛止或缓解，见效颇速。

2. 取“还魂香”（取檀香、白胶香各等份，共研为细末，储瓶内密闭备用，切勿泄气），每次取药末少许，摊于卷烟纸上，搓成纸捻，点燃一头，待烟雾冒出后，即熏患者鼻孔，并嘱吸入肺内。待痛止或醒后即停用。该法具有芳香通络、开窍醒神的功效。适用于治疗胸痛难忍、气闭难出、昏厥不语、口唇青紫、四肢发凉。有醒神止痛的作用。用于抢救危重患者，见效迅速。待患者苏醒后即进汤剂，以图根治。

（三）中药吹鼻疗法

取制蟾酥、冰片、红参、附子、细辛、山慈菇、牙皂、洋金花、人工麝香（均未注明剂量），上药共研为细末，置于管筒中，吹入患者鼻腔内。每日 2 或 3 次，7 天为 1 个疗程。适用于气虚型胸痹心痛。

（四）中药塞鼻疗法

取蟾酥、冰片、人参、附子、细辛、山慈菇、牙皂、洋金花、人工麝香各等份。先将人参、附子、细辛、山慈菇、牙皂、洋金花共研为细末；再将蟾酥、冰片、人工麝香，共研为极细末。再将各药调和均匀，再研末，然后装瓶备用。待心绞痛发作时，少许药棉包裹药末塞入鼻中。左右鼻腔轮换交替使用。

（五）涂搽疗法

取“救心油”（人工麝香、檀香、沉香、苏合香、龙脑香，上药经科学方法提炼成精油），当心绞痛发作时，将该药涂抹人中穴，并做深呼吸，以吸入气味。大多在 1 ~ 3min 内可以缓解。如未缓解，10 ~ 15min 后可重复使用，直至疼痛缓解为止，适用于治疗胸痹心痛。

## 二、贴敷疗法

（一）简介

敷贴疗法又称为“外敷法”，是最常用的天然药物外治方法之一。它是将鲜药捣烂，或将干药研成细末后以水、酒、醋、蜜、植物油、鸡蛋清、葱汁、生姜汁、蒜汁、菜汁、凡士林等调匀，直接涂敷于患处或穴位。由于经络有“内属脏腑、外络肢节、沟通表里、贯穿上下”的作用，不但可以治疗局部病变，并且也能达到治疗全身性疾病的目的。使用时可根据“上病下取、下病上取、中病旁取”的原则，按照经络循行走向选择穴位，然后敷药，可以收到较好的疗效。外敷天然药物有时会引起水肿、过敏，导致皮肤破损、细菌感染，并使病情加重。因此，患者应在医师指导下治疗。

（二）在心肌梗死中的应用

1. 肖扶先经验：治疗急性心肌梗死伴便秘患者 27 例，采大黄 3g，以 50°～60° 白酒调成糊状，敷贴于神阙（脐部）穴处，用敷料胶布固定。同时所有患者均给予“开塞露”清除肠内硬便，每日于局部用 50°～60° 白酒约 5ml 加湿 1 次，3～5 日换 1 次，获满意疗效。

2. 柯青经验：采用“脐效冠心膏”敷贴神阙穴（脐部），治冠心病患者 227 例，经 7 次治疗后，有效 221 例，总有效率达 97.36%；心电图总有效率达 61.23%。

3. 倪寄兰等经验：取中药红花、三七、地龙、冰片等制成贴膏，外贴膻中、心俞、阿是穴，以治疗心痹（冠心病、心肌炎）112 例，临床痊愈 25 例，痊愈率为 22.32%；有效 107 例，总有效率达 95.54%。

4. 贝自强经验：取“冠心膏”（由丹参、红花、川芎、当归、乳香、没药、丁香、沉香、人工麝香等制成）外贴膻中、虚里、心俞穴，每穴贴 1 张，每次选 2 穴，交替贴敷，每张贴膏敷贴12～24h，共治疗冠心病患者22例，显效13例，有效6例，改善1例，无效2例，总有效率达90.91%；心电图改善率为45.4%。

（三）医著撷华

1. 取“通心膏”（徐长卿、当归、丹参、王不留行、鸡血藤、葛根、延胡索、红花、桃仁、姜黄、郁金、参三七、血竭、椿根皮、穿山甲、乳香、没药、樟脑、冰片、木香、人工麝香、硫酸镁、透骨草）敷贴于心俞、厥阴俞或膻中穴。

2. 取“麝香心绞痛膏”（人工麝香、牙皂、白芷等），每次2张，分别贴于心前区疼痛处和心俞穴，每24h更换1次。

3. 取“冠心止痛膏”（由丹参、当归、川芎、红花、乳香、没药、公丁香、降香等研为粗末，以95%乙醇浸制成流浸膏，加樟脑、冰片、二甲苯、人工麝香、苯海拉明、橡胶、羊毛脂等捣制成硬膏，并涂于布面即可）。临用时，外贴于内关、膻中或心俞穴，间隔6～12h后行第2次贴膏。换膏时，先用热毛巾轻擦局部皮肤，待1～2h后再贴。1周为1个疗程。

4. 取檀香、细辛各等份，共研细末，用适量的白酒调成糊状，敷于脐部，外用消毒纱布覆盖，再用胶布固定。具有行气止痛的功效，适用于冠心病心绞痛患者。

5. 取白檀香12g，制乳香12g，制没药12g，郁金12g，醋炒延胡索12g，冰片2g，麝香0.1g。以上前6味共研细末，加入麝香调匀，再用适量的二甲基亚砜调成软膏，然后置于伤湿止痛膏的中心，贴敷于双侧内关穴、膻中穴，每日换药1次。具有行气止痛、活血化瘀的功效，适用于气郁血瘀所引起的冠心病心绞痛患者。

6. 取降香10g，檀香10g，麝香0.1g，三七10g，冰片0.25g，胡椒10g，适量白酒。以上前6味共研组末，临用时取药末2克，用白酒调成药饼，分成5份，置于伤湿止痛膏中间，贴敷于膻中穴、双侧内关穴和心俞穴，隔天换药1次，连用5次为1疗程。具有行气止痛、祛瘀止血的功效，适用于冠心病心绞痛患者。

## 三、推拿按摩疗法

推拿按摩治疗，是中医学宝库中的重要组成部分，因其具有独特的医疗作用，目前已引起国际医学界的重视，成为一门古老而又年轻、具有发展前途的医疗学科。推拿按摩通常是运用手和手指的技巧，在人体体表经络穴位上连续动作，用来治病的一种方法。常用手法有：推法、按法、掐法、拿法、摩法、擦法、揉法、搓法、叩法、滚法。

### （一）临床运用

1. 患者取俯卧位，医者站于其旁，用手掌揉按后背俞至肾俞上下各15～20次，并点按心俞、神堂、大杼、风池穴3分钟。患者取仰卧位，医者站于其旁，用手掌自胸部肩前至上肢内侧做推法5～7次，然后在心前区做快速揉按10分钟，并点按巨阙、膻中、郄门、内关、神门穴各3分钟。以上手法均有扩张血管、活血化瘀、改善心脏供血等作用。

2. 随症选穴，如心胸持续疼痛、痛彻背部、胸闷憋气、心悸气短加揉气海，拿按血海和三阴交，点按太冲。如胸闷心悸、动则喘、头晕酸冷。面色苍白者加揉按肺俞、揉气海、按揉三阴交、命门。

3. 穴位按压：患者取坐位或侧卧位，由肩胛骨下角下缘划一垂直于脊柱的直线，直线交于脊背正中线处即为至阳穴，将伍分硬币边缘横放于穴位之上，适当用力按压3～5min。亦可按摩腹部上脘、中脘、下脘、神阙、关元、心俞、厥阴俞或华佗夹脊压痛穴。用于治疗心肌梗死所致的各种类型的心痛。

（二）治疗原理及功效

现代研究表明，推拿按摩可使血管扩张，减少血流阻力，降低血压，减轻心脏负担，增强心搏力量，减慢心率，使呼吸加深，有延年益寿之作用。推拿按摩能调节大脑皮质的兴奋和抑制过程，增加血液中的红细胞、白细胞和血红蛋白含量，并可改变血流动力学过程和提高机体的免疫功能。按摩可使外周血管阻力减低，缓解小动脉痉挛，调节心脏功能，促进代谢。按摩能加速胆固醇和甘油三酯的分解，降低血液黏稠度，有助于冠心病的预防和治疗。

（三）治疗注意事项

躯体经穴推拿按摩治疗时，要随时注意患者对手法的反应，以便及时调整手法刺激强度。心绞痛猝然发作时，患者应立即静卧休息。手法刺激切忌过重，以患者感到酸胀即可，若手法过重反而加重症状。在急性心肌梗死发作期或心力衰竭时一般不宜使用。

（四）如何自我穴位按摩

推拿按摩方法简单，操作方便，易懂易学，患者亦可自行穴位按摩，方法是以一手中指螺纹面，沿锁骨下，肋骨间隙，由内向外，顺序由上而下，适当用力按揉，至酸胀为宜。附本文所述穴位位置于下：

灵墟穴：位于第三肋间隙，前正中线旁开12寸处。

屋翳穴：位于第二肋间隙，前正中线旁开4寸处。

天池穴：位于第四肋间隙，乳头外上1寸处。

肺俞穴：位于第三胸椎棘突下，旁开1.5寸处。

心俞穴：位于第五胸椎棘突下，旁开1.5寸处。

膈俞穴：位于第七胸椎棘突下，旁开1.5寸处。

内关穴：位于距手腕2寸的两筋之间。

## 四、耳压疗法

（一）简介

耳压疗法是一种在耳郭穴位上压贴中药王不留行籽、六神丸、喉痛消炎丸等药物治疗疾病的方法。这一疗法是在病人耳郭的选定穴位上，用胶布敷贴药籽，以药籽的机械压力来持续刺激耳穴。通过每一耳穴与人体经络的相应关系，促进和加强经络系统的功能，推动气血的运行，从而疏通经络，祛邪扶正，调整脏腑的功能，增强机体的抗病能力，进而达到防病治病的目的。耳压疗法所用药籽多采用王不留行籽，它是石竹科植物麦蓝菜的种子，色黑呈球形，如小米大小，质硬，表面较光滑，无需加工。

（二）医家经验

1. 程宝安经验：主穴取耳穴心、神门、交感、肾、小肠穴；配穴取耳穴肝、脾、肺、内分泌、皮质下等穴，采用人体信息诊断仪（电压10V，电流9mA，频率3500/min）的探针，刺每个穴位15~30s后，再将油菜籽用小块胶布固定在穴位上。并嘱患者每日按压5~10次，以每个穴位麻痛为度，两耳轮换交替使用，7日内两次贴压，治疗7~10次后观察疗效。共治疗心绞痛患者50例，显效37例，有效11例，无效2例，总有效率达96%。

2. 尉迟静经验：取耳穴心、冠状动脉后（三角窝内侧和耳轮脚末端）小肠、前列腺后等穴，每次取1穴，用王不留行籽置于菱形胶布上，敷贴于上述穴位，并嘱患者1日按压4次，每次按压10下左右，5日1次更换耳穴。共治疗冠心病患者21例，其中经治疗5次，症状消失、心电图恢复正常者7例；治疗10次，症状消失、心电图恢复正常者14例，总有效率达100%。

3. 孙吉山经验：主穴取耳穴心、小肠、肝、神门、交感、皮质下穴；配穴取耳穴脾、肾等穴。每次选4穴，得气后接上电针仪，并予留针1h，2日1次，12次为1个疗程。共治疗冠心病患者23例，总有效率达96.5%，主症、心电图、血脂等均有改善。

4. 俞雁彤等经验：取主穴耳穴心穴；配穴取耳穴肺、肝、肾、神门穴。采用王不留行籽贴压，3日更换1次。共治疗心肌缺血患者40例，并与西药组对照，两者有效率分别为85%和85.7%，未见明显差异。但耳压法省钱、省力、少痛苦，易为患者所接受。

（三）临床运用与治疗

1. 耳压疗法的选用材料

（1）压丸：一般是就地取材，如王不留行籽、黄精子、急性子、莱菔子、油菜籽、绿豆、六神丸、喉痛消炎丸、人丹、磁珠等。

（2）医用橡皮膏：如活血止痛膏、伤湿止痛膏，普通胶布亦可。

（3）75%的酒精棉球、生理盐水或肥皂水清洁耳郭，探棒一支，无齿镊子一把。

2. 耳压方法

（1）明确疾病的部位，望诊或探寻相应脏腑耳穴和相关脏腑耳穴阳性病理反应或疼痛敏感点。

（2）以75%酒精棉球常规消毒、清洁耳郭。

（3）以左手固定耳郭，将橡皮膏剪成0.6毫米×0.6毫米的斜方块，粘上所取的药丸1~2粒于小方块中心，对准所取的耳穴固定。每个穴按压10~15下，患者自感酸胀、疼痛、耳郭发热或充血为宜。每天自行按压耳穴3次，隔2~3天换1次，7~12天为1个疗程。

（4）一般为单耳压穴，双耳轮交换贴压。

（5）贴压相应脏腑疾病的穴位，对耳前与耳背的对应穴对压加以强化，提高疗效。

3. 耳压配穴治疗

治疗心脏疾病的耳穴位置：心在耳甲腔正中凹陷处；皮质下在对耳屏内侧面；神门在三角窝后1/3的上部；交

感在对耳轮下脚末端与耳轮内缘相交处；肾在对耳轮下脚下方后部；内分泌在屏间切迹底部；小肠在耳轮脚及部分耳轮上方的中 1/3 处；胸在对耳轮体前部中 2/5 处；失眠在耳部，对耳轮角末端处。

[方 1] 主穴：心、小肠、脾、肾。配穴：心绞痛、心律失常者，加交感穴；失眠者，加皮质下、神门穴；血压高者，加降压沟穴；血脂高者，加耳尖、内分泌穴；胸闷气短者，加肺穴；心动过缓者，加肾上腺、肝穴。

操作方法：患者取坐位或卧位，找出穴位敏感点后，取王不留行籽置于菱形胶布上，贴一侧上述各穴，患者自己每日按压 4 次，每日每穴按压 40 次，5 天交换 1 次，10 天为 1 疗程。

使用中应防止胶布潮湿或污染，以免引起皮肤炎症。个别患者可能对胶布过敏，局部出现红色粟粒样丘疹并伴有痒感，可加用下屏尖穴。但如耳郭皮肤有炎性病变、冻疮者不宜采用。

[方 2] 主穴：心、肾、脾、肾上腺。配穴：频发心绞痛者，加皮质下、交感穴；血压低、心律失常者，加屏尖、小肠穴；心动过速或心动过缓者，加肝穴、耳尖、肺穴。

操作方法：每次选主穴 3 个，配穴 2 个，将白芥子用 0. 5 厘米见方的胶布贴压耳穴处，每日按压 5 ~ 7 次，每次至少 5 分钟。每 3 日更换 1 次，7 次为 1 疗程。休息 3 日，贴下 1 个疗程。

[方 3] 主穴：心、神门、额上、舌。配穴：心区不适、胸闷者，可取心、心脏点、肘等穴位，因其具有宽胸理气

的作用；烦躁不安者，取心、神门、交感、皮质下等穴，因其具有调节神经中枢、扩张血管、增强脉搏的作用；冠心病心律不齐者，取心双面穴（耳郭心穴与耳背的对应位置称耳背心穴，合称心双面穴）神门穴等；为达到疏通冠状动脉、蠲痹和血的目的，可取心、主动脉（在耳背耳轮中段）、内分泌等穴。

操作方法：将医用胶布剪成0.5厘米见方，逐个将王不留行籽粘在胶布中央；再用竹制或玻璃棒制作的探针，逐一在耳穴的相应部位探查反应点，选择压痛点取穴；找准穴位后，用镊子夹取黏附药籽的小方块胶布，先将胶布的一角固定在穴位的一边，然后将药籽对准穴位，用左手手指均匀地按压胶布，直至平整。

（四）耳压疗法的注意事项

1. 按压耳穴的时间最好放在晚餐后30分钟为宜，可增强疗效。按压与呼吸配合，压时吸，松时呼。

2. 压力要适中，防止压破耳郭皮肤，以免感染。

3. 对胶布基质氧化锌发生过敏反应者，应及时更换。

4. 夏季贴压耳穴时，不宜时间过长。

5. 耳郭有冻疮或炎症时，不宜做耳压疗法。

## 五、刮痧疗法

刮痧疗法是指应用光滑的硬物器具或用手指、金属针在人体表面特定部位，反复进行刮、挤、揪、捏、刺等物理刺激致皮肤出现瘀血点、瘀血斑或点状出血，通过刺激体表络脉，改善体内气血流通状况，从而达到扶正祛邪、排泄瘀毒、退热解惊等功效的一种治疗方法。

（一）刮痧的部位、工具和材料

1. 刮痧的部位

刮痧的部位大体分为头部、背腰部、四肢等部分。在冠心病的治疗中还常用到头部的全息穴区。

2. 常用工具

（1）特制刮痧板：选用具有清热解毒作用且不导电、不导热的水牛角，制成不同边长、弯曲、角度及不同厚薄的刮痧板，施术于人体时，可于不同的部位发挥不同的作用。

（2）瓷汤匙：用汤匙的边缘。刮痧时，施术者用右手持瓷汤匙边蘸水或植物油，边在患者身体的特定部位上刮试，以刮出紫红色的痧点为止。

3. 常用介质

为了减少刮痧时的阻力，避免皮肤擦伤和增强疗效，在施术时选用适当的润滑剂、活血剂等。

（1）水剂：常用冷开水，在发热时用温开水。

（2）油剂：常用的有芝麻油、色拉油、豆油。

除上述工具外，还当常规配75%酒精和消毒棉球，以备常规消毒。

（二）刮痧操作方法

刮痧的方法包括刮痧法、撮痧法、挑痧法，其中最常用的是刮痧法，即用刮痧板、瓷匙等的钝缘面蘸刮痧介质后，在患者体表的特定部位反复刮动、摩擦的方法，包括直接刮法和间接刮法。目前临床最为常用、对冠心病患者来说最适用的为直接刮法。方法为首先让患者俯伏在椅子或桌子上，用热毛巾擦洗准备施术的部位，有条件的可用75%酒精棉球做常规消毒。施术者用右手持刮痧工具并蘸上刮痧介质（水或油），先在患者颈项正中凹陷处刮抹，刮出一道长形紫黑色痧点，然后让患者取俯卧位，在脊椎正中刮一道，再在肩胛下左右第7~9肋间隙各刮一道，以刮出紫黑色瘀点为止。

如按上述方法刮完，患者自觉症状减轻，可于脊椎棘突两旁上各刮1~2道，则会收到更加明显的效果。

1. 刮痧的具体步骤

（1）应根据患者所患疾病的性质和病情，选择合适的体位，并确定治疗部位，尽量暴露，用毛巾擦洗干净，也可用75%酒精棉球擦拭消毒，以防感染。

（2）刮痧要顺一个方向刮，不可来回刮，以皮下出现微紫红色或紫黑色痧点、斑块即可。应刮完一处之后，再刮另一处，不要东刮一下，西刮一下。

（3）任何病证，都宜先刮试颈项部，再刮其他患处。一般原则为先刮头颈部、背部，再刮胸腹部，最后刮四肢和关节。关节部位应按其结构采用点揉或挤压手法。

（4）刮痧时限与疗程，应根据不同疾病的性质及患者体质状况等因素灵活掌握。一般每个部位刮20次左右，以能耐受出痧为度，每次刮治的时间以20~25分钟为宜。初次治疗时间不宜过长，手法不宜太重。第2次应间隔5~7天或患处无痛感时（一般需5~7天），直到患处清平无斑块，病证自然就痊愈了，通常7~10次为1个疗程，间隔

10 天再进行下 1 个疗程。如果刮试完两个疗程仍无效者，应进一步检查，必要时改用其他疗法。

2. 刮痧的补泻手法

刮痧疗法的补泻作用，取决于操作力量的轻重、速度时间的长短、刮试的方向及作用的部位等诸多因素。一般：刺激时间短，作用浅，对皮肤、肌肉、细胞有兴奋作用的手法称为“补法”；凡刺激时间长、作用较深，对皮肤肌肉组织有抑制作用的手法称为“泻法”，介于“补法”和“泻法”二者之间的称为“平法”。临床应仔细辨证，根据“扶正”或“祛邪”的原则，适当采用补法或泻法。一般而言，治疗多用泻法，保健多用补法。

3. 刮痧的体位

常规有俯卧位、侧卧位、俯伏坐位、仰卧位。

4. 刮痧的部位

（1）刮痧疗法治疗胸痹，主穴取大椎、大杼、膏肓、神堂、肩井、肺俞、紫宫、玉堂、膻中、巨阙、中府、郄门至内关、通里至神门、解溪穴。配穴，寒凝气滞型者配加心俞、厥阴俞穴；痰浊壅盛型者配加丰隆、足三里穴；瘀血阻滞型者配加膈俞、三阴交穴。先以泻法，重手法刮拭大椎、大杼、膏肓、神堂、肩井经穴部位；后再次以中等强度手法刮拭其余经穴部位，以每一局部呈现青紫色或紫红色为佳。

（2）治疗冠心病心绞痛，刮厥阴俞、心俞、神堂、至阳穴；点揉天突、膻中、巨阙穴；刮曲泽、内关及上肢前侧、足三里、三阴交穴；点揉太溪穴、大敦穴。

刮痧对缓解心绞痛发作有一定疗效，但在心绞痛发作频繁及程度加重时，应及时采用中西药物综合治疗。本病患者常可在其心俞穴、厥阴俞穴、至阳穴附近找到敏感点或压痛点，应在该处重点刮治。

（三）刮痧疗法注意事项

1. 环境要宽敞明亮，空气流通新鲜，并注意保暖，勿使风直接吹向患者。

2. 充分暴露刮试部位，并擦拭干净，有条件时应常规消毒后再施行刮痧治疗。

3. 勿在过饥、过饱、熬夜或过度紧张的情况下施行刮痧。

4. 刮痧时，体位要自然舒适，在刮痧过程中要适度变换体位；当疲劳时，可在做完一种体位刮痧后，休息数分钟，再行刮拭。

5. 掌握手法轻重，按顺序刮拭，治疗时要注意刮痧工具的边缘要钝圆光滑，以免损伤皮肤，如不慎刮破皮肤须消毒或常规包扎。

6. 刮痧的手法要用力均匀，不要忽轻忽重，感到疼痛不能忍受应刮轻些，多刮数次，不可片面追求出痧，因为出痧的多少受多种因素的影响。

7. 刮痧过程中，若患者晕倒，见面色发白、冷汗或吐泻不止，应停止刮痧；若不奏效，可采用刮百会、内关、涌泉等穴以急救。

平时要注意刮痧部位宜少而精，一次刮治时间不超过25分钟为宜。夏日更应严格控制刮试时间，以防晕刮的发生。

(四) 刮痧疗法原理

刮痧疗法是一种用光滑扁平的器具蘸上润滑液体刨刮或用手指钳拉患处以达到治病目的的一种简单自然疗法。人体皮肤富有大量的血管、淋巴管、汗腺和皮脂腺，它们参与机体的代谢过程，并有调节体内温度、保护皮下组织不受伤害的功能。刮痧的机械作用，使皮下充血，毛细血管扩张，秽浊之气由里出表，体内邪气宣泄，把阻经滞络的病原呈现于体表；使全身血脉畅通，汗腺充溢，而达到开泄腠理、痧毒从汗而解的目的。此外，刮痧术通过经络腧穴刺激血管，使人体周身气血迅速得以畅通，病变器官和受损伤的细胞得到营养和氧气的补充，气血周流，通达五脏六腑，平衡阴阳，可以产生正本清源、恢复人体自身愈病能力的作用。刮痧术通过经络腧穴对神经系统产生良性的物理刺激，其作用是通过神经系统的反射活动而实现的。通过刮痧手法刺激有关的经络腧穴，反射性地调节自主神经的功能。刮痧可以促进正常免疫细胞的生长、发育，提高其活性。刮痧还对消除疲劳、增强体力有一定作用。

## 六、发泡疗法

1. 取大蒜、葱白各 30g，冰片（如以人工麝香 1g 代替冰片则更好）生巴豆各 10g，桃仁 15g，鸡蛋 1 枚，制成“护心垫”。上药共配 4 剂，每剂捣烂后装入油纱布袋内。先取 2 袋，置于火上烘热，敷贴于双手掌心（劳宫穴）约 5min，外戴以手套。剩下的 2 袋，密封储存，准备第 2 日再用。该垫在患者感觉有胸闷时敷贴。如病情较重，患者有胸闷胸痛时，取上药再做4个药垫，敷贴于双侧劳宫、神道穴及心脏部。也可取2剂，经捣烂后，以鸡蛋清调成膏状，装入油纱布袋内，烘热后敷贴于双足涌泉穴约5min。该药垫在患者微觉心跳不舒时敷贴。注意：每次敷贴时间可适当延长，一般敷1~2h不会起疱，敷药时间长短的标准，以自觉症状消失为止。

2. 取厚朴100g，白芍120g，甘草浸膏3g。将上药调均匀烘干，共研为细末，过筛，加鸡屎藤挥发油2ml、冰片少许，装瓶密封。山楂100g，葛根浸膏10g，甘草浸膏5g，白芍150g。上药烘干，共研为细末，过筛；加入乳香、没药乙醇浸出液各70ml，拌均匀，再烘干，加入鸡屎藤挥发油4ml、冰片少许，装瓶密封。上述两方药末，各取100g混合，调均匀，再研一遍，以黄酒调成膏状，纱布包裹，敷贴于神阙穴处，外用胶布固定。3日换药1次。

3. 取枳壳、青皮、陈皮、乌药、木香、香附、川楝子、小茴香、羌活、威灵仙、细辛、生川乌、生草乌、附子、肉桂、补骨脂、川断、杜仲、菟丝子、蛇床子、当归、川芎、赤芍、牛膝、天麻、桃仁、穿山甲、白术、甘草、远志、黄柏、白蔹、僵蚕、大风子、赤石脂、青风藤各30g，轻粉、儿茶、丁香、樟脑、乳香、没药、血竭各15g。以麻油熬，黄丹收膏。使用前，微烘热后，敷贴于阿是穴（疼痛敏感区）。每2~3日换药1次，3次为1个疗程。适用于治疗心阳不振，或兼气滞血瘀型心绞痛。

## 七、熏洗疗法

熏洗疗法是以某种中药煎煮后，先蒸汽熏疗，之后药液淋洗，浸浴全身或局部患处，以达到防病、治病目的的一种外治方法。

（一）熏洗疗法的作用

1. 皮肤吸收作用

熏洗时，湿热的药物能增加水合作用和皮肤的通透性。

2. 经络调节作用

药物对皮肤的刺激，通过经络系统的调节而起到纠正脏腑功能紊乱、治疗疾病的目的。

3. 脏腑输布作用

当不同的药物贴近皮肤，其药物的气味，由经脉入脏腑，再通过脏腑的输布作用，布散于五脏六腑以及全身，从而达到防病治病的目的。

4. 物理刺激作用

药物熏洗，使皮肤温度升高，皮肤毛细血管扩张，促进血液及淋巴液的循环，有利于血肿和水肿的消散。温热的刺激能促进网状内皮系统的吞噬功能，增强新陈代谢的作用。

（二）熏洗疗法的操作方法

熏洗疗法利用药物煎汤的热蒸汽熏蒸局部，待药液转温之后以药液淋洗，浸洗全身或局部。防治冠心病常用全身熏洗法、手足熏洗法。

1. 全身熏洗法

按病证配制处方，经煎煮后倒入容器，外罩塑料薄膜或布单，熏洗时患者头部宜外露，待药液不烫时，再淋洗，浸渍全身。熏洗次数及时间视病情而定，一般每次为 15～30 分钟，最长不超过 1 小时，每日 1～2 次。

2. 手足熏洗法

根据疾病的性质，辨证选用药物，也可以辨病与辨病结合选有效的单方或验方。将所选药物加水煎煮，然后滤过药液趁热熏蒸，待药液温后浸洗手足，洗足时可以用手摩擦双足的穴位。每次 15～30 分钟，每日 1～3 次。

（三）熏洗疗法的应用

1. 丹参首乌木香汤

［组成］丹参、首乌、山楂各 30g，木香 10g。

［制法］上药加水 300ml，浸泡 1 小时，煮沸 15 分钟，去渣取液，将药液倒入盆内，趁热浸浴，每次熏洗 30 分钟，每周 3 次，10 次为 1 疗程，每剂可连用 2 次。

［功效］滋养肝肾，活血通络，行气健脾。主治高脂血症。方中丹参活血祛瘀；首乌补益肝肾；山楂消食化积，活血散瘀；木香善行脾胃气滞，健脾和胃。药理实验证实，丹参、山楂、首乌均有降脂效果。

2. 桃仁丹参降压汤

［组成］桃仁、丹参、吴茱萸、夏枯草、川牛膝各 15g。

［制法］上药加清水 2000ml，煮沸 15 分钟，去渣取药液，倒入脚盆内，待药液温度降至 50°～60°时，先用消毒毛巾蘸药液擦双足（足底、足背），5 分钟后，再将双足浸泡在药液中 30 分钟。每日浸洗 1～2 次，洗后卧床休息 1～

2 小时。每剂可用 2 次，7 日为 1 个疗程。

[功效] 活血通络，清热降压，主治高血压病。方中丹参、桃仁活血化瘀，药理实验证实可扩张血管，改善血液循环，降低血压；吴茱萸疏肝下气；川牛膝活血祛瘀，强壮腰膝，通利关节。据药理实验证实，吴茱萸、牛膝均具有利尿降压、扩张外周血管和镇痛作用；夏枯草清热平肝。诸药合用具有良好的降压止痛作用。

## 八、药枕疗法

药枕疗法是将具有挥发性、芳香性的中草药置于枕芯中，做成药枕，让患者睡眠时垫于头项下，以达到治病养生的目的。药枕简便易行、疗效明显，无副作用。不同病情选用不同药物，多以芳香类药物为主，选用花类药物以芳香浓郁为好，叶类以清绿气爽者为优，矿物类须光泽明亮。所选药物如质地坚硬应机械粉碎。在制作枕芯过程中，根类、块粒铺于下，枝叶填于中，花香之品覆其上，要求摊放平坦，枕面柔软，富有弹性。

### （一）药枕治病机理

药枕疗法具有芳香开窍、怡神醒脑、安神益智、调养脏腑、养元强身、清肝明目、宣肺化痰、疏通经络和调整阴阳的功效。药枕中的芳香挥发、磁性成分的药物，可直接作用于皮肤、黏膜、五官九窍，渗入血脉之中，到达病所，调理气血，扩张血管，醒脑安神，调整脏腑功能，达到降压目的。颈项及后头部分布有丰富的血管和神经，如颈外动脉、颈内动脉、椎动脉及相对应的各种静脉及其分支，主要神经也有十余支。药枕疗法可通过机械刺激的治疗作用及药物的功效，激动颈部的皮肤感受器、血管或神经干，调整其抑制和兴奋过程，调节血管及神经的功能。药枕疗法可使就寝的枕具、气味等局部小环境发生一些改变，从而使患者的身心状态发生改变，对患者起到良好的心理调节作用。药枕的药味主要作用于头颈部。通过头颈部皮肤的渗透、吸收，通过嗅觉器官、鼻黏膜、经络、穴位等深入腠理、脏腑，以达周身，发挥药物的归经，达到治疗疾病的作用。

（二）适用于心绞痛患者的药枕

1. 芎菊枕

［组成］川芎、菊花、红花各适量。

［制法］将川芎、菊花、红花研成粉，制成药枕。

［功效］活血通脉，宽胸止痛。适用心血瘀阻型冠心病心绞痛患者。

［用法］让患者睡眠时头枕在药枕上。

2. 开痰化痹枕

［组成］明矾1000g，全瓜蒌1000g，枳实500g，薤白500g，姜半夏500g，旋覆花200g。

［制法］将明矾打碎，全瓜蒌、枳实、薤白、姜半夏、旋覆花烘干，共研粗末，混匀，装入枕芯，制成药枕。

［功效］通阳开结，豁痰通络。适用于痰浊壅塞型冠心病心绞痛患者。

［用法］让患者睡眠时头枕在药枕上。忌饱食后枕之。

3. 黑豆磁石枕

[组成] 黑豆1000g，磁石1000g。

[制法] 将黑豆、磁石分别打碎成米粒大小，混匀，装入枕芯，制成药枕。

[功效] 滋阴安神，交通心肾。适用于心肾阴虚型冠心病心绞痛患者。

[用法] 让患者睡眠时头枕在药枕上。

4. 丁香桂心枕

[组成] 公丁香500g，肉桂心500g，大附子200g，麻黄150g，细辛100g。

[制法] 将公丁香、肉桂心、大附子、麻黄、细辛分别烘干，共研粗末，混匀，装入枕芯，制成药枕。

[功效] 活血通脉，宽胸止痛。适用于心血瘀阻型冠心病心绞痛患者。

[用法] 让患者睡眠时头枕在药枕上。睡前宜喝1杯温开水。

5. 强真保元枕

[组成] 巴戟天1000g，大附子500g，炮姜500g，黄精500g，细辛200g，川椒200g，大茴香200g，肉桂200g。

[制法] 将巴戟天、大附子、炮姜、黄精、细辛、川椒、大茴香、肉桂分别烘干，共研粗末，混匀，装入枕芯，制成药枕。

[功效] 通阳散寒，开痹止痛，益气活络。适用于阴寒凝滞型和阳气虚衰型冠心病心绞痛患者。

[用法] 让患者睡眠时头枕在药枕上。阴虚火旺证

忌之。

## 九、音乐情志疗法

音乐疗法在心肌梗死疾病的早期可以有较好的作用。音乐疗法可在演奏或欣赏音乐过程中，释放其不良情绪，净化心灵，改善对疾病的感受。音乐处方在很大程度上体现了中医七情治病的原理。中国传统音乐分为宫、商、角、徵、羽5种民族调式音乐，其特性与五脏相对应，可直接或间接影响人的情绪及五脏五行间的关系，使患者在音乐治疗过程中得到宁静、愉悦，从而释放不良情绪，缓解内心痛苦，帮助其从疾病阴影中走出。舒缓、优雅的音乐同时还具有镇痛、镇静及调节情绪等功效，对人体呼吸、循环及内分泌系统具有良性调节作用，能影响生理功能，缓解抑郁、焦虑情绪，抑制负性心理因素导致的交感神经过度兴奋等不良反应，促使机体神经、心理及内分泌等系统调节功能重新达到平衡。

根据辨证运用节奏明快的乐曲，可以活血化瘀、振奋心阳。应避免疯狂、旋律紊乱、音调怪诞的乐曲等。传统乐曲如《梅花三弄》《阳春古曲》《月儿高》等乐曲，患者聆听后可感到轻松、舒服、愉快，也使气血的运行协调，宣通阳气，是一种极好的辅助治疗手段。用乐方式：每次30~40分钟，1日1次，30次为1个疗程。音量不超过70dB（分贝）。在治疗过程中，要全面了解患者的病情，以便根据其不同的个性、经历、修养来选择乐曲。

## 参考文献

[1]郭士魁，陈可冀．宽胸气雾剂中止心绞痛发作速效作用的观察．中西医结合杂志．1981，01（1）：43－44.

[2]杨发荣．心痛气雾剂治疗冠心病心绞痛100例．辽宁中医杂志．1997，8（5）：21－22.

[3]任继学．厥心痛的病因病机及其辨证论治．中医药学刊．2002，02（5）：125－126.

[4]王振国．《本草纲目》中的鼻腔用药．杏苑中医文献杂志．1994，5（2）：16－18.

[5]方善双．一例重症心肌梗塞抢救及护理．蛇志．1997，2（3）：44.

[6] Goy RH. 透皮给药的基本原则．国外医学－合成药、生化药、制剂分册．1986；7（3）：162.

[7]肖扶先．生大黄粉穴位贴敷治疗急性心肌梗塞患者便秘27例．江西中医药．1997，02（5）：45－46.

[8]柯青，张家鹏．脐效冠心膏治疗冠心病227例临床观察．中医杂志．1990，31（6）：33－34.

[9]倪寄兰，黄俭．穴位外敷治疗心痹（冠心病，心肌炎）．北京中医．1989，4（9）：47－50.

[10]贝自强，何焕荣．冠心膏外敷治疗心绞痛22例观察．中医杂志．1985，15（08）：31－33.

[11]高云，高晓光．通心膏贴敷穴位治疗冠心病心绞痛61例疗效观察．山西中医学院学报．2007，3（4）：49－50.

[12]周幸来，周举主编．心血管科疑难病症特色疗法．北京：人民军医出版社，2005：133－140.

[13]邢洁．通心贴外敷心俞与内关穴治疗冠心病心绞痛临床观

察. 山西医学.2007, 8 (3): 62-64.

[14]王贤娴, 张磊. 胸痹贴穴位贴敷治疗冠心病心绞痛40例疗效观察. 长春中医药大学学报.2011, 4 (1): 31-32.

[15]黄厚华, 董广卫. 冠心病心绞痛的中医药治疗近况. 中西医结合心脑血管病杂志.2005, 11 (2): 21-22.

[16]管政, 郑桂秋. 气功推拿对冠心病左心功能的影响. 山东中医学院学报.1993, 17 (4): 1993-1995.

[17]高援, 姬爱东. 按摩治疗冠心病机理探讨. 山西中医. 1995, 12 (6): 235-236.

[18]王端祥. 浅论按摩疗法的基本原理与进展. 按摩与导引. 2004, 12 (6): 56-58.

[19]陈波, 曲宝全主编. 随身医生丛书冠心病. 赤峰: 内蒙古科学技术出版社, 2002: 227-232.

[20]张淑敏. 穴疗法的临床应用近况. 天津中医.1997, 5 (3): 33-34.

[21]程宝安. 耳穴治疗心绞痛50例临床观察. 中国针灸.1995, 6 (2): 83-84.

[22]尉迟静. 耳贴治疗冠心病21例近期疗效观察. 四川中医. 1987, 7 (2): 44-46.

[23]孙吉山. 针灸治疗冠心病23例. 上海针灸杂志. 1991, 3 (2): 11-13.

[24] 俞雁彤, 梁书忠. 耳体穴联用改善冠心病患者左心功能的研究. 上海针灸杂志.1994, 10 (6): 19-20.

[25]周幸来, 周举主编. 心血管科疑难病症特色疗法. 北京: 人民军医出版社, 2005: 133-140.

[26]王敬, 杨金生. 刮痧疗法简介. 中国中医药信息杂志. 1995, 10 (6): 23-24.

[27]洪素贤. 足反射疗法与刮痧相结合治疗心绞痛. 双足与保健. 1997, 04 (5): 36-37.

[28]王莹莹, 杨金生. 刮痧疗法临床治疗病种研究与展望. 中国针灸. 2009, 02 (3): 57-58.

[29]孙宁, 谢福利. 单纯发泡疗法治疗心下痞35例. 辽宁中医药大学学报. 2008, 7 (7): 38-39.

[30]李富生, 李敏主编. 冠心病调养与护理. 北京: 中国中医药出版社, 2005: 282-284.

[31]黄亦琦, 李凤仙. 论熏洗疗法及其临床运用. 中医外治杂志. 1996, 5 (5): 3-4.

[32]周幸来, 周举主编. 心血管科疑难病症特色疗法. 北京: 人民军医出版社, 2005: 133-140.

[33]蔡树涛主编. 常见慢性病自然疗法系列冠心病. 南昌: 江西科学技术出版社, 2001: 285-292.

[34]顾维民. 浅谈药枕的保健作用. 中医外治杂志. 1994, 7 (4): 7-8.

[35]陈振仁, 孙文采. 保心药枕治疗劳力型心绞痛的疗效观察. 河北中医. 1995, 17 (3): 8-9.

[36]李富生, 李敏主编. 冠心病调养与护理. 北京: 中国中医药出版社, 2005: 282-284.

[37]郭瑞萍, 李素平. 药物配合音乐疗法治疗心绞痛型冠心病伴焦虑抑郁疗效分析. 实用中医药杂志. 2010, 12 (12): 823-824.

[38]赵皎皎, 解晨. 音乐疗法对不稳定心绞痛患者的影响. 护士进修杂志. 2007, 5 (10): 942-944.

## 第五节　医疗体操

### 一、八段锦

（一）简介

八段锦功法是一套独立而完整的健身功法，属于中小强度的有氧运动，由两臂或单臂上举、马步左右开弓、头部左右旋转、摇头摆臀、弯腰两手攀足、马步左右出拳、足跟上提等 8 个动作组成，起源于北宋，是古代导引的一个重要分点。具有柔和缓慢，圆活连贯；松紧结合，动静相兼；神与形合，气寓其中的功法特点。它使人神清气爽，体态安详，从而达到疏通经络、畅通气血和强身健体的效果。有助于平衡阴阳、疏通经络、分解黏滞、滑利关节、活血化瘀、强筋壮骨、增强体质。促进真气在体内的运行，以达到防病治病、延年益寿的功效。

（二）临床应用

刘俊荣等观察“八段锦”对不同血脂水平人群的影响，选择不同血脂水平中老年人群，将同水平血脂人群随机分为八段锦组和散步组。3 个月后检测显示，八段锦可以降低 LDL－C、TG、TC 水平和升高 HDL－C 水平，其效果优于单纯散步组。八段锦运动可以有效防治高脂血症，防治冠心病的发生，是适合中老年的有氧运动健身方式。

潘华山评定老年人进行八段锦定量运动负荷后的效果，48 名老年人练习八段锦 1 年后每搏输出量、心搏指数、心输量、血管弹力扩张指数和血管顺度等指标显著提高，而心耗氧量、左心搏功指数、心耗氧指数、收缩压、总周阻和主动脉排空系数等指标显著下降，肺活量明显增加。八段锦练习能使心泵力代偿性增高，心肌收缩力增强，搏血量增多，缓解心脏的压力；能有效地改善血管的弹性状况，提高肺循环功能，增加血容量，改善血液的浓度和流动速度；对于改善和提高老年人的呼吸机能有着积极意义。

黄涛等观察到，练习八段锦可以提高中老年人血清一氧化氮水平，提高血清超氧化物歧化酶活力，降低血清丙二醛水平，减轻脂质过氧化程度，有助于延缓衰老。张氏对男、女各 44 名八段锦练习者进行研究，观察练功前、练功半年后两次心血流图和脑血流图指标，进行对比分析后得出：练习八段锦可显著改善中老年人心脑血管功能，增加心搏量、降低外周阻力、提高血管顺应性，使高血压患者血压降低，改善脑血管壁的弹性，减少脑血流的阻力与脑血管紧张度，提高脑部供血量，使大脑双侧供血更趋于一致，还能改善人的不良心理状态。

(三) 练习要领

1. 预备姿势

立正，左脚向左侧横跨半步，两脚平行，间距与肩同宽。头顶悬，闭口，舌抵上颚，口中唾液满则咽下；用鼻平缓呼吸 12 次，每次均将气吸至中丹田。随吸气时提肛，呼气时放松。

2. 两手托天理三焦

双臂弯曲，掌心向上，胸前平举，指尖相对。

双手手指交叉，翻掌、掌心向上尽量托起。同时抬头，眼看手背，脚跟离地。

还原为预备姿势。3 遍。

双手上托时吸气、提肛，放下时呼气、放松。

3. 左右开弓似射雕

蹲好骑马桩，左手在后右手在前，掌心相对，放于左侧平肩高位。

左手指翘起向上，掌心向外用力缓缓推出；同时右手半握拳，由左侧如拉弓状缓慢拉至右胸前。目视左食指。

还原为预备姿势，左右转换。3 遍。

拉弓时吸气、提肛，还原时呼气、放松。

4. 五劳七伤往后瞧

头缓慢转至左侧最大限度，眼向左肩胛岗处。

还原为预备姿势，左右转换。3 遍。

头转动时吸气、提肛，还原时呼气、放松。

5. 调理脾胃臂单举

左手翻掌，掌心向上托；同时右手向下翻掌下压。目视左手背。

还原为预备姿势，左右转换。3 遍。

上托下压时吸气、提肛，还原时呼气、放松。

6. 摇头摆尾去心火

骑马桩式，两手放在两膝上，屈左臂、稍屈左腿，伸右臂、稍伸右腿，使上身左右前后摇摆。

还原后左右转换。1 遍。

本法重在想象中以百会（头顶）至尾闾（尾骨）穴间

为直线，腰为中点，头臀部做圈形摇摆。

7. 抱项七颠百病消

两手交叉抱项，两足跟缓慢离地，趾尖着力，两膝挺直。

落地还原。5 次。

足跟离地时吸气、提肛，落地时呼气、放松。

本法重点在头向后上用力抵，两手向前上用力抚，缓慢拉起头、颈、肩、背、臀、足。然后突然放松，足跟稍重落地，使全身振动。

8. 攒掌怒目增气力

骑马桩式，两手握拳，放于腰侧。

左拳向左前斜方用力击出（拳心向下），收回。

左右转换。出拳时吸气、提肛，出拳后呼气、放松。3 遍。

本法出拳时宜缓慢用阴劲击出，待快出完时，突然加速、迅猛击出。同时转腕，拳心向下。而后立即收回。着重理解武术中“铁指寸进”的意境。

9. 两手攀足固肾腰

向前弯腰，膝不屈。同时两手下按，掌心向下抓住足大趾（若抓不住，也不要勉强）。抬头，目视前方。

起立还原为预备姿势。2 遍。

前俯时呼气，还原时吸气。

本法两手抓住大脚趾时，头抬起，想象肾中真气自命门而出，上走背、肩、臂、手、足、腿、臀并回入命门。

（四）注意及禁忌事项

1. 采用八段锦，每日2套，饭后1.5～2小时为宜，1个月为1疗程，长期应用更好。练习不宜在餐后，尤其是在暴饮暴食或大量饮酒后进行练习。

2. 柔和缓慢，圆活连贯。练习时动作不僵不拘，轻松自如，舒展大方。缓慢，是指练习时身体重心平稳，虚实分明，轻飘徐缓。圆活，是指动作路线带有弧形，不起棱角，不直来直往，符合人体各关节自然弯曲的状态。它是以腰脊为轴带动四肢运动，上下相随，节节贯穿。连贯，是要求动作的虚实变化和姿势的转换衔接，无停顿断续之处。既像行云流水连绵不断，又如春蚕吐丝相连无间，使人神清气爽，体态安详，从而达到疏通经络、畅通气血和强身健体的效果。

3. 松紧结合，动静相兼。松，是指练习时肌肉、关节以及中枢神经系统、内脏器官的放松。在意识的主动支配下，逐步达到呼吸柔和、心静体松，同时松而不懈，保持正确的姿态，并将这种放松程度不断加深。紧，是指练习中适当用力，且缓慢进行，主要体现在前一动作的结束与下一动作的开始之前。八段锦中的“双手托天理三焦”的上托、“左右弯弓似射雕”的马步拉弓、“调理脾胃臂单举”的上举、“五劳七伤往后瞧”的转头旋臂、“攒拳怒目增气力”的冲拳与抓握、“背后七颠百病消”的脚趾抓地与提肛等，都体现了这一点。紧在动作中只在一瞬间，而放松须贯穿动作的始终。松紧配合得适度，有助于平衡阴阳、疏通经络、分解黏滞、滑利关节、活血化瘀、强筋壮骨、增强体质。

（五）渊源与治疗原理

八段锦渊源于南朝梁代，南朝梁代陶弘景撰有《养性延命录》，此书总结了魏晋以前的养生理论和方法，其中《导引按摩篇第五》中“狼踞鸱顾，左右自摇曳”、“顿踵三还”以及书中所描述的左右挽弓势、左右单托天势、两手前筑势，与清末定型的八段锦中“五劳七伤往后瞧”、“左右开弓似射雕”、“调理脾胃臂单举”等动作相仿。八段锦的形成与《养性延命录》有渊源关系。八段锦之名，最早见于北宋洪迈《夷坚志》。后经明清各家发展，成为健身气功中流传最广、效果最明显的功法之一，在我国健身术中占有重要地位。

八段锦的运动强度和动作的编排次序符合运动学和生理学规律，属于有氧运动，安全可靠，具有“调神”、“调息”、“调形”的作用，简单易学，医疗保健功效显著。以躯体四肢的运动，与调心、调息相结合，具有调理经络脏腑气血的作用，可加强臂力和下肢肌力，发达胸部肌肉，并有助于防治脊柱后突和驼背等不良姿势，提高老年人呼吸、循环系统功能。

八段锦特点是在松静、自然的状态下进行锻炼，它形成的是自然、轻快、宁静、专一的心境，配合“细、长、匀、缓、深”的有节奏的腹式呼吸，8 个动作之间充满了对称与和谐，体现了内实精神，外示安逸，虚实相生，刚柔相济，做到了意动形随，神形兼备，这种“以心行气”的练意活动，一方面可以直接调整大脑皮质兴奋与抑制的转换，通过变换大脑皮质的兴奋区域，使大脑得到调节和休息，这样可使练习者从整体上处于平静舒畅的状态，排除一切不必要的紧张和不良情绪的影响，从而可以纠正由于大脑皮质高度兴奋产生的焦虑和失眠现象。另一方面，练习八段锦可把握自然的规律，掌握阴阳的变化，吐纳调气，形成形体和精神合二为一的松静自然的状态，修养心性，使情绪趋于稳定平衡。缓慢的身体练习可以影响到心境的状态，并降低焦虑和抑郁的程度，同时，八段锦属于中小强度的运动，也是一项有氧运动，有氧运动可以减轻练习者的焦虑水平，对情绪的改善具有积极的影响。所以八段锦可以调节练习者的不良心理状态，在生理上能增强人体脏腑功能，提高身体素质，改善身体机能，增强防病抗病的能力，是一种简便、有效的运动康复方法。

## 二、太极拳

### （一）简介

太极拳是一种具有民族特点的保健拳法，主要用于强身健体。太极拳是明末民间流传的某些拳势与古代呼吸导引相结合的产物。太极拳家承不同，势有多、有少，架子有大、有小，练法不尽相同。但总体而言，太极拳运动的特点是举动轻灵，运作和缓，呼吸自然，用意不用力。是静中之动，虽动犹静，静所以养脑力，动所以活气血，内外兼修，心身兼修。也就是使意识、呼吸、动作三者密切结合，从而调整人体阴阳，疏通经络，和畅气血，使人的生命得以旺盛，故可使弱者强，病者康，起到增强体质、祛病延年的作用。

太极拳有着独特的拳理及演练规律：一是柔和缓慢，身轻体静，精神若一，即思想上的高度集中和入静放松，从而使得身心得以改善，大脑皮质兴奋与抑制的平衡功能得以提高，进而达到祛病强身之功效。二是阴阳法则在拳理上的运用。即动静、刚柔、内外、急徐、虚实、松紧、开合、升降等，符合中医整体诊治和辨证施治，即阴阳消长、阴阳平衡、阴阳转化之观念，达到医疗保健之功效。三是动作与呼吸相配合，用意念引导动作。动作与行气浑成一体，使“正气存内，邪不可干”。太极拳有氧健身锻炼能对人体的神经、循环、内分泌及运动系统等均产生深刻影响，这已被众多实验所证实。

（二）临床应用

邱春发现16周太极拳锻炼后，受试者外周血SOD活性显著提高；袁公亮研究发现中老年女性长期太极拳运动后，试验组MDA量低于对照组，SOD活性和GSH－$P_X$活性高于对照组。潘志军将30名男大学生随机分成对照组和太极拳练习组，练习组每天练习30分钟，持续5个月。结果显示：太极拳锻炼可降低TG和LDL－C含量，提高HDL－C及其亚组分$HDL_2$－C和$HDL_3$－C含量，降低脂质过氧化物MDA含量。

王镭研究发现，太极拳锻炼30天后血清细胞因子IL－4、IL－18和TNF－a水平均有不同程度升高，IL－4和IL－18与锻炼前相比均有显著性差异，锻炼30天后，IL－18水平与停止锻炼20天后相比亦有显著性差异，锻炼30天后 TNF－a 水平与锻炼前及停止锻炼 20 天相比无显著性差异，全血黏度及红细胞聚集性亦无明显变化。这表明太极拳锻炼可以在一定程度上提高机体的免疫功能。

罗华对 56 例高血压患者采用针灸疗法及药物疗法配合太极拳运动治疗。56 例患者显效 44 例，占 78.57%；有效 11 例，占 19.64%；无效 1 例，占 1.79%。总有效率 98.21%。结论是针灸疗法、药物疗法配合太极拳运动治疗高血压，疗效显著。倪隽等观察冠心病病史门诊患者 50 例，6 个月后太极拳组 26 例血清缺血修饰白蛋白（IMA）水平与锻炼前比较，差异有统计学意义（$P<0.01$），对照组 IMA 水平与 6 个月前比较，差异也有统计学意义（$P<0.05$），但 IMA 下降程度无太极拳组明显，锻炼后太极拳组与对照组 IMA 比较，差异有统计学意义（$P<0.05$）。冠心病患者在原有基础上增加太极拳训练有较好的改善心肌缺血作用。

刘善云研究认为评估 CHD 风险时 TG、TC、HDL－C 是临床上使用价值较好的预测指标。经过长期太极拳运动训练后，APOB、HDL－C 和 TG 含量明显改善，冠心病危险因素下降，心肌缺血改善，IMA 随之下降。

郑景启通过对几十名老人及冠心病、高血压、心肌梗死患者进行 6 个月到 1 年的太极拳练习观察，发现他们的心脏功能均有不同程度的提高，练习者比一般正常老人的血压偏低，脉压差减小，动脉硬化发生率低，心血管功能实验反应好，脉搏有减少的趋势。而患者则发病次数减少，自觉症状减轻或消失，血压恢复正常或接近正常范围。

（三）练习要领

太极拳功法的特点是：气功的要求、太极的要领、对称的体势和动静的练法。讲究外动内静，动中求静。外静内动，静中求动。动静相兼，刚柔并济。意气相随，神形合一。其功法 15 势内容顺序如下：

1. 调息宁神

自然站立，左脚向左横开半步，两膝微曲，两髋内合，腰脊竖直，含胸收腹。松肩虚腋，两臂下垂如弓，稍向外撑。正头平视，精神内守。宁神调息，气沉丹田。随后，两手向前外划弧，相接于小腹前。稍作停顿后，两手缓缓上起，至与乳平高时，翻转掌心向下。然后缓缓下落，至与小腹平高时，再翻掌向上。如此反复锻炼。

2. 分云捧月

将两手向外划弧，从身体两侧向上方升起，至与头平高时，两手向中间收合，如“捧月”状，略作停顿后，两手自胸前缓缓下降于小腹前。如此反复锻炼。

3. 左右托球

自然站立式，两手在小腹前呈抱球状，右手在上，左手在下。随后，左脚向左前方上半步，左手掌心向前划弧托于左肩前外方，作托球式；右手掌心向下按于右髋稍外方，身体前移成小弓箭步。稍作停顿后，两手掌心同时翻转，两手收于小腹之前，身体重心顺势后移，左脚收于右脚内侧，此为左式。再按同样要求，将右脚向右前方上半步，锻炼右式。

4. 双手推山

自然站立式，两手在小腹前，掌心向下，呈按球势。左脚向左前方上一步，两手向前推出，掌心向前与胸平高，成弓箭步，做双手“推山”之势，此为左式。稍停顿后，两手掌心同时翻转向后顺势收回，左脚收于右脚内侧，再将右脚向右前方上一步，锻炼右式。

5. 左右云手

自然站立式，两手合掌于胸前。左手自胸前上起于头之右前方，右手前移至右髋之稍前方。随后，提起左脚，向左横开一步成骑马式。左手内旋，掌心向里，顺势向左转头；右手同时向左划弧跟于左肘之后，上体同时转动，此为左式。随后锻炼右式，右手在上，左手跟于右肘之后。

6. 大鹏展翅

自然站立，两手相交于小腹前，左脚向左前方上半步，成右重小坐弓步。然后两臂自两侧划弧，缓缓上起，两手约与头平高，形如大鹏展翅，此为左式。稍作停顿后，练右式。

7. 红龙探爪

自然站立，成右重虚丁步，两手在胸前呈抱球式，左手在上，右手在下，左脚向左前方上半步，左手伸向左肩左前方，掌心向上；右手顺势自右髋外侧后展，掌心向下，肘臂屈曲，呈向前插出之势，形如探爪，此为左式。稍停顿后，右手向左前方插出，手与胸口平高，左手收于胸前，左脚收于右脚内侧。稍作停顿后，锻炼右式。

8. 水中抚球

自然站立式，两手下按于小腹之前。左脚向左前方上一步，两手呈弧圈形向上前方按下，意如水中抚球，此为左式。随后，左脚收于右脚内侧。稍作停顿后，锻炼右式。

9. 左右揉球

自然站立式，两手在小腹前呈按球式。左脚向左前方上一步，收腹、坐臀，两手向左前方揉出，手与髋平高，成弓箭步，随后将两手向外后方划弧后引至右髋稍前方，身体重心后移，顺势将左脚收于右脚内侧，此为左式。稍作停顿后，锻炼右式。

10. 孔雀开屏

自然站立式，双手合掌于胸前。左脚向左前方上一步，两手自胸前向两侧外展，掌指与乳平高，重心前移成弓箭步，两臂作“开屏”状，随后两手再从原路收合于胸前，顺势将左脚收于右脚内侧，此为左式。稍作停顿后，锻炼右势。

11. 白鹤亮翅

自然站立式，两手合掌于胸前。左脚向左前方上半步，呈小坐弓步。左手向左上侧上起，肘部微屈，掌心向前内，腕与头顶平高；右手同时划弧后展，止于右髋外后方，掌心向内，手与右髋相距约一拳。随后，两手同时向胸前收合，顺势将左脚收于右脚内侧，此为左式。稍作停顿后，锻炼右式。

12. 野马分鬃

自然站立式，两手在右肩前，如作抱球状，左手在前，右手在后，掌心相对。随后，将左脚提起成独立式，随即左脚向左横开一步呈骑马式。左手向左外开，撑于左肩的上外方；右手撑按于右膝的稍上方，此为左式。稍作停顿后，身躯上起，右脚收于左脚内侧，两手合于左肩之前，锻炼右式。

13. 双环套月

自然站立式，左脚向左横开半步，两手自两侧上起，止于头顶之上，指尖相接，掌心向前，两臂呈一环状。随后，两手自两侧下落，顺势弯腰，两手相接于两脚之前，两臂又呈一环状。然后直起腰，成自然站立式。

14. 双臂起蹲

自然站立式，两手腕相交于小腹之前。两臂自两侧缓缓上起，肘臂放松与肩平高。略作停顿后，在保持两臂平肩的体势下，慢慢将双膝弯曲；随后，再在保持两臂平肩的体势下，缓慢将身躯直立，之后，将两臂经两侧缓缓落下，仍为自然站立式。

15. 大象活腰

自然站立势，左脚向左横开半步，两手背反贴在后腰部（约在两肾俞穴处），掌心向外。身体重心移至右脚，待气息稳定后，按顺时针方向，自右向后左、再向前右，以腰髋为轴缓缓地旋转 4 圈。稍作停顿后，再按逆时针方向旋转相同的圈数。停稳后，身体正直。随即推肾俞和带脉，揉丹田，气息归于中丹田，收功。

（四）注意及禁忌事项

1. 练习时间一般起床后练习两遍，若晨起无暇，则睡前两遍，一日之中，最好练五六次，至少晨昏各 1 遍。但亦要根据个人情况而定。身体较弱者，可少练，功架较高，减少运动量，随着身体的好转，应逐渐增加运动量；身体较强者，则相反。但醉后、饱食后皆宜避忌。

2. 练习地点以庭院、厅堂、公园等能通空气、多光线处为宜。忌直射之烈风和阴湿晦气之场所。要求呼吸深长、气沉丹田，故烈风和晦气等如深入腹中，则有害于肺腑，有损人体健康而导致病患发生。衣着应宽松，着布鞋为宜。

3. 练太极拳者，一定要持之以恒、常年不懈，并且按照其拳理和要求方法练习。惟此，才能更好地发挥太极拳保健及治疗功效，使练习者终生受益。

4. 运动中应保持自我感觉良好。如果出现胸部隐痛、疲劳、心慌、气短、大量出汗和心跳剧烈即为运动量过大的表现。应马上停止运动。另外，感到骨关节不适时也应停止运动。

5. 运动后应休息半小时再进餐，避免用冷水淋浴，并及时擦汗添衣，以防发生感冒。

6. 只在感觉良好时运动。感冒或发热后要在症状和体征消失两天后才能恢复运动。

（五）太极拳特点与治疗原理

太极拳是在传统养生法“导引术”和“吐纳术”的基础上发展起来的独特健身运动，主张“以意导气，以气运身”，又具有气功调心的锻炼方法。从而也就形成了太极拳要意识、呼吸和动作密切结合，“练意、练气、练身”内外统一的内功拳运动，“始而意动，继而内动，再之外动”，并形成刚柔相济、快慢有节、蓄发互变、以内劲为统驭的独特拳法。

太极拳的基本指导思想为阴阳平衡和虚实变化，与中医学的阴阳学说同出一理。太极拳一招一式，均要两手臂同时运转，合之为一整体，分之为阴阳，相互转化。太极拳通过招式的阴阳变化来调节人体内阴阳的平衡，使人体的阴阳处于平衡协调的最佳状态，从而使人脏腑、经络、气血协调有序和平衡，符合中医“整体诊治”和“辨证施治”，即阴阳消长、阴阳平衡、阴阳转化之观念，以增强人体系统内部和谐有序，达到医疗保健之功，从而达到防病治病、强身健体的目的。

太极拳动作轻灵、圆活并富有节奏，且行气中要求“气宜鼓荡”、“气沉丹田”，通过太极拳练习者在运动中全身肌肉有节奏地放松与收缩以及毛细血管反射性的扩张，从而使周身气血畅通，减轻了心脏负担，起到恢复和增进健康的功能。练拳时，手掌发胀，指肚微痒的感觉，正是气血畅通流注和本体感觉的灵敏反应。同时，太极拳运动要求“心神体松、形意相随”，进而达到“天人合一”。这就主动地放松了交感神经的紧张性活动，抑制其过度兴奋和肾上腺素的过度激活，也就大大降低了肾素－血管紧张素－醛固酮系统过度激活和兴奋。

太极拳运动对于心血管系统的病患者有较好疗效，对正常人同样具有预防心血管疾病的作用。可能机制是：①长期太极拳运动能使心肌纤维变粗，收缩力增强，心输出量增加，心率减慢，心率储备和心脏泵血功能增加，动脉血压和心肌耗氧量降低；②太极拳练习要求松、静、自然，消除焦虑紧张情绪，在中枢神经系统的调节下，形成迷走优势，降低交感缩血管神经的紧张度，增加交感舒血管神经的兴奋性，血管舒张因子/物质释放增多，血管平滑肌弹性度提高，从而使外周阻力降低，血管舒张；③太极拳运动时，全身各部分肌肉、关节有规则地活动，加之肌肉舒缩对血管的挤压，使血流加速，毛细血管开放，静脉和淋巴的回流加速，从而增加全身血液循环和冠状动脉血流量，促进冠状动脉侧支循环的建立和开放，使血管管腔加宽，心肌供血得以改善；④长期太极拳运动使血浆容量相对增加，血液稀释，血细胞比容下降，血黏度降低；⑤太极拳采用腹式呼吸，膈肌上升和下沉幅度增大，加之腹肌的收缩和舒张，使胸腔和腹腔的负压增大且交替出现，同时起到按摩冠状动脉和腹腔脏器的作用，既能促进心脏侧支循环、改善心肌供血，又能消除肝脏及其他腹腔脏器瘀血，改善其功能和血液循环。

## 参考文献

[1]包来发．八段锦简史．中医文献杂志．1998，11（3）：19－20.

[2]刘俊荣，朱丽光．“八段锦”对不同血脂水平人群 HDL 和 LDL 水平的影响．天津中医学院学报．2005，9（3）：24－26.

[3]潘华山．八段锦运动负荷对老年人心肺功能影响的研究．新中医，2008，40（1）：55－56.

[4]黄涛，常建东．八段锦对不同性别中老年人一氧化氮、丙二醛和超氧化物歧化酶代谢的影响．中国临床康复．2005，9（16）：126.

[5]姜敏，王琦．浅谈八段锦对亚健康状态的调治．世界中西医

结合杂志.2010，5（6）：46－48.

[6]李卫民，陈德万．论太极拳的保健康复功能．现代康复．2001，7（5）：103.

[7]邱春．太极对中老年妇女SOD含量及活性影响的研究．体育学刊.2000，25（5）：95－96.

[8]袁公亮．不同锻炼方式对老年人血浆MDA，GSH－Px和$TXA_2$的影响．上海体院学报.1995，19（3）：62－63.

[9]潘志军．太极拳锻炼对大学生脂质代谢的影响．中国运动医学杂志.1999，18（4）：380－382.

[10]王镭，白朝霞．太极拳锻炼对中老年人血清IL－4、IL－8和TNF－a的影响．中国运动医学杂志.2005，7（4）：463－464.

[11]罗华．太极拳配合药物治疗原发性高血压的临床研究．临床研究.2006，11（33）：43－44.

[12]倪隽，沈光宇．长期太极拳练习对冠心病患者缺血修饰清蛋白的影响．重庆医学.2010，39（3）：320－322.

[13]刘善云．不同锻炼方式对老年人脂蛋白代谢和抗氧化能力的影响．天津体院学报.1998，13（2）：34－36.

[14]郑景启．太极拳对老年冠状动脉性心脏病患者康复效果观察．中国康复理论与实践.2004，7（4）：429－431.

[15]于春岭．现代康复太极拳运动对心血管疾病的康复作用．运动医学.2001，5（9）：111－113.

## 第六节　气功

气功是一种独特的精、气、神的自我身心锻炼方法。它对心血管系统、血压、脉搏、心率产生明显的影响，有调整血液循环功能的作用，还可以降血脂，也有一定的降压效果，在防治冠心病、心肌梗死康复治疗方面大有益处。

首先，气功从调息入手，这种内呼吸发动的结果，直接加强了心脏运输血液的动力。所以练功后，患者自感心神安宁，气血调和，循环改善。同时全身基础代谢率明显降低，机体能量消耗也明显下降，因而不仅改善了心肌缺血缺氧，还减轻了心脏的负担。其次，情绪对心肌梗死的发生发展影响甚大。因为气功要求入静，放松，心定，神清，心胸开阔，恬然乐观，恰好帮助患者安定情绪，调和心境。所以气功疗法不仅是预防冠心病、心肌梗死的较好方法，也是心脏病和各种慢性病综合治疗和康复治疗的重要措施之一。

## 一、放松功

### （一）简介

放松功是初学气功的人应先学习掌握的入门功法，它通过有步骤、有节奏地放松身体各部位，以意念配合默念字音，把全身调整到轻松、舒适、自然的状态。此功法有活跃气血、调和内脏、疏通经络、增强体质和防治疾病的作用。放松功对消除疲劳、恢复体力有较好的效果。对消除紧张、促进睡眠也很奏效。

### （二）临床应用

徐燕等观察 60 例（ACS）患者心率变异性（HRV）特点及放松功对其影响。放松功组和对照组各 30 例，在常规西药治疗基础上，放松功组给予 2 周放松功训练，对照组在相应时间静卧休息。结果两组患者都存在 HRV 降低；放松功能不同程度地提高 ACS 患者的 HRV（$P<0.01$，$P<0.05$），减慢心率、降低血压（$P<0.01$），减少室性心律失常发生（$P<0.01$）。结论 ACS 患者存在 HRV 降低，放松功能不同程度地提高其 HRV，减慢心率、降低血压，并能减少室性心律失常的发生。

冯敏敏观察 80 例急性心肌梗死合并高血压患者，其中对观察组患者应用放松功训练 4 周，并继续追踪 3 个月。结果观察组 78% 的患者血压稳定在正常范围，自觉心绞痛症状均有明显改善，而对照组血压变化不大。放松功通过意念的诱导和气息的调整发挥自我调节和控制作用，以达到心静、体松、气和，使血压平稳下降，进而减少心绞痛发作频率。

赵继承等采用放松功指导治疗心肌梗死后心绞痛患者 25 例，并进行实验观察。结果症状改善有效率 88%，心电图有效率 64%，心电图的改善主要是 ST－T 变化，反映了心肌缺血的改善。实验观察指标：心脏指数（CI）、左心室有效泵力指数（VPEI）、血管弹性扩张系数（ETK）和外周阻力（RT）均有增加，提示练气功可以导致血流动力学改变。

（三）练习要领

练习“放松功”的方法采取以下几个步骤：①在做放松功前先静坐 5 分钟，以调节自己情绪、呼吸，使全身处于放松状态。②端正坐姿，两腿自然分开，距离与肩同宽，两足踏地，膝关节弯曲成直角，两手平放在大腿上，肘部自然弯曲，胸部挺直，头居正中，双目微合，面部表情安静，整个姿势以自然放松舒适为宜。③调整呼吸趋于平静，诱导入静，然后用鼻吸气使清气慢慢下行至丹田处。然后，再慢慢从口中将浊气吐出，如此反复循环即吐陈纳新法。同时，呼吸吐纳应与全身放松配合进行，入静顺序按头、颈、胸腹、直至四肢；身体自上而下逐步放松。采用放松功的要点就是入静放松，排除一切杂念，使整个人体有回归大自然的感觉。④收功，放松功结束后，应慢慢活动一下，双手相搓，按摩面部，轻轻拍打四肢，不要马上做激烈活动。

（四）注意及禁忌事项

采用放松功每日 2 次，每日 30 分钟，饭后 1.5 ~ 2 小时为宜，时间以上午 9:00 ~ 10:00、晚上 8:00 ~ 9:00 为宜。1 个月为 1 疗程，长期应用更好，放松功不宜在餐后，尤其是在暴饮暴食或大量饮酒后进行练习。

（五）治疗原理

中医学认为气滞血瘀和气虚血瘀是胸痹、心痛两大病理变化，放松功疗法对全身气血起导引作用，使按其自身规律旺盛而有力地运行，从而达到治疗胸痹、心痛的目的。“放松功”是一种通过入静、意念和呼吸吐纳的锻炼，以达到“正气存内，邪不可干”的安静放松境界，起到调节气血和调整脏腑功能的效果。对于急性心肌梗死后康复患者采用放松功训练，可调整大脑皮质的兴奋和抑制过程及改善机体主要系统的神经调节功能，可减轻应激反应，稳定情绪，抑制心身紧张，消除焦虑状态，使心情舒畅，气机调和，气血平和。放松功导引和呼吸锻炼在“松、静、气”

上练功，利用膈肌、肋间肌、腹肌的运动，按摩内脏，调节神经，畅通血流，扩大肺活量，促进代谢。气功锻炼还形成条件反射，对冠心病、心肌梗死后康复起到自我治疗作用，既治标又治本，是标本兼治的方法。

## 二、内养功

### （一）简介

内养功是静功的主要功种之一，该功法配合意守，侧重呼吸锻炼，通过意守和呼吸锻炼，强调默念字句、呼吸停顿、舌体起落、气沉丹田等动作，达到“大脑静、脏腑动”的目的。因而该功法对内脏保健、尤其是对循环系统和呼吸系统的促进大有帮助。

### （二）临床运用

徐大平等观察采用内养功治疗胸痹（冠心病、心肌梗死后心绞痛）的治疗效果，选48例冠心病、心肌梗死后心绞痛反复发作患者，在常规治疗的基础上加练内养功治疗，每日2次，40分钟/次，治疗60天，并与30例心绞痛患者常规治疗作比较。结果内养功治疗组控制心绞痛总有效率81.25%，明显高于常规组总有效率36.67%，随着心绞痛症状的缓解，缺血性ST－T改变较常规治疗组有显著改善。

孙凤祥研究发现冠心病、心肌梗死后康复患者练内养功1年后，能使练功组血清高密度脂蛋白及其$HDL_2$亚组分含量升高，与对照组比有显著性差异。

管政等发现在所治疗的50例患者中，练习内养功对缓解心肌梗死后康复患者的自觉症状具有良好的疗效，其中对心悸、胸闷憋气、短气、头晕、头痛的缓解尤为明显；且内养功有改善左心功能，治疗后 a/E－O 比值，及 PEP/LVET 比值明显下降，主要通过降低左心室舒张末期压力、提高心肌收缩力、降低动脉血压等 3 方面完成的。

刘晓丹等指导 34 例胸痹、心痛患者练习内养功 6 个月后，练功组 HDL 水平明显高于练功前（$P<0.05$），LDL 水平明显低于练功前（$P<0.05$），TC 和 TG 练功前后的变化差异未见显著性（$P>0.05$）；SOD 水平和 GSH－Px 水平均明显高于练功前（$P<0.05$），MDA 水平明显低于练功前（$P<0.05$）；对照组在试验前后上述各项测试结果未发生明显变化（$P>0.05$）。表明内养功能有效地改善老年人的血脂代谢，抑制老年人体内脂质过氧化反应，使自由基抗氧化酶维持在较高机能水平，对预防老年女性心血管疾病和延缓衰老有重要意义。

（三）练习要领

练功姿势常有仰卧位、侧卧位、端坐位、盘腿等 4 种。一般初学者以卧式为宜。坐式、站式可用于后期。以自然舒适为要，以便练功者能充分放松。

仰卧式：平身仰卧床上，躯干正直，两臂自然舒伸置于身体两侧，十指松展，掌向上，下肢自然伸直，脚跟相靠，足尖自然分开。

侧卧式：侧卧于床上，头微前俯，脊柱微向后弓，呈含胸拔背之势。右侧卧时，则右上肢自然弯曲，五指舒展，掌心向上，置于耳前。左上肢自然伸直，五指伸开，掌心向下，放于同侧髋部。右下肢自然伸直，左下肢膝关节屈曲为120°，膝部轻放于右下肢膝部上。若为左侧位，四肢体位与上相反。双目微闭，以便意念集中。

坐式：端坐于椅上，头微前俯，含胸拔背，松肩垂肘，十指舒展，掌心向下，轻放于大腿膝部。两腿平行分开，与肩同宽，小腿与地面垂直，膝关节屈曲90°，目微闭。

调整呼吸是内养功的主要功法，特点是练腹式呼吸。常用呼吸法有3种：

第一种呼吸法以鼻呼吸。先行吸气，吸气时舌抬起顶上腭，同时以意领气至小腹部，腹部鼓起。吸气结束后，停顿片刻，再把气徐徐呼出。其呼吸形式为：吸—停—呼。呼气时将舌放下，同时收腹。以“练功好”3字为例，吸气时，默念“练”字；停顿时默念“功”；呼气时默念“好”。无论字多字少，均分3段默念完。

第二种呼吸法，以鼻呼吸或口鼻兼用，先行吸气，随之缓缓呼出，后再行停顿，即吸—呼—停，如此反复，默念字句及舌的配合同上法。

第三种呼吸法，用鼻呼吸，先吸气少许即停顿，停顿后再行较多量的吸气。同时用意念将气引入小腹，然后将气徐徐呼出，其呼吸形式为吸—停—吸—呼。

意守法，指练功时将意念集中于身体某一特定部位。内养功最常用的是意守“丹田”。经过一段时间后，吸气时好像有气入小腹的感觉，即所谓“气贯丹田”，这是意守的理想境界。此外，也可意守膻中、涌泉等穴位。

（四）注意及禁忌事项

第一，调身。在练功法的时候，要注重姿势。不论是行功、站功、坐功或卧功，务必要求姿势自然舒适，不可紧张，但也不可松散，自然舒泰的姿势，才可使内气容易运行。用一个比喻来说明这点观念，想象一条胶水管，如果它是盘根错节，水便不可以顺畅地流动。尽管加力在前端打水，水也难以顺流。若把所有缠结放开，水便自然顺流不用费力。把身体放松，就如把胶管的结解开，内气自然顺利运行。

第二，调心。调心是指控制自己的思想，初学者一般在练功时会有杂乱的思想，首先要学习放松思想。当杂念起的时候，不要紧张地消除它，只静心地观察并让它消失，或者可将意念集中观察丹田或其他部位，一心一意，静心专注。久而久之的练习，使心境平静，如古井无波。

第三，调息。调息是指调节呼吸，可分为“自然”及“自为”两种调息法。自然的呼吸是观察呼吸平缓地出入，入时观察丹田，出时观察鼻子。古代的气功修炼法也称之为“文火”。这种呼吸法可使全身放松，继而使大脑放松。“自为”呼吸就是用意运气，吸气时鼓肚凹腰，呼气时提肛、合口、收腹；古代谓之“武火”锻炼，有助内气的运行速度及力度。自然及自为呼吸相辅相成，以文火温养自性，使修炼者达到虚静的境界。以武火练丹田，使丹田充满真气。

（五）治疗原理

中学认为胸痹、心痛的形成是由于气虚及气滞血瘀、血脉闭塞不通所致，故治疗首要原则是活血通络，使血循行无阻，气畅血行则凝滞渐消，瘀塞渐通则胸痹、心痛趋向好转。气为血之帅，气行则血行，“内养功”是以意念内养为主进行气的锻炼，培补元气，调节人体阴阳平衡，通经活络、调和气血。使“气滞”现象得到改变，气推动血行的能力得到加强，在气的有力推动下，血行也得到加强，这样就有效地改善了“血瘀”。

内养功锻炼能使胸痹、心痛（冠心病、急性心肌梗死）患者放松肢体，练功者入静后，不论吸气或呼气时，心输出量都趋向减少，从而有利于心功能的调节与修整。心率明显减慢，迷走神经张力增高，这与整体水平的松弛反应也不无关系。练功入静后，练功有素者，可以人为地控制心率，使其增快或减慢，气功又具有纠正房颤、房性或室性早搏等心律失常的作用。练功能降低心脏耗氧量，疏通心脏血流，改善周围循环及周围组织血供，使心肌损伤程度减轻。

内养功功法除了放松作用外，还有通过特殊的停闭呼吸法促进新陈代谢、疏通经络、调和气血、平衡阴阳的作用。中医学讲，通则不痛，痛则不通，内养功法能起到疏通经络、血脉、呼吸、器官的作用，自然而然就起到了养生保健的作用。

## 参考文献

[1]徐燕，杨慧．急性冠脉综合征患者心率变异性特点及放松功干预的影响．上海中医药杂志．2007，41（9）：22－24.

[2]冯敏敏．“放松功”对冠心病并高血压辅助治疗的临床疗效80例观察．中华现代临床医学．2005，3（8）：1960－1953.

[3]赵继承．气功治疗冠心病临床观察．按摩与导引．1993，6（2）：33.

[4]周金枋，金豫．高血压、冠心病气功防治作用机理的研究．现代养生．2000，6（9）：154－156.

[5]徐大平，刘亚非．内养功治疗胸痹（冠心病、心绞痛）的临床研究．中国疗养医学．2009，18（1）：31－33.

[6]孙凤祥．气功锻炼对人体血清高密度脂蛋白及其亚组分含量的影响．按摩与导引．1994，15（3）13－15.

[7]管政，郑桂秋．气功推拿对冠心病左心功能的影响．山东中医学院学报．1993，17（4）：1993－1995.

[8]刘晓丹，金宏柱．健身气功对老年女性血脂和自由基代谢的影响．中华中医药杂志，2010，25（9）：1480－1483.

[9]徐军．内养功对肺心病患者血液流变影响的观察．现代养生．2002，7（3）：18.

## 第七节　起居调养

常言道“疾病三分治七分养”，强调了调养的重要性，而起居的调养与健康有密切的关系，《素问·上古天真论》曰：“上古之人，其知道者，法于阴阳，和于术数，食饮有节，起居有常，不妄作劳，故能形与神俱，而尽终其天年，度百岁乃去”。反之，“以酒为浆，以妄为常，……逆于生乐，起居无节，故半百而衰也。”早在古人就认识到起居有常的重要性，那么对于心肌梗死的患者来说，起居调养有着非常重要的意义。心肌梗死患者的起居主要从 3 方面进行调养：顺应四时、避外邪和适度劳逸。

## 一、顺应四时

《素问·四气调神大论》曰："夫四时阴阳者，万物之根本也。所以圣人春夏养阳，秋冬养阴，以从其根。"说明顺应四时的重要性，平调阴阳，以合四时，主动调节内环境与外环境的协调一致，才能保证身体的健康或恢复健康。

对于心肌梗死患者，顺应四时的变化来进行起居调养显得尤为重要。

首先，一日四时起居有常。

一日的四时指早晨、中午、晚上、半夜 4 个明显时间段，中医称之为平旦、日中、日西、夜半 4 个时间段，它与自然界的阴阳消长相关。一日都在阴阳变化之中，一昼夜阴阳交会之时在子时，子时是指半夜 23 点到 1 点之间。中医主张人体应顺应自然界的规律，按时作息，睡觉应在子时以前，不主张每天熬夜超过深夜 12 点。

然后，一年四季调摄有度。因为心肌梗死的起居调养，不但关注一天四时的变化，主张每天要顺应四时阴阳的变化，另一方面，还关注一年四季气候的变化。

四时之春，春天是万物生长的季节，气候转暖，阳气生发，《内经》说："春三月，此为发陈，天地俱生，万物以荣，夜卧早起，广步于庭，被发缓形，以使志生，生而勿杀，予而勿夺，赏而勿罚，此春气之应，养生之道也。"心肌梗死患者要顺应其生发之气，容易春困，宜早睡早起，心胸保持开阔，精神愉快，保持生机。

四时之夏，夏天炎热，天阳下济，地火上腾，天地之气相交，万物生长发育繁茂，长势旺盛。《内经》说：“夏三月，此为蕃秀，天地气交，万物华实，夜卧早起，无厌于日，使志无怒，使华英成秀，使气得泄，若所爱在外，此夏气之应，养长之道也。”对于心肌梗死的患者，此时宜顺应自然界养长之势，入夜晚睡眠，清早起身，不厌晨光，保持心情愉快，勿发怒，使气机宣畅，通泄自如，不要过于贪凉夜露，以免损伤心之阳气，白天要避开暑热，以免出汗过多而伤卫阳。

四时之秋，秋天开始转凉，阳气渐收，阴气渐盛，植物结实成果，为收贮之时。《内经》说：“秋三月，此为容平，天气以急，地气以明，早卧早起，与鸡俱兴，使志安宁，以缓秋刑，收敛神气，使秋气平，无外其志，使肺气清，此秋气之应，养收之道也。”心肌梗死的患者宜早睡早起，控制情绪，保持神志的安宁，舒张收敛有序，既减缓秋季肃杀之气对人体的影响，又保持肺气的清肃功能，这样对心肌梗死也起到康复的功效。

四时之冬，冬天寒凉，阴气极盛，万物生机闭藏潜伏，对心脏的影响最大，《内经》说：“冬三月，此为闭藏，水冰地坼，无扰乎阳，早卧晚起，必待日光，使志若伏若匿，若有私意，若已有得，去寒就温，无泄皮肤，使气亟夺，此冬气之应，养藏之道也。”此时患者宜做好抵御风寒的侵袭，宜早睡晚起，防寒保暖，避免心肌梗死的诱发加重。

总之，顺应自然方才能把握健康，有利于心肌梗死患者的康复。

## 二、避外邪

心肌梗死的患者常常由于外感病邪而加重疾病的发作，影响基本的转归。外感病邪即六淫，包括风、寒、暑、湿、燥、火。而六淫致病多与季节气候、居处环境有关，所以，对于心肌梗死的患者要做到春防风、夏防暑、长夏防湿、秋防燥、冬防寒，从而创造良好的起居环境避外邪，促使疾病早日康复。

首先，病室安排宜根据病证性质不同而定。如寒证、阳虚证患者，多畏寒怕风，宜安置在向阳温暖的病室内，使患者感到舒适。热证、阴虚证患者，多有恶热喜凉之求，可安置在背阴凉爽病室内，使患者感到凉爽、舒适、心静，利于养病。

再者，病室的环境对与心肌梗死的患者来说也是非常重要的，这里重点强调的是病室环境要安静，安静有利于患者的休养。噪声的刺激常常使得患者心烦意乱，容易引起心悸，加重心肌梗死的病情，影响其康复。我们要设法消除病室嘈杂之声，以不超过 40～60 分贝为宜。另外，病室环境常有各种排泄物等秽浊之气，会影响到患者的休息和食欲，因此，要经常通风换气，保持病室空气的新鲜，但也要注意通风，要根据四时气候和病证的不同而异，切忌对流风，避免外邪的侵袭。

然后，对于病室的温度和湿度也有所要求。根据心肌梗死患者的病证来调节病室的温度，同时要结合患者的舒适度进行调节，一般选择 18℃～22℃，如果为阴虚证或热证患者以 16℃ ~20℃ 为宜，阳虚证、寒证患者以 20℃ ~26℃ 为宜。而对于病室的湿度，通常情况下以 50% ~60% 为宜，但根据气候以及不同的证型进行调整，如果湿盛患者，湿度宜低；燥证患者，湿度可以稍微高些；阴虚者多热而偏燥，湿度宜高；阳虚患者多寒而偏湿，湿度宜低。

最后，对于心肌梗死避外邪这点，我们还要关注病室的光线。一般要求病室内要阳光充足，但对于心肌梗死患者，光线过于强的话，很容易产生刺激，诱发病情的加重，所以对于心肌梗死患者，适当的光线是需要，但一定要使患者感觉到舒适愉快，避免光线过强的刺激。

## 三、适度劳逸

中医学早在两千多年前就认识到了劳逸适度对身体健康的重要性，劳和逸之间具有一种相互对立、相互协调的辩证统一关系，二者都是人体的生理需要。人们在生活中，必须有劳有逸，既不能过劳，也不能过逸。孙思邈《备急千金要方·道林养性》说："养生之道，常欲小劳，但莫疲及强所不能堪耳。"古人主张劳逸"中和"，有常有节。长期以来的实践证明，劳逸适度对人体养生保健起着重要作用，这也就说明适度劳逸对于心肌梗死患者起居调养的重要性。

首先，让我们一起正视劳逸失度对心肌梗死患者的害处。

劳动本来是人类的"第一需要"，但劳伤过度则可内伤脏腑，成为致病原因，何况对于已经身患心肌梗死的患者呢？《庄子·刻意》说："形劳而不休则弊，精用而不已则劳，劳则竭。"劳役过度，精竭形弊是导致内伤虚损的重要原因。如《素问·宣明五气篇》说："五劳所伤，久视伤血，久卧伤气，久坐伤肉，久立伤骨，久行伤筋"，过度劳倦与内伤密切相关。李东垣在《脾胃论》中提出，劳役过度可致脾胃内伤，百病由生。《医宗必读》说："后天之本在脾"。因而脾胃伤则气血亏少，诸疾蜂起。叶天士医案也记载，过度劳形奔走，驰骑习武，可致百脉震动，劳伤失血，或血络瘀痹，诸疾丛集。所以也不难看出过劳会对心肌梗死患者带来的危害。

然后贪逸无度，气机郁滞。过劳伤人，过度安逸同样可以致病。《吕氏春秋》云："出则以车，入则以辇，务以自佚，命曰招蹶之机……富贵之所以致也"。佚者，逸也，过于安逸是富贵人得病之由。清代医家陆九芝说："自逸病之不讲，而世只知有劳病，不知有逸病，然而逸之为病，正不少也。逸乃逸豫、安逸之所生病，与劳相反。"《内经》中所提到的"久卧伤气"，"久坐伤肉"，即指过度安逸而言。张介宾说："久卧则阳气不伸，故伤气；久坐则血脉滞于四体，故伤肉。"缺乏劳动和体育锻炼的人，易引起气机不畅，升降出入失常。升降出入是人体气机运动的基本形式。人体脏腑经络气血阴阳的运动变化，无不依赖于气机的升降出入。贪图安逸过度，不进行适当的活动，气机的升降出入就会呆滞不畅。气机失常可影响到五脏六腑、表里内外、四肢九窍，而发生种种病理变化。根据生物进化理论，用则进废则退，若过逸不劳，则气机不畅，人体功能活动衰退，气机运动一旦停止，生命活动也就终止。可见，贪逸不劳也会损害人体健康，影响心肌梗死患者的康复。

在人生过程中，绝对的“静”或绝对的“动”是不可能的，只有动静结合，劳逸适度，才能对人体保健起到真正作用。那么，对于心肌梗死患者劳逸适度的好处具体如何体现？如何做到劳逸适度呢？

劳逸适度好处的第一点就是调节气血运行。

适当休息也是生理的需要，它是消除疲劳、恢复体力和精力、调节身心必不可缺的方法。现代实验证明，疲劳能降低生物的抗病能力，易于受到病菌的侵袭。有人给疲劳和未疲劳的猴子同时注射等量病菌，结果发现疲劳的猴子被感染得病，另一方却安然无恙，这说明合理休息是增强机体免疫能力的重要手段，人体的免疫力提上去了，疾病也就康复得快了。

而适度劳作，同样是有益于人体健康，特别有益于心肌梗死患者的调养康复。在病情允许的情况下经常合理地从事一些体力劳动有利于活动筋骨，通畅气血，强健体魄，增强体质，能锻炼意志，增强毅力，从而保持了生命活动的能力。现代医学研究认为，合理的劳动对心血管、内分泌、神经、精神、运动、肌肉等各个系统都有好处。如劳动能促进血液循环，改善呼吸和消化功能、提高基础代谢率，兴奋大脑皮层对肌体各部的调节能力，调节精神。

劳逸适度好处的另外一点就是益智防衰

所谓“劳”，不光指体力劳动，还包括脑力劳动，科学用脑也是养生保健的重要方面。科学用脑，就是用脑的劳逸适度问题，它要求人们勤于用脑，注重训练脑力的功能和开发其潜能，又要注重对脑的保养，防止疲劳作业。在实际生活中，许多人由于惰性的原因，往往容易犯“懒于动脑”的毛病。因此，应大力提倡善于用脑，劳而不倦，保持大脑常用不衰。

现代研究证明，一个人经常合理地用脑，不但不会加速衰老，反而有防止脑老化的功能，调节机体各方面的功能，同样有利于心血管疾病的康复。

这要求心肌梗死患者体力劳动要轻重相宜，更重要的是应安排好业余生活，使自己的精力、体力、心理、卫生等得到充分恢复和发展。然后适当的条件下，要充分地用脑力劳动，要与体力活动相结合，脑力劳动偏重于静，体力活动偏重于动。动以养形，静以养神，体脑结合，则动静兼修，形神共养。如脑力劳动者，可进行一些体育锻炼，使机体各部位得到充分有效的运动。脑力劳动者，还可从事美化庭院活动，在庭院内种植一些花草树木，并可结合场景吟诗作画，陶冶情趣，有利于身心健康。最后，休息保养多样化，要做到劳逸结合，就要注意多样化的休息方式。休息可分为静式休息和动式休息，静式休息主要是指睡眠，动式休息主要是指人体活动，可根据不同爱好自行选择不同形式。如听相声、听音乐、聊天、看戏、下棋、散步、观景、钓鱼、赋诗作画、打太极拳等。

总之，动静结合，寓静于动，既达到休息目的，又起到娱乐效果，不仅使人体消除疲劳，精力充沛，而且使生活充满乐趣，做到劳逸适度，在心肌梗死疾病的调养康复有很重要的益处。

综合上述，对于心肌梗死患者的起居调养，要懂得顺应四时气候的变化，做到起居有常，生活规律，环境宜避外邪，增强机体的免疫力，做到劳逸结合，劳逸有度，利于疾病的早日康复，延年益寿。

## 第八节　预防调护

随着社会的发展，人们生活水平不断提高，于是“治未病”显得越来越重要，而想更好地做到“治未病”，其重点就是做好对疾病的预防调护工作。那么我们要如何进行对心肌梗死的预防调护呢？心肌梗死的预防调护是以中医基础理论为指导，应用科学的预防调护的方法，改善和消除患者不良的情绪状态，从而达到预防和治疗疾病目的的一种方法。心肌梗死的预防调护主要包括了 4 大方面：情志、饮食、运动、生活起居。

### 一、从情志预防调护

中医学很重视人的精神活动和情绪变化，这些因素在《素问·阴阳应象大论》中被归纳为五志。以后人们又把五志衍化为七情，即喜、怒、忧、思、悲、恐、惊。在正常情况下，七情仅是精神活动的外在表现，并不成为致病因素，但是如果长期过度的精神刺激，则可以引起人体的阴阳失调、气血紊乱、经络脏腑功能失常而发生疾病，因此，应设法消除个体的紧张、恐惧、忧虑、愤怒等不良情志因素刺激，保持一种良好的心态。

情志变化可以直接影响人体的生理功能，而对于心肌梗死的影响更为重要。《素问·汤液醪醴》指出："精神不进，志意不治，故病不可愈。"因此，加强对情志调摄，对疾病的预防有重要的意义，想更好地预防心肌梗死最重要就是要做到预防七情致病，那就保持情绪乐观，心境平和，避免七情过极。

第一，保持乐观情绪。

乐观的情绪可使营血流通，气血和畅，升机旺盛，从而身心健康。《证治百问》指出："人之性情最喜畅快，形神最宜焕发，如此刻刻有长春之性，时时有长生之情，不惟却病，可以永年。"说明保持乐观的情绪，首先要培养开朗的性格，心胸宽广，精神才能愉快。其次要善于化解烦恼和忧愁，把心里的郁闷宣泄出来，保持良好的心态。

第二，避免七情过极。

七情即喜、怒、忧、思、悲、恐、惊七种情志变化，是人体对客观事物的不同反映，在正常情况下，不会使人致病。只有突然、强烈或长期持久的情志刺激，超过了人体本身的正常生理活动范围，使人体气体紊乱，脏腑气血功能失调，才会导致疾病的发生。情志过极是造成内伤病的主要致病因素之一，因此，应注意调和情志，避免七情太过，以预防七情致病。

这里对于心肌梗死的预防要强调忌生气、发怒。人体的中枢神经系统指挥人的一切，当过分激动、紧张，特别是大喜大悲时，由于中枢神经的应激反应，可使小动脉血管异常收缩，导致血压上升、心跳加快、心肌收缩增强，使心肌缺血、缺氧，从而诱发心绞痛或心肌梗死。

## 二、从饮食预防调护

“民以食为天”。食物是人类摄取营养、维持生命活动的必需品。人体健康的维持，日常依靠合理的膳食。人类在开始医疗活动时，就随之产生了食疗活动。民间有“医食同源”的说法。我国自古就有“以食当药”和“以药当食”的传统。这就是所谓的食疗和药膳。随着中医药学术的发展，食疗活动又发展到了运用食物养生保健、防治疾病、促进康复的阶段，并形成独特的食疗理论和药膳理论。而从饮食方面来进行心肌梗死的预防调护尤为重要。

首先，我们要懂得从饮食来调整阴阳。疾病的发生和演变，归根结底是阴阳的相对平衡受到破坏，阳盛则阴病，饮食调护宜滋阴；阴盛则阳病，饮食调护宜助阳。然后我们要懂得从饮食来协调脏腑，利用饮食来调节脏腑功能，最后节制饮食，防止体重过重，肥胖者适当减轻体重，原则上尽可能少食动物脂肪和高胆固醇类食物，饮食宜清淡、少盐，忌烟及浓茶，不宜多饮酒。

那么具体怎么进行饮食调护来预防心肌梗死呢？我们知道心肌梗死的主要病机是气血瘀阻，饮食调护应选择具疏利通导功效的食物。如具有活血化瘀作用的慈菇、韭菜、芸苔、山楂、鳖肉、月季花、玫瑰花、桃花等；具有理气行滞、通阳散结的薤白、刀豆、槟榔、桂皮等。再者，要注意利用饮食来调节、保持大便的通畅，以免排便费力，诱发心肌梗死的发生。

根据心肌梗死的辨证饮食，具体列举了 5 个食疗方，让我们一起做好心肌梗死的饮食调护，健康的身体从饮食开始！

1. 菊楂决明饮

原料：山楂 15g，杭菊花 10g，草决明 15g。

制作方法：将山楂、菊花、草决明放入保温杯中，以沸水冲泡，盖严温浸半个小时。

食用方法：1 日数次饮用。

功效应用：益气养阴，活血通络。

2. 双耳汤

原料：白木耳 10g，黑木耳 10g。

制作方法：将白木耳、黑木耳以温水泡发并洗净，放入小碗中，加水和冰糖少量，隔水蒸 1 小时。

食用方法：1 次或分数次食用。

功效应用：益气养阴，活血通络。适用于冠心病患者兼见胸闷隐痛、气短乏力、咽干、心烦、自汗者。

3. 山楂粥

原料：山楂 15g，粳米 50g，白糖适量。

制作方法：将山楂洗净，加水煮汁，去渣留汁，用汁煮粳米，粥熟后加入白糖。

食用方法：1 次喝尽，1 日 1 次，常服。

功效应用：开胃消气，活血化瘀。

4. 薤白粥

原料：薤白 15g，葱白 2 根，粳米 200g，生姜、花椒末、盐适量。

制作方法：将薤白、葱白洗净，切碎和入粳米同煮为粥。粥熟后加入生姜、花椒末、盐。

食用方法：1 日内分 2 次服完。常服。

功效应用：补益心脾，活血化瘀。

5 参归炖猪心

原料：党参 30g，当归 15g，猪心 1 个，料酒、葱、姜、盐适量。

制作方法：将猪心洗净，把药料放入猪心，加适量水和调味品隔水炖熟。

食用方法：1 次食完，3 天 1 次。

功效应用：宁心安神，养阴生津。

当然，还用许多预防调护心肌梗死的食疗方，但其原则上都是一致，就是要求我们在选择食物尽可能少食动物脂肪和高胆固醇类食物，饮食宜清淡、少盐及甜、黏、辛辣、肥腻食品，忌烟及浓茶，不宜多饮酒。

## 三、从运动预防调护

中医疗法很重视运动和养生，我们都知道“生命在于运动”，但生命更在于平衡，它体现了生命运动的根本规律。

运动养生应该从客观实际出发，运动应量力而行，恰到好处，做到动静结合，阴阳协调平衡，才能达到最佳点。过犹不及，失去平衡，则会走向反面。因此，冠心病患者既要坚持锻炼，又要严格掌握一个“度”字，使供血量和需血量相平衡。人在安静状态下，心肌每分钟需要300ml左右的血液供应；大的体力活动，心肌每分钟需要的最大血量达2000ml左右。可见超负荷的运动量极易导致心脑血管急剧缺血、缺氧，可能造成急性心肌梗死或脑梗死。因此，预防心肌梗死比较提倡有氧的能增强体质和抗病能力、劳逸结合的运动，例如每天持之以恒进行八段锦练习。

## 四、从日常生活预防调护

对于心肌梗死的预防调护，生活起居方面也同样起到重要影响。这就要求我们要懂得注意随天气变化增减衣服，特别寒冷和暑闷天气时应减少外出，生活规律，保证睡眠充足，坚持治疗，不可随意增减药量。再者，我们要懂得对于心肌梗死的四忌：忌脱水、忌缺氧、忌烟酒、忌口腔不卫生。

（一）忌脱水

有些中老年人平时没有养成定时喝水的习惯，等到渴了想喝水时，已造成程度不同的“脱水”了。人的血液70%左右是水，脱了水，血液怎么流动呢？由于老年人的血黏度都有所增高，达到一定程度时，可出现血凝倾向，导致缺血或心脑血管堵塞，严重时可引起心肌梗死或脑卒中。水可以稀释血液，并促进血液流动，故老年人平时要养成定时喝水的习惯，最好在睡前半小时、半夜醒来及清晨起床后喝一些开水。

（二）忌缺氧

一般而言，一天中，除户外活动或有氧运动的吸氧量符合生理需要外，其他时间的吸氧量往往不足，则易出现胸闷等症状。如果长期供氧不足，会加重动脉硬化的程度。所以，要经常对居室环境通风换气，当胸闷或心胸区有不适感时，立刻缓慢地深吸几口气（即深呼吸）。出现心绞痛时，除服用急救药外，应立刻深吸气，家中备有氧气瓶的则吸氧几分钟，可以缓解心绞痛，减少心肌细胞的死亡。

（三）忌严寒和炎热

严寒季节，不要忽视手部、头部、面部的保暖。因为这些部位受寒，可引起末梢血管收缩，加快心跳或冠状动脉痉挛。此外，寒冷还可使去甲肾上腺素分泌增多，血压升高。所以，冬季外出活动时，宜戴口罩、手套和帽子；早上刷牙、洗脸宜用温水；洗衣、洗菜时，不要将手长时间泡在凉水里。在炎热的夏季，人体血液循环量大幅度增多，可使交感神经兴奋，心跳加快，加重心脏的额外负担。因此，在严冬或炎热的天气，应该采取相应的自我保护措施。

（四）忌烟酒

1995 年，世界卫生组织对 21 个国家所做的调查表明：尼古丁可使血液中的纤维蛋白原增多，导致血液黏稠，很容易引起血液凝固与血管的异常变化，故吸烟者心肌梗死的发病率比不吸烟者高 3 倍。戒烟后，血液中的纤维蛋白原大大减少，可减少心肌梗死的发病率。

此外，常饮烈性酒，可因酒精中毒导致心脏病和高脂血症。过多的乙醇还可使心脏耗氧量增多，加重疾病的发生。所以，应禁饮烈性酒，或以少量红葡萄酒或黑啤酒取而代之。红葡萄酒或黑啤酒中含有类黄酮，它具有抑制血小板聚集与血栓形成的作用。

（五）忌口腔不卫生

如果口腔不卫生或患有牙周炎等牙病，口腔中的革兰阳性杆菌及链球菌就可能进入血液循环，使小动脉发生痉挛或血栓，导致心肌梗死。所以，应该保持口腔清洁，防治牙病。

（六）忌过饱

由于过饱时胃可以直接压迫心脏，加重心脏负担，还可以导致心血管痉挛，甚至发生心绞痛和急性心肌梗死。所以，平时宜养成少食多餐，晚餐尤其只能吃到七八分饱。

总之，心肌梗死的预防调护是在中医整体观的指导下，以中医经络学、阴阳五行学说等理论为基础，从情志、饮食、运动、生活起居等方面进行调解整体机能，以达到改变经络中的气血运行状态，激活人体自我调节的防御系统，从而达到预防调护心肌梗死的目的。

# 第六章 名医经验综述

中医药学历数千年而不衰，并不断发展，主要依靠历代医学家临床经验的积累、整理，尤其是名老中医的实践经验，是中医学术精华的重要组成部分。名老中医或禀家学，或承师传，无论理论研究或是临床实践，各有独到之处。关于胸痹心痛的治疗，许多名老中医在多年的临床工作中积累了宝贵的经验，可谓“仁者见仁，智者见智”，总结并整理当代名老中医对胸痹心痛的临证经验，对于指导治疗具有重要意义。

施今墨认为本病恢复期证属本虚标实，虚证以气阴两虚为多，间有阳虚者；实证以气滞血瘀为主。对恢复期的用药特点为，用汤剂重在行气活血，丸方偏于强心养阴，在兼治的前提下，突出重点。常用丹参饮、四物汤以合血；瓜蒌薤白汤、二陈汤以化痰；四逆散、香苏饮、枳壳、桔梗以理气；柏子养心丸、生脉散以益气养阴。

蒲辅周针对气血不畅、营卫失调、痰火瘀血夹于其中的病机，制定了以补为主、以通为用的治则，以强健心脏、补虚泻实，避免破气破血而伤元气。创制双和散活血顺气，以通心气、调营卫，避免了一味攻瘀破血而伤正，使心气愈虚之弊。

岳美中认为本病是心阳虚衰或心气不足致实邪阻脉，虚损严重者可成脱证。痰浊内阻者治以芳香开窍，用苏合香丸；偏于阳虚寒凝气滞者，治以宣利气机、开窍醒神，用宽胸丸；真阳欲脱者，治以回阳固脱，用四逆汤或加人参；瘀血内阻者治以活血化瘀，用王肯堂《证治准绳·心痛胃脘痛门》化死血方；瘀血严重者用变通血府逐瘀汤以行气活血。

秦伯未认为胸痹心痛病机为心之气血不利，心为阳脏主通明，心阳鼓动心血运行，心血濡养五脏六腑筋脉肉骨，是故胸痛与心血不足及心阳衰弱有关。治疗须二者兼顾，益心阳、养心血，方以仲景复脉汤为主。

张伯臾认为本病属阴阳大虚，寒热邪实。治则以“通”为本（虚象显现也需“通”），酌情确定扶正与祛邪的先后主次，防“脱”、防“厥”。凡胸痹彻背引臂、身寒肢冷、喘息不能平卧、汗出、脉沉者，虽血压未明显下降，用药也宜于“厥”、“脱”之先：阳虚有寒者用参附汤、参附龙牡汤、四逆汤、四逆加人参汤等；阴虚有热者用生脉散加生地，汗多重用山萸肉、黄精等；属热者每兼腑气不通，需通腑泄热；痛甚者，止痛乃当务之急，否则必致厥逆，可活血定痛；若痛不止者，酌加乌头、细辛；阳微阴绝、心阳外越之休克，阳虚水饮凌心射肺之心衰及心阳阻遏、心气不通之严重心律失常者，用中西医两法抢救。

邢锡波认为心之气血阴阳不足、心失所养是梗死后心绞痛的主因，应在养心活血基础上对症治疗。疼痛剧烈时以养心止痛为主，服养心定痛丹和苏合香丸以缓解疼痛。心痛发作时用养心启痹汤，益气活血兼以养阴，待疼痛缓解、胸闷减轻、气充神爽、脉不数、心律调匀后，依心阴阳虚实，以大剂养心阴、扶心阳或阴阳俱补之法。

任应秋用“益气扶阳、养血和营、宣痹涤饮、通窍宁神”概括治法。心气不足者益气宣痹，用黄芪五物汤加减；阳虚阴厥者扶阳救厥，疼痛剧烈者用乌头赤石脂丸加减，昏厥者用苏合香丸加减；汗出不止、四肢厥冷者益气固脱，用参附龙牡汤合生脉散；营阴失养者养营通络，用人参养营汤加减；阴虚阳亢者益阴制阳，用知柏地黄汤化裁；气滞血瘀者行气化瘀，用金铃子散及丹参饮加味；痰饮阻塞者导滞祛痰，用瓜蒌薤白半夏汤、苓桂术甘汤、二陈汤等加减。

郭士魁认为本病病机主要为血瘀，治疗以活血为主，汤药用“促愈合合剂”或“栓塞合剂”。针剂可用活血针、益气针，依病情加减。痛重者多加活血针，气虚明显者多加益气针，胸痛者用宽胸气雾剂、心痛丸、针灸等治疗，无合并证者则静脉点滴益气活血针，7～10 天后改为口服中药治疗。善用散剂是郭氏的一大特点。如活血化瘀散剂（血竭散、乳没散）、益气活血散（红参三七粉、红参延胡索末）、行气活血散剂（广木香粉、延胡索粉）、芳香温通散剂（丁桂香散、沉香散）和温通活血散剂（沉香血竭粉）等，均贯穿活血止痛之治则，又注重气血相生互用的关系。总之，中药散剂治疗胸痹处方简洁，配伍严谨，效简力捷。

邓铁涛认为本病主要病机是气虚痰瘀，病位主要在心，属心脉痹阻不通。若救治不及时，可迅速发展为心衰、脱证等危候。提出“痰瘀相关”论，即痰浊可致瘀，痰是瘀的初期阶段，瘀是痰的发展。冠心病早中期以痰证常见，中后期至心肌梗死时瘀证为多。以舌苔为证：薄白苔常见于本病早期或恢复期，主气虚，一般病情轻，预后好；厚腻苔多见于急性期，为痰浊明显，病情重；紫暗苔、瘀斑舌为血瘀；舌淡暗或兼胖大有齿印，多为气虚血瘀；初起苔薄白或薄黄，转为厚腻者，病情常加重；苔厚腻始终不退者，多病情危险；舌质光红为阴津欲脱，预后不良。治疗中通补并用，“通”有芳香开窍、宣痹通阳、活血化瘀等治法，“补”有补气、温阳、养阴等治法，“通”为基础，攻瘀为重点，兼以治标；强调补心气重在健脾，调脾以护心。并自拟冠心方。

朱良春擅用化瘀通脉、降脂解凝之水蛭，解痉通络之蝉衣，自拟汤剂，太子参、制黄精、麦冬、丹参、蝉衣、泽泻、檀香、水蛭、炙甘草，连服15天，如症情稳定，舌唇瘀黯渐化，改为丸剂巩固。丸剂：党参、制黄精、丹参、生山楂、广郁金各90g，蝉蜕60g，水蛭30g，檀香20g。共研极细末，水泛丸如绿豆大，每服4g，每日2次，开水送服。顽固心绞痛静脉溶栓有效者，用芪蛭散预防溶栓后复发，如舌质紫黯或有瘀斑，脉涩或结代，呈气虚血瘀之象，治以益气活血通络，用芪蛭散：黄芪、水蛭、川芎各90g，桂枝30g，共研细末，每服5g，每日2次，温开水送下，服至溶栓后6个月。

同时朱氏指出应当避免滥用活血化瘀而忽略辨证论治。胸痛亦有虚实之分，实证当化瘀宣通，虚证当扶正养营。但即使实证也是本虚标实，运用整体观念看待才能处方用药吻合病机。所以纵观朱氏论著，其对胸痛证治大法推崇“损其心者，调其营卫”、“营卫为血脉所生，心之所主，然营卫起于中州，肝肺脾肾助其养，养四脏则心自安也”。堪作临证大法。

谢海洲从现代医学角度将常用药分类。对心脏：①强心：人参、附子、北五加皮、五味子；②加速心率：鹿茸、麝香、茶叶；③减慢心率：当归、柏子仁、三七；④抗心律不齐：炙甘草、生地、麦冬。对血管：①扩张冠脉：丹参、川芎、红花、赤芍；②扩张脑动脉：葛根、蒲黄；③扩张肾动脉：黄芪、杜仲、罗布麻；④降压：钩藤；⑤镇静中枢神经：酸枣仁、莲心、天麻；⑥利尿：泽泻、桑白皮；⑦减少毛细血管通透性：槐花（米）、黄芩。

高辉远注重防“厥”、防“脱”，心阳不足极易并发厥、脱证。心阳虚脱宜急温阳救脱，四逆汤加味；兼恶寒者多属脾肾阳虚，用附子汤，心阳随脾肾阳气充而固；心下有水气，乃阳虚水饮凌心，用真武汤温阳利水；心阴欲脱，急救阴固脱，生脉散或救逆汤敛阴止汗；阴阳两脱者，急阴阳双固，大剂参附汤或四逆汤合生脉散。稳定后常有心气血阴阳不足及血瘀表现，气不足者养心益气，用妙香散或养心汤增强养血安神之力；气滞血瘀者用丹参饮、血府逐瘀汤化裁，但须顾护正气。

焦树德提出了心痹的脉象特点：寸脉沉者，胸中痛引背；关上沉者，心痛吞酸。脉沉弦细，多气痛证，其中见于寸脉者多心痛；脉涩者有瘀血、死血；右手脉紧实为有痰积。病机分虚实，虚指心之气血阴阳亏虚；实指痰阻气滞血瘀、热盛痹阻。本病虚证兼形体羸弱、气怯神疲、倦怠乏力、心痛绵绵时作、痛处喜按抚、心慌心悸、面色苍白、舌淡、苔薄白、脉沉细或虚软，为气血两虚、心脉失养、少阴气逆、血脉痹阻之证；治以养血益气，助阳通脉；以《千金方》细辛散加减，另用人参粉、三七粉、琥珀粉混匀装胶囊，随汤药服，每日 2 次。实证兼形体壮实、心胸急速绞痛、胸中窒塞、喜捶拍、疼痛难解、声音洪亮、舌苔略发白、脉弦滑或沉紧，多系邪气乘心、心脉痹阻，治以宽胸开痹、活血通脉，枳实薤白桂枝汤加减。

路志正认为病机为胸中阳气（即宗气）虚衰，邪侵阳位，气机痹阻。宗气与营气、卫气关系密切：卫气虚弱，寒邪痹遏胸阳；营气不足，心失荣养，营卫失常致宗气不利；宗气不足均可致痛。故胸痹病因惟血与气，而气血与营卫息息相关，故用桂枝汤以调和阴阳、斡旋中焦、调理脾胃、畅通气血，使营卫和谐、宗气旺盛、胸阳振奋、血脉贯通，胸痹自愈。此外，亦注重从五脏治疗心痛。

任继学采用分期论治，初期以邪毒侵袭、瘀血内阻为主，治以活络行瘀、清心解毒，用《验方新编》四妙勇安汤。中期（ >15 日）以气阴两虚、络脉失养为主，治以益气养阴、活络和营，用《医宗粹言》滋阴生脉散加减。恢复期（ >35 日）以正气亏虚为主，治以益气和中、养心和营，用《伤寒大白》生脉建中汤。

赵冠英依分期论治：危重期（1～6 日）以心阳虚损、血瘀痰阻为主，治以温补心阳、活血化瘀，用人参（或黄芪、或党参）、制附片、丹参、麦冬、陈皮、三七粉；衍变期（7～21 日）以阴阳两虚、气滞血瘀为主，治以调补阴阳、益气活血，药用党参、黄芪、黄精、丹参、山楂、郁金、赤芍、鸡血藤、红花、当归、川芎、三七粉；恢复期（4～6 周）以心气不足、脉络失畅为主，治以益气活血、和胃通腑，用黄芪、黄精、当归、丹参、山楂、川芎、红花、郁金、鸡内金、穿山龙、三七粉，出院后予自拟益气温阳活血煎剂。

陈可冀认为本病常表现为气虚、气滞、浊阻、气阴两虚、心阳不振等，各型均不离瘀血内阻，治疗应标本并治、通补兼施。在具体临床实践中提出“三通两补”辨证用药。通法收效较快，常用的有“芳香温通”、“宣痹通阳”和“活血化瘀”3 种方法。寒凝脉络者，根据“心得温则痛止”、“寒则凝、温则行”，用芳香温通法治疗，常用苏合香丸、冠心苏和丸、心痛丸、回生丹等。胸阳不振心阳不宣者，可以瓜蒌薤白半夏汤。气滞血瘀、脉络痹阻者据“疏其血气，令其调达”的原则，以活血化瘀方药通痹行滞，如血府逐瘀汤、失笑散等。同时强调在运用三类通法的时候，要注意温通不宜过用久用，以免耗伤心气、心阴，必要时佐以保元汤。至于“两补”是指补肾、补气血。“阳统乎阴，心本于肾”，“心痹者，脉不通”，而肾又为“脉之根”，故补益从补肾入手，补阳选加补骨脂丸，补阴加左归丸，补益气血常用八珍汤、当归补血汤等。陈老据此补益通络之法，以扶正益气、行气活血、化瘀通脉及化浊祛湿、通腑降逆之药味，自拟愈梗通瘀汤：生晒人参、生黄芪、丹参、当归、延胡索、川芎、广藿香、佩兰、陈皮、半夏、生大黄，在心肌梗死的临床应用中收到良好的效果。

黄春林认为心肌梗死病位在心脉，但其发病与脾、肝、肾关系密切。血脉瘀阻不通是本病病机实质，本虚标实、虚实夹杂为本病的病机特点，病情危重、演变迅速是本病的临床特点，所以辨证治疗应因人、因时而变，灵活合理的辨证治疗是取得良好治疗效果的关键。黄教授根据自己多年经验将本病分 6 大证型辨证施治：①气虚血瘀证，治疗以益气活血、通脉止痛为主，方用保元汤合血府逐瘀汤加减。②寒凝心脉证，治疗以温补心阳、祛寒通脉为主，方用当归四逆汤加减。③阳脱阴竭证，治疗以回阳救逆为主，方用四逆汤合人参汤加减。④痰浊痹阻证，治疗以化痰泄浊、宣痹通阳为主，方用瓜蒌薤白半夏汤合温胆汤加减。⑤瘀热互结证，治疗以活血化瘀、通脉泄热为主，方用血府逐瘀汤加减。⑥气阴两虚证，治疗以益气养阴为主，方用生脉散加减。在临床上取得了良好的疗效。

邢月朋认为急性心肌梗死属于中医之“胸痹”、“真心痛”、“心悸”、“饮证”等心胸疾患。辨证一般分为气滞血瘀、饮停心肺、气虚血瘀、寒凝心脉及瘀毒阻滞等 5 型，此 5 型既可单一出现，也可重叠出现，而心血瘀阻则为各型所共见。邢老指出胸痹（急性心肌梗死）之证乃急危重证，传变迅速，变化多端。因此治疗中绝不能拘于一方一药，必须方随证变，药随证转，随时变更方药，有是证则用是方，有是证则用是药，甚至一日数方。只有如此才能截断病机，缩短病程，获得疗效。

周次清认为“人年四十，阴气自半”，随着年龄的增长，气血阴阳逐渐亏虚，心脉失养致胸痹。急性心肌梗死的发生为正气虚损加重，阴阳气血大亏，阳气不煦，阴血不濡，经络损伤，心失所养，而发生“不荣则痛”的“卒心痛”。同时指出急性心肌梗死发病以瘀血、痰浊为标。“邪之所凑，其气必虚”，正气的亏少导致人体阴阳、气血、脏腑、经络的功能失调，变生诸证。周老强调，人体正气亏虚、阴阳虚弱、气血失和的病理变化贯穿冠心病心肌梗死的全过程，为发病之本；由阴阳失调所致的血瘀、痰浊出现在疾病的某一短暂过程，为发病之标。治疗方面，周老认为瘀血痰浊之标实，根于阴阳气血之本虚，单纯治标无异于本末倒置，不能解决发病之根本。急性心肌梗死应“急则治其本”，只有补虚培元治本，方能既顾护机体耗损之元气，又无祛邪治标伤正之弊。其基本治疗方法，包括益气温阳法和益气养阴法。“阴阳之要，阳密乃固”、“阳精所降其人夭”，周老在治疗急性心肌梗死时，将益气温阳作为挽救气阳危亡的首要方法。气虚用保元汤（人参、黄芪、肉桂、甘草）；阳虚用四味回阳饮（人参、炙甘草、制附子、炮干姜）。若心肌梗死出现阴虚，则不同于热邪灼伤阴津之一般病证，而是阴虚与气虚往往同时存在，如张景岳所言之“气因精（阴精）而虚者”，“精因气而虚者”。所以，在急性心肌梗死的治疗中，周老用药常补阴与补气并见。有的即使表现以阴虚为主，治疗时亦取益气化阴、阳药行津之法，以达阴津化生之效。心肺气阴不足用生脉散（人参、麦冬、五味子）。阴精不足，以肝肾之阴为主者，选用大补元煎（人参、甘草、熟地黄、山药、山茱萸、杜仲、枸杞子、当归）。

段富津亦认为胸痹心痛病属本虚标实之证，本虚因气血不足，标实为瘀血内阻。《太平圣惠方》在“治心痹诸方”中指出“夫思虑烦多则损心，心虚故邪乘之，邪积不去，则时害饮食，心中愊愊如满，蕴蕴而痛。”气虚无力推动血液，血行不畅，气血瘀滞，痹阻心脉，不通则痛，故见心区刺痛。心气不足，则胸闷气短，劳累后加重。心血亏虚，心脉失养，则心悸；血不养心，神不守舍，则少寐。气血俱虚，周身失养则乏力，舌质暗淡，脉沉细。治当益气养血为主，活血通络为辅，故以养心汤为主方。因有明显的血瘀表现，加丹参、三七、郁金、延胡索、姜黄活血理气。心者，君主之官，神明藏焉，五脏六腑、四肢百骸无不有赖于气血的濡养。心经气血不足是胸痛的根本，故首当补益气血、养心安神，用养心汤加减正中病机。

李玉奇认为胸痛因心阳不足为始，鼓动无力，则血脉瘀滞。故以益气回阳为大法。应用自拟羊藿叶饮子（羊藿叶、何首乌、玉竹、当归、附子、肉桂、生地、麦冬、降香）治疗胸痛，效果显著。同时注意理脾柔肝：心病重则多忧，忧思则伤脾，脾为后天之本，化生水谷精微，脾运健则心气充；心病久则多怒，怒则伤肝，肝气郁久则横逆，上犯膻中则胸闷，法当柔肝行气而不破气。

祝谌予认为胸痹可辨为4证：痰阻中焦、气机不调证，方用香砂六君子汤加瓜蒌、薤白；心气不足、心血亏损证，方用自拟葛根菊花汤（葛根、菊花、红花、丹参、川芎、当归、赤芍、羌活、党参、麦冬、五味子等）；心阳不足、心阴亏损证，方用炙甘草汤加味；心肾阳虚、水湿上犯证，以真武汤酌加葶苈大枣泻肺汤为主。凡见血瘀象者加丹参、赤芍、川芎等活血药。辨证用药则疗效满意，单药单方收效不佳。

张琪总结大量临床病例后指出胸痹心痛为“本虚标实”之证。“本”为心气虚，气虚无力行血，聚而生瘀血痰浊。而活血化瘀、祛痰通络是治标权宜之计，益气养心方为治本之策。益气用参芪、活血以归芎、祛痰选夏姜。此外，尚可见久服活血化瘀之剂耗气伤阴或者素体阴虚，而见气阴两虚之证。气虚则营血不行，阴虚则不能濡润，即不荣则痛。治以益气养阴为主，选人参、五味子、玉竹、生地等。

田乃庚秉承难经“五脏气相干，名厥心痛”之说，认为胸痛虽然病位在心，但是往往与其他脏腑功能失用有关。故临证据脏腑相关理论，通过调整其他脏腑功能来治疗胸痛。若痰浊阻滞，郁闭肺气，胸中气机壅塞，胸阳闭阻，心血瘀滞，治应肃肺化痰、调气行血，方如瓜蒌薤白半夏汤、厚朴麻黄汤等；若脾失健运，无以奉心化赤，心失荣养，治以益气健脾补血养心，方用补中益气汤加减；若肝气郁结，气机失畅，气滞血凝，心脉瘀阻，治以疏肝行气，活血通脉，用柴胡疏肝散；若郁热伤阴，肝血暗耗，心血失养，宜补益肝血、安神清热，可以酸枣仁汤加减；若肾阳不足，心阳失用，阳气不能鼓动气血运行，心脉阻滞，治以温阳暖肾，方用肾气丸；若肾精不足，心失水滋，致心火偏亢，暗耗阴血，治以填精益肾安神，方用黄连阿胶鸡子黄汤；若胆火上逆，失于清降，心神被扰，治以利胆降火、清热安神，方用黄连温胆汤加减。

阎洪臣依据临床经验总结胸痹心痛病的证型有 4 种。阳虚痰浊证：胸阳不振，寒从中生，津液不布，痰浊内生，故应温阳祛痰为法，宜瓜蒌薤白半夏汤加味；气虚血瘀证：气虚为本，血行不畅，心脉瘀滞，证为虚中夹实，宜益气活血为主，方选失笑散加减；阴虚血滞证：心血不足，血脉空虚，运行不畅，心脉闭阻，阴津亏虚，燥热内生，虚热上扰神明，治以益阴活血为主，方选血府逐瘀汤加减；气阴两虚证：心气虚鼓动无力，心阴虚不能濡润，治疗时应气阴双补，宜复脉汤加味。

冉雪峰辨胸痹心痛病以痰浊血瘀为多，主张分阶段论治，先通后补，先治标止痛，后治本顾虚。常用小陷胸汤合活血通脉剂先治其标，常用药有瓜蒌、半夏、黄连、枳实、乳香、没药、菖蒲、琥珀等。待病情稳定后加当归、丹参养血活血。亦每有良效。

刘惠民认为胸痛应属本虚标实之病。标实的因素有气滞血瘀、痰浊内阻、经络闭塞等，本虚指心、肾、脾等脏虚。强调治疗的关键在于补虚治本，常用培补肾元的首乌、枸杞子、山茱萸、黄精、菟丝子、女贞子、石斛、桑寄生等；健脾益气的黄芪、白术、山药等；益心宁血的酸枣仁、柏子仁、茯神、远志、琥珀、桂圆肉等；三七、丹参、川芎活血行气；瓜蒌、薤白、姜黄温通经脉。根据具体病情加减，每多取效。

金梦贤认为胸痛的发病，病位在心，病源在肝肾。气滞血瘀痰浊为疾病加重的原因。辨证以心虚肝旺证和心肾不交证为最多见。前者是因为心阳、心气不足，血行不畅，肝气不舒，久郁化火，火灼津液，脉失濡养，即产生气滞血瘀；后者是肾水不能上济心阳，心阳不能下温肾水，导致水火不交。金氏主张辨病和辨证相结合，辨病为先，再依据临床症状及检查所见分清标本缓急，或急则治其标，或攻补兼施。临证时以生脉散、血府逐瘀汤、瓜蒌薤白半夏汤 3 方组成的活血定心汤使用最频繁，疗效颇显著。

周鸣岐认为胸痛病根源于肾，缘肾为五脏之本，元气之根。肾阳不足，脾失温煦，聚湿生痰；肾阴不足，水不涵木，肝阳上亢，煎熬心液，心血瘀滞。水火不济，肾虚于下，心亏于上，心血不畅，心神失养。针对其病机应该通补兼施，调和阴阳。若因心血瘀阻，治当行气活血、化瘀通络，方选血府逐瘀汤；若心阳不宣，脾阳不振，痰浊内生，当以宣痹通阳，选瓜蒌薤白白酒汤。周氏指出调理心肾阴阳平衡应当从整体出发，着眼五脏。常用的方剂是生脉散与瓜蒌薤白白酒汤及益肾之品合方，宣胸阳之痹，补肾阳之虚，标本兼顾，屡起沉疴。

林钟香治疗胸痹心痛病主要有 3 法：①益气养阴法：林氏认为胸痹之本为上焦阳位之宗气大虚，宗气虚则无以走息道以司呼吸，不能贯心脉以行气血。上焦宗气虚弱，既可致心阳虚弱，又由于肺之宣降失司，津液失于敷布而亏乏，可导致阴液亏虚。以益气养阴法为基本治则，喜用的药物有：黄芪、党参、麦冬、生熟地黄、枸杞子等。②豁痰祛瘀法："心痹者，脉不通"，胸痛的形成常因正气内虚，加之六淫、七情、饮食劳倦等因素，或气滞痰凝，或心阳不振，均可致心脉痹阻不通。久病入络，血络之中，必有瘀凝。饮食损伤脾胃，运化失健，水液不归正化，变生痰浊。痰饮和瘀血为害，所导致的心脉阻滞和脉络痉挛是本病的中心病理环节。林老认为本型胸痹心痛之处方用药，还当分辨痰饮与瘀血孰轻孰重。痰饮偏重者，治宜化痰除湿为主，常用药物有瓜蒌、薤白、茯苓、桂枝、半夏、苍术、远志、石菖蒲等；偏于瘀血者，治拟活血化瘀为主，可选用川芎、赤芍、桃仁、红花、丹参、三七等药物。③祛风通络法："心痛者，风冷邪气乘于心也。"；"心有支别之络脉，其为风冷所乘，不伤于正经者，亦令心痛。"胸痛发病所具有的突发性、阵发性、放射性特点，也符合"善行而数变"的风邪特性。因此，林老认为风邪入侵痹阻心络是胸痹心痛重要的病因和病机，而针对性的祛风通络治法往往贯穿于胸痹心痛辨证施治的各型。林老最常用的祛风药为羌活、防风与葛根。

刘志明认为胸痹心痛病的发生，首当责之正气虚弱，如五脏衰弱，气血阴阳亏虚等；其中尤以宗气不足、心阳亏虚、肾元匮乏为要。其次邪气对疾病发展转归亦有一定影响，如阴寒凝滞，瘀血内阻，痰浊气滞；其中尤以痰浊气滞为要。据"五脏相通，心肾相关"理论，心肾在生理上相互依存，病理上相互影响。"心之合脉也，其荣色也，其主肾也”。心主血脉、主神志的功能需要肾的资助。心肾两脏经络上下联络，相互交通。肾藏精，心主血，精血相互化生。心居上焦属阳主火，以下降为和；肾居下焦属阴主水，以上升为顺。生理状态下，肾水上济于心，使心火不亢；心火下降于肾，使肾水不寒。同时，命门之火上升生心中之火，心阴下降以滋肾中之水。心火肾水的正常升降，水火既济，心肾交通，机体阴阳平衡协调。若水火不济，人体阴阳失衡，则疾病丛生。据此认识，刘氏的治则以扶正为主，兼通心阳。本虚是胸痹心痛发病的根本原因，邪实是重要因素。根据“虚者补之，实者泻之”之旨，“扶正祛邪”当属胸痹心痛治疗大法。注意到正气有气、血、阴、阳之别，邪气有寒、痰、瘀、浊之异。下元虚衰是老年人的基本生理特点，也是诸病病理基础。胸痹心痛大多发生于老年人，年高下亏，治在先天。通过补肾法调整阴阳平衡，使心肾相交，精血互化，则胸痹心痛鲜有发生。“阳微阴弦”是胸痹心痛基本病机，“阳微”即上焦阳气虚，虚者当补，但刘老认为“阳无取乎补，宜而通之”。阳气具有维持人之生命活力、体温及脏腑功能等重要作用。阳气以通为用，走而不守，内通脏腑，外达肌腠，上行清窍，下走浊窍，旁达四末，无所不至。“运行不息，贯通无阻”是其功能特点。然痰浊、瘀血、水饮、寒邪等阴邪常阻遏、蒙闭阳气之运行，从而导致诸多病证。胸痹心痛病位在胸，胸为阳位，胸阳更是宜通不宜阻。心主血脉、藏神均依赖于心阳。心阳通畅者血脉充盈而神明有司。心阳痹阻者血脉瘀阻而神失所养。可见心阳宜通宜畅。燮理脏腑，未病先防，胸痹心痛的发生，就是脏腑虚损，由轻而重，久病不缪，相互影响的过程。因此，治疗胸痛要有整体观念，注意燮理脏腑，要见微知著，未雨绸缪，以全局观点分析病机，判断转归，积极“治未病”。在治疗胸痹心痛时，除兼顾脏腑外，要重视补肾脏这一根本。“欲养心阴，必滋肾阴，欲温心阳，必助肾阳”为经验之谈。胸痹心痛属本虚标实之证，气血阴阳亏虚为其发病基础。所谓本虚，根于肾虚，乃因肾为水火之宅，内藏真阴真阳。“五脏之阴非此不能滋，五脏之阳非此不能发”。故在治疗过程中，理应重视补肾固本这一环节。用药方面重视对药的使用，如生晒参与生地黄调理气血、瓜蒌与薤白宣通阳气、丹参与三七活血化瘀。

张培影也认为胸痹心痛病的病机是本虚标实。标实主要是血瘀兼气滞、寒凝、痰阻。心脉运行气血以荣养心脏，实邪闭阻经脉，使心脉血络瘀阻致心脏失于荣养而发病。临床中治疗胸痹心痛遵从急则治其标，缓则治其本；并谨察有无热毒的存在，清热解毒以防其变；注重重镇安神，使心神有所养；且临床用药中谨守阴阳生化之道，温阳注意佐以补阴分之药，益气稍佐以行气之药，养血佐活血之品，滋阴适用温阳之味。行气活血不可力猛以防伤正，且佐益气养血之品；散寒重在温通，而不以峻热之药，且稍佐清凉之剂，祛痰化浊防伤阴之嫌。

从以上名老专家经验中可以总结出以下几点：第一，名老中医大都认同胸痹心痛病本虚标实的病机。本虚可以为气、血、阴、阳一项或多项之不足，标实为气滞、血瘀、痰浊、寒凝、外感邪毒单独或相兼为患，终致心脉闭塞，发为心痛，而其中，气虚、血瘀为比较多见的证候。第二，治疗上，近代名老专家多喜欢使用汤药，随症加减，而现代名老专家则更多地使用中西医结合的手段来治疗心肌梗死。第三，整体观念贯穿胸痹心痛病治疗的始终。近代医家秉承天人合一的哲学思想，论述胸痛病机从五脏相关、阴阳互根、卫气营血、气血津液化生等理论着手，因此治疗法则亦顾及到相关联的方面。

## 参考文献

[1]施小墨，陆寿康．中国百年百名中医临床家丛书－施今墨．北京：中国中医药出版社，2001：32－33.

[2]蒲志孝．蒲辅周老中医医疗经验琐谈．新中医．1977，(5)：9－13.

[3]岳美中．岳美中医学文集．北京：中国中医药出版社，2000：132－134.

[4]单书健，陈子华．古今名医临证金鉴——胸痹心痛卷．北京：中国中医药出版社，1999：357－358.

[5]严世芸，郑平东，何立人．张伯臾医案．上海：上海科学技术出版社，2003：43－45.

[6]邢锡波．中医临床传薪集——邢锡波学术经验集萃．北京：中医古籍出版社，2004. 579－581.

[7]朱寅圣，朴吉花．任应秋教授辨治冠心病经验．中国中医药信息杂志．2003，10（5）：63－65.

[8]翁维良，于英奇．郭士魁临床经验选集——杂病证治．北京：人民卫生出版社，2005：61－63.

[9]吴焕林，陈海燕，程康林．邓铁涛教授治疗冠心病心肌梗死临床经验．中医药学刊．2005，23（10）：1769－1770.

[10]朱良春．中国百年百名中医临床家丛书——朱良春．北京：中国中医药出版社，2001：166－167.

[11]谢海洲．谢海洲医学文集．北京：中医古籍出版社，2004：431.

[12]王发渭．军队著名中医治疗急性心肌梗死经验介绍．军医进修学院学报．1996，17（1）：34－36.

[13]史大卓，李立志．专科专病名医临证经验丛书——心脑血管病．北京：人民卫生出版社，2002：307－313.

[14]边永君，路杰．治疗胸痹重气血，调和营卫有奇功——路志正教授治疗胸痹学术经验管窥．中国中医基础医学杂志．2005，11（12）：939－940.

[15]任继学．任继学经验集．北京：人民卫生出版社，2000：180－183.

[16]赵冠英．真心痛（急性心肌梗死）．实用乡村医生杂志．2001，8（4）：23.

[17]马晓昌．陈可冀教授治疗冠心病临床经验介绍——祛浊利湿与活血化瘀并重．中西医结合心脑血管病杂志．2005，3（5）：441－442.

[18]肖政，陈力．黄春林教授治疗真心痛经验介绍．新中医．2007，39（9）：16－17.

[19]梁贵廷．邢月朋辨治急性心肌梗塞的经验．河北中医药学报．2001，16（4）：31－32.

[20]张蕴慧．周次清教授“急则治本”论治急性心肌梗死经验．山东中医药大学学报．2006，5（3）：215－216.

[21]宋歌．段富津教授运用养心汤经验举例．中医药信息．

2007, 4 (24): 27－28.

[22]李玉奇. 临床中医家李玉奇. 北京: 中国中医药出版社, 2001: 131－133.

[23]祝谌予. 祝谌予验案精选. 北京: 学苑出版社, 2004: 257－259.

[24]孙元莹, 赵德喜, 姜德友. 张琪教授治疗冠心病经验. 陕西中医. 2006, 27 (2): 202－204.

[25]常风云, 吴俊喜. 田乃庚教授治疗冠心病的经验. 河北中医. 1993, 15 (5): 38－39.

[26]阎德英, 阎德凤, 阎洪臣. 寒证的辨治经验. 吉林中医药. 2009, 6 (4): 472－473.

[27]冉雪峰. 冉雪峰医著全集. 北京: 京华出版社, 2004: 117－119.

[28]程运文. 刘惠民从痰淤辨治冠心病四法初探. 陕西中医学院学报. 1990, 13 (3): 5－6.

[29]金梦贤. 治疗胸痹证临床心得. 浙江中医药大学学报. 1996, 2 (8): 52－56.

[30]周鸣岐. 当代名医周鸣岐疑难病临证精华. 辽宁: 大连出版社, 1994: 98－99.

[31]梁音心. 林钟香老中医治疗胸痹心痛三法. 老年医学与保健. 2009, 15 (5): 311－312.

[32]刘志明. 辨治胸痹心痛的几点体会. 浙江中医药大学学报. 2009, 9 (33): 709－711.

[33]高大伟, 张培影. 张培影论治胸痹心痛经验. 吉林中医药. 2009, 2: 104－105.

# 第七章　名医典型医案

## 第一节　邓铁涛医案

罗某，男，73岁。

既往有高血压病及吸烟史，2004年9月8日因“反复胸闷痛2年，加重3天，持续胸痛3小时”入院。患者2002年开始出现胸闷不适，时有隐痛，每于劳累或情绪激动时发作或加重，每次持续几秒钟至20分钟不等，休息后可缓解，自行服用救心丹，症状可以缓解，未到医院系统诊疗。2004年9月5日患者因妻子猝死而心情悲痛，自觉胸闷痛症状加重，伴有冷汗出，持续5~10分钟后可缓解，自行服用保济丸治疗。于9月8日早上6时许，患者起床活动时出现心前区持续性压榨样绞痛，伴心慌、眩晕、黑蒙、气促、冷汗出，晕厥1次，无四肢抽搐、口吐白沫，30秒后自行苏醒，收入急诊科，当时心率为40次/分，给予静脉推注阿托品1mg，急查心电图提示：“急性下壁、右室心肌梗死”。入院时症见：乏力，头晕，心前区胸闷痛，伴心悸、汗出、无咳嗽咯血，无恶心呕吐，无抽搐，双下肢无水肿，口干，纳眠差，二便尚可。入院查体：体温：36.7℃，脉搏：72 次/分，呼吸：20 次/分，血压：90/60mmHg，双肺呼吸音清，未闻及明显干湿啰音。心前区无隆起，叩诊心浊音界不大，无震颤，心率：72 次/分，律齐，各瓣膜听诊区未闻及病理性杂音。舌暗红，脉络迂曲，苔薄白干，脉弦细。急查肌钙蛋白：10.1ng/ml；心肌酶学：CK：645IU，CK - MB：37IU，LDH：1901U，AST：59IU；心电图：窦性心律，急性下壁、右室心肌梗死。

中医诊断：真心痛（气阴两虚，痰瘀内阻）。

西医诊断：①冠心病，急性下壁、右室心肌梗死；②高血压病1级（极高危组）。

入院后于9月8日上午急诊行经皮冠状动脉介入治疗，造影显示：左主干、前降支、回旋支未见明显狭窄，右冠近段100%闭塞，于狭窄处送入3.5mm×24mm支架，再次造影示：局部无残余狭窄。术后西医予抗血小板聚集、抗凝、调脂等常规治疗，术后患者生命体征平稳，血压在多巴胺静脉滴注下可维持于正常范围，床边心电图曾提示一过性室性心动过速，以盐酸胺碘酮维持泵入后可控制。介入术后患者症见：神清，疲倦乏力，懒言，口微干，纳差，多眠，无胸闷痛发作，无心悸，无气促，无咳嗽咳痰，四肢欠温，二便调，舌淡暗、苔薄白见裂纹，舌底脉络迂曲，脉弦滑。

治则：标本兼治，以益气养阴化痰、活血祛瘀为法。

处方：冠心方加味。

橘红 10g，法半夏 10g，茯苓 15g，五味子 6g，麦冬

10g，丹参20g，赤芍12g，党参15g，枳壳15g，竹茹10g，豨莶草12g，甘草6g。

邓铁涛教授于9月10日查房，患者精神较前稍好转，仍有乏力、懒言、多眠，纳差，四肢欠温，无胸闷痛发作，无心悸，无气促，无咳嗽咳痰，舌淡暗、苔薄白见裂纹，舌底脉络迂曲，脉滑。邓铁涛教授查房后指示：患者为老年男性，因情绪激动诱发下壁、右室心肌梗死，诊断明确，抢救治疗及时合理。患者发病之时胸痛剧烈，标实为主，此时中药应予大剂量活血化瘀药，以破瘀通络，患者已接受冠脉内介入术，迅速开通闭塞靶血管，胸痛症状立即缓解，标实已缓解。目前观患者乏力、低声、面色淡白，舌淡暗、苔薄白见裂纹，舌底脉络迂曲，脉滑，关脉浮，尺脉沉，均提示"阳气不足，痰瘀内阻"，但目前本虚为主，故治疗上以益气温阳为主，化痰活血为辅。

处方：人参15g（另炖），党参30g，法半夏10g，当归15g，枳壳6g，橘红6g，茯苓15g，熟附子10g，炙甘草6g，竹茹10g，白术15g。

服上方3剂后，患者精神明显好转，无胸闷痛发作，无心悸气促，无咳嗽咳痰，无发热，二便调，舌淡暗、苔薄白见裂纹，较前转润，舌底脉络迂曲，脉弦滑。四肢皮肤转温。邓老指示，效不更方，续服上方3剂，后病情好转出院。

按语：对于急性心肌梗死的患者，通脉止痛是抢救的首要步骤。本医案已通过经皮冠状动脉介入治疗，解决了标的问题。治本方面，邓教授一向主张以调脾护心法治疗。心气不足，心火受挫，火不生土，脾土受损，脾不养心，反而加重心气虚。脾主升运，能升腾清阳，从根本上起到益气养心之效，此外，脾胃健运则湿不聚、痰难成，亦为除痰打下基础。在临证用药上，邓教授用温胆汤加减自拟冠心方：橘红 6g，法半夏 10g，茯苓 12g，甘草 5g，枳壳 6g，竹茹 10g，党参 15g，丹参 12g，豨莶草 10g。温胆汤能除痰利气，条达气机，方中不用枳实而用枳壳是取其宽中下气，且其力缓不致耗气伤阴。因本病是本虚标实之证，故加党参益气固本，标本同治，不但补益了心气，而且可使“气顺则一身津液亦随气而顺矣”。该方用党参一般不超过 18g，多用反致补滞，不利于豁痰通瘀。邓教授补气喜选用黄芪、五爪龙，甚者加人参 10～18g 另炖服；活血通瘀喜用失笑散；痛甚者加三七末或云南白药；兼阴虚者可合生脉散，另以西洋参 10～18g 炖服；兼高血压者加珍珠母、草决明等；兼脾虚者合四君子汤；兼高脂血症者加山楂、何首乌、麦芽；兼肾阳虚者加淫羊藿；兼血虚者加黄精、桑寄生、鸡血藤。

邓老认为冠心病及心肌梗死的论治应结合现代人生活环境及生活习惯以及体质特点，提出著名的心脾相关、痰瘀相关的理论观点，在临证治疗胸痹心痛时标本兼治，主张以调脾护心法治疗，治标以化痰和活血并重。

## 第二节 陈可冀医案

张某，男性，65 岁，职员。1997 年 11 月 16 日初诊。

因自觉心悸胸闷、活动后更为明显、偶有心前区疼痛而就诊。病人7月突发前间壁心肌梗死。目前服用辛伐他汀（舒降脂）、肠溶阿司匹林、德脉宁、阿替洛尔（氨酰心安）等药。刻下心电图示：STII、STIII、STV5压低，TV4倒置，TV6低平。病人口干、口苦，自觉口中燥热、腹胀，大便偏干，舌质紫暗，舌苔黑燥厚腻，脉弦滑。心律齐，双肺清，腹软，肝脾不大，双下肢不肿。

中医诊断：胸痹（痰浊血瘀型）。

西医诊断：急性前间壁心肌梗死恢复期。

治法：宽胸理气活血，清热利湿化痰。

处方：广藿香12g，佩兰叶10g，石菖蒲10g，炒薏仁15g，草豆蔻10g，大黄6g，全瓜蒌20g，薤白20g，半夏10g，川连10g，枳壳10g，大腹皮10g，甘草10g，延胡索10g，川芎10g，紫丹参15g。水煎服，每日1剂，共服6剂。

二诊：1997年11月25日，服上方6剂后，大便每日2次，溏薄，有时有肠鸣，腹胀较前减轻，未有心绞痛发作。心悸、胸闷症状亦自觉减轻。舌质暗，苔黄略腻，舌中心仍有黑燥厚苔（较前减少3/5），脉沉滑。心率74/分，律齐，双肺清。心电图较前改善。

处方：广藿香20g，佩兰叶10g，石菖蒲10g，炒薏仁20g，草豆蔻10g，大黄6g，全瓜蒌30g，薤白20g，半夏10g，黄芩10g，枳壳10g，大腹皮10g，甘草10g，生黄芪10g，川芎10g，紫丹参15g。水煎服，日1剂，共服6剂。

三诊：1997年12月3日，服上方后症减，无心绞痛发作。腹胀明显减轻，大便通畅，偶有便溏，舌质暗，苔近正常，脉沉滑。心率74/分，律齐。双肺清，心电图检查同二诊时。

处方：全瓜蒌15g，薤白15g，半夏10g，枳壳10g，黄芩10g，藿香15g，佩兰叶10g，石菖蒲10g，厚朴10g，大黄6g，玫瑰花10g，桃仁泥10g，草红花10g，丹参15g，川芎10g，生黄芪15g。水煎服，日1剂，服6～12剂。

按语：陈可冀教授临证擅长以活血化瘀法治疗多种常见病和难治疾病，他辨证精当，施治灵活，推崇活血化瘀法，而又不单拘泥此法。心肌梗死实为心脉痹阻病证，属内科急重症。临床常表现为气虚、气滞、血瘀浊阻、气阴两虚、心阳不振、气滞血瘀浊阻证情，其证情凶险而错综复杂。在临证治疗冠心病时，陈可冀教授特别强调，瘀血的发生贯穿其发病的全过程，活血化瘀法是治疗冠心病的通则，但又不能忽视痰浊湿阻，往往要祛痰浊利水湿与活血化瘀并重。中医认为，湿为阴邪，易阻遏气机，损伤阳气，且湿性重浊、黏滞，祛浊利湿要一鼓作气，既要祛内湿，亦要除表湿，以使湿无留存之地，以利恢复气机，助复阳气。湿（痰）浊不除，阳气（胸阳）难复。望舌（舌诊）对于冠心病病人十分重要，冠心病病人舌象的变化，特别是舌苔薄与腻的变化，对其预后的好坏是值得深入研究的。

从这个病例可看出，陈可冀教授治疗心肌梗死病例以祛浊利湿、活血化瘀为治疗大法，选用扶正益气生肌、行气活血定痛、化瘀抗栓通脉及化浊祛湿、通腑降逆之方药，同时重视舌苔的变化而灵活用药，痰湿去则阳郁得解，胸阳自振，瘀血易除，故临床疗效甚佳。

## 第三节　成启予医案

邵某，男，72岁，1991年9月23日初诊。

胸骨后压榨性疼痛12小时入院，入院后急查ECG示：广泛前壁急性心肌梗死、频发室早，呈二联或三联。急查心肌酶谱：CK明显升高，$LDH_1/LDH_2>1.0$。刻诊：心胸剧痛，心悸短气，喘促咳嗽，不能平卧，自汗、肢冷，口唇发绀，舌质紫黯，脉细而结代。

中医诊断：胸痹（心阳不振，肺络瘀阻之心肺喘满型）。

西医诊断：急性心肌梗死（广泛前壁），室性心律失常，心功能不全II级。

治法：采用中西医结合之方式，西药对症处理，如吸氧、利多卡因抗室性心律失常等。中药服用宽胸益气化瘀剂。

处方：党参10g，炙黄芪15g，肉桂10g，全瓜蒌20g，茯苓10g，川芎10g，丹参20g，桂枝10g，枳壳10g，桑白皮10g，全当归10g。水煎服，每日1剂。

9月30日查房，诉心胸剧痛已止，喘促咳嗽亦缓，但觉乏力甚，动则心悸短气，不能平卧，舌质紫、苔薄黄，脉细弱结代。

上方去枳壳、桑白皮，加麦冬10g、五味子10g。

10月8日查房，精神佳，诸症大减，舌质暗，脉细弱，继以原方化裁调治月余，临床痊愈出院。

按语：成老认为急性心肌梗死与心绞痛病机基本一致，均为本虚标实。本虚以脏气虚亏为主，标实以血瘀痰阻多见，但程度远较心绞痛为甚，且急性心肌梗死具有自身的病机演变规律和发病特点。中医药治疗急性心肌梗死基于本虚标实的病机特点，不外“补”和“通”两大原则，然而，具体应用则应根据症情虚实缓急，孰虚孰实，灵活掌握。成老将治疗概括为：“温阳益气为本中之本，养血滋阴为本中之标；活血化瘀为标中之本，芳香温通为标中之标。”此外，对急性心肌梗死防脱防厥亦至关重要，对减少病死，改善预后，大有帮助。

该例患者证属本虚标实，心之气阳亏虚，心脉暴闭，并使肺络瘀阻而见诸症。故成老以党参、黄芪、肉桂以补益气阳，并加用桂枝通心阳；丹参、川芎、全当归以活血化瘀，畅通血脉；全瓜蒌、桑白皮、枳壳畅宣肺气，宽胸活络。治疗1周后，标实之势渐去，本虚之象著，故去枳壳、桑白皮，加麦冬、五味子，益气复脉养心，如此标本缓急兼顾，相辅相成，故收效益彰。

## 第四节　黄春林医案

陈某，女，81岁。

因“突发胸痛4小时”到本院就诊，查心电图提示急性前壁心肌梗死。入院后两次发生室颤，给予除颤和心肺复苏术后恢复自主窦性心律，遂行急诊PCI术，术中见前降支近端完全闭塞，右冠近端70%狭窄。前降支行PCI术，置入 2.5mm×18mm 支架一枚。术后患者胸痛缓解，但发生心源性休克，持续予多巴胺泵入升压，置入主动脉内球囊反搏器辅助循环，后患者再次发生心肌梗死，并发肺部感染，经再次 PCI 术后，仍处于休克状态，病情危重，遂请黄教授前来会诊。症见：胸闷隐隐，气促，四肢逆冷，咳嗽，咳痰、痰色黄白、质黏，口干，大便不畅，舌光少津，剥苔，脉沉细。

辨证：该患者年老体虚，发病初始“因瘀致寒”，寒凝心脉，胸阳失运，现经两次心梗打击，心阳更虚，且阳损及阴，阴阳俱虚，心脉瘀阻，后又“因瘀生痰”、“因瘀化热”，痰热阻肺。

治疗：以标本兼治为治则，以阴阳并补、活血通脉、清热除痰为法，予参附针（60ml/天）静滴以益气温阳为主，汤药则以益气养阴、清热化痰、活血定喘为法。

处方：西洋参（另炖）15g，麦冬 15g，五味子 10g，葶苈子 15g，大枣 6 枚，丹参 20g，田七末（冲）3g，沙参 20g，浙贝母 15g，半枝莲 25g，鱼腥草 25g，鹿衔草 15g，丁香 5g，麦芽 30g。

守方服用 3 剂后患者停用多巴胺和主动脉内球囊反搏器，气促、咳嗽、咳痰、肢冷诸症较前明显缓解，仍乏力、纳少，舌光苔薄脉细，再请黄教授会诊，停用参附针，以益气养阴、健脾开胃为法。

药用西洋参（另炖）15g，五味子 5g，麦冬 15g，黄芪 30g，淮山药 15g，茯苓 15g，丁香 5g，谷麦芽（各）30g，炙甘草 5g，丹参 20g。

守方7剂后患者诸症均散，可下床活动而出院，出院后长期服用通冠胶囊益气活血通脉，随访6个月无胸痛发作。

按语：黄教授认为“阳微阴弦”可以解析真心痛的全过程，此处“阳微”主指正气之亏虚，包括阴、阳、气、血之不足，而以心气亏虚为主；“阴邪”为痰浊、寒邪、血瘀，其中以血瘀为主，非单指阴寒之邪也，“阴弦”则指寒凝、气滞、血瘀、痰浊，痹阻胸阳，阻滞心脉；且真心痛之发病需阳微与阴弦并举，方可致病。从脉象论胸痹心痛的病机，阳微指寸口脉微，或浮取微为不及，主胸阳不足；阴弦指尺脉弦，或沉取弦，为太过，主阴邪盛。胸阳为心肺之阳，必是胸阳不足，阴邪上乘阳位，阳微与阴弦相互搏结，使心脉闭塞，心气不通，发为真心痛。总之，“虚”和“瘀”贯穿心肌梗死的始终，其证型发展规律为：因瘀敛寒，因瘀致热，因瘀致虚。黄教授认为急性心肌梗死病人有较明显的证型演变规律，根据各阶段虚、实、寒、热的不同可分为急性期、衍变期、恢复期，根据各期的病机特点遣方用药，符合临床患者动态演变过程。

此例患者首诊时属于急性心肌梗死的衍变期，符合黄教授总结的急性心肌梗死的衍变期辨证规律，即辨证为气阴两虚，痰瘀热结。治疗按补虚泻实之法，标本兼治，以益气养阴、清热活血为法，以生脉散为主加用清热活血药物，同时注意护胃，并加用诸多清热化痰之品，扶正与祛实并用，故临床疗效甚佳。

## 第五节 林求诚医案

许某，男，62岁，离休干部，住院号13257。

患者反复胸闷痛、心悸10余年。近半年心电图示广泛导联S－T段水平样压低，似心内膜下梗死图形．转诊各大医院。自觉症状及心电图未能改善而就诊于林医师。并述半月来症状加重，伴咳嗽，气促，双下肢浮肿尿少，需高枕卧位。查呼吸24次/分，气促，口唇微绀，颜面虚浮，颈静脉充盈，四肢欠温，双下肢凹陷性水肿，咳痰色白泡沫样，心率110次/分，心尖部II度SM，双下肺闻及湿啰音。心电图示：I、II、AVF的T波低平。S－T段水平样压低0.05～0.075mv，X线胸片示：主A弓突出，心影增大。舌淡胖边有齿印，苔薄白根腻，脉涩促。

中医诊断：胸痹（心肾阳虚，血瘀痰饮）。

西医诊断：冠心病心内膜下梗死，心力衰竭。

治法：益气温阳。

方药：瓜蒌15g，薤白10g，半夏10g，生晒参10g，黄芪30g，防己15g，茯苓15g，党参15g，桂枝10g，白术10g，丹参15g，赤芍15g，葶苈子15g，大枣10枚。

1剂后，患者尿量增加，痰易咯出。

3剂后，胸闷、心悸、气促明显减轻，口唇不绀。

再进4剂，下肢水肿基本消退，气顺不喘促，四肢温暖，心率78次/分。

再诊减葶苈子、桂枝，加用仙灵脾，继予调理两周。

病情明显好转，复查心电图 S－T 压低段全部恢复正常。

按语：冠心病合并心内膜下梗死及心力衰竭，表现为虚实互见。林求诚教授认为本病是以虚为主。其实则是虚而致实，既有心肾阳虚，又有瘀血内阻及水气凌心射肺。方中取瓜蒌薤白半夏汤宽胸理气化痰湿，防己黄芪汤益气健脾而除湿，以苓桂术甘汤温阳蠲饮，葶苈大枣泻肺汤平喘利水消肿，生晒参大补元气，党参补中益气，赤芍、丹参祛瘀活血。故林教授用益气温阳祛瘀蠲饮治疗冠心病心肌梗死并心衰可显效。

## 第六节　邢月朋医案

病案1　朱某，男性，35 岁。

因阵发性心前区疼痛 1 周，持续性心前区绞痛约 3 小时，于 1997 年 1 月 28 日急诊入院，心前区疼痛，并向左肩背放射痛，胸部窒闷，烦躁，面红，头汗出，舌紫暗，苔白，脉弦数。心电图提示急性下壁心肌梗死，心肌酶：1302U/L，CK － MB：107U/L，GOT：245U/L，LDH：431U/L，HBDH：424U/L；血、尿常规、肾功能、电解质均正常。

中医诊断：真心痛。

西医诊断：急性下壁心肌梗死。

治法：理气活血，通痹止痛。

处方：当归 10g，桃仁、红花各 12g，柴胡、枳实、桔梗、赤芍、川芎各 10g，丹参 15g，血竭、牛膝各 10g，三七 5g。水煎频服。

当日患者出现心中悸动不安，心电监测示频发室性早搏，属心神浮越之象。即于上方中加龙骨、牡蛎各 15g，炒枣仁 30g 以养心重镇安神。

第 2 日患者胸痛胸闷明显减轻，出现烦躁，睡眠不佳，身热，小便利而无大便。舌暗红，苔黄津少，脉弦数、有间歇，体温 37. 8℃，已有化热之征，故于上方中加金银花 30g，黄芩 12g，连翘、玄参各 15g，当归加至 30g 以清热解毒活血止痛，目的在于截断化热之病机。

第 3 日患者烦躁、胸痛有加重趋势，身热，腹胀，小便黄，仍无大便，舌暗红，苔黄厚而干，脉弦滑，邢老查房后指出患者之病机为实热内盛，腑实结胸，治通腑泄热佐以活血化瘀。

处方：黄连 12g，清半夏 10g，全瓜蒌 12g，大黄（后下）、枳实、厚朴各 10g，玄参、生地、麦冬各 12g，柴胡 10g，丹参 30g，桃仁、红花各 12g。水煎服。

药后约 4 小时患者大便下，腑气通，胸痛胸闷消失。

此后根据患者之病机演变分别采用补气养阴、理气活血、清热解毒、增液行舟等治法进行治疗，方随法变，随法选药，经过 1 月的治疗，患者痊愈出院。

按语：邢老认为胸痛早期多为气滞血瘀，治以血府逐瘀汤加减；胸痹中期多为瘀毒壅滞，选用四妙勇安汤加减以清热解毒活血止痛，截断化热之病机；胸痹恢复期为气阴两伤，血络瘀阻，余热未清，治以补气养阴理气活血，清解余热等，用生脉饮、桃红四物汤、增液承气汤加减。

体现邢老治疗方法随病机的变化而变化，不拘泥于一方一药，一日一剂，要随病情变化而变化，目的在于截断病机变化，防止传变，缩短病程。

病案2 刘某，女，59岁。

胸闷、胸痛、气短伴汗出恶心5天入院。既往冠心病史7年。近5天持续胸痛，呼吸困难，喘息气短，口服硝酸甘油不能缓解。病人表情淡漠，汗出淋漓，手足厥冷，语声低微，舌质暗淡，苔薄白，脉数细。血压75/53mmHg，心率120次/分，两下肺可闻及湿性啰音。经西医抢救治疗，胸痛消失，血压上升，但仍胸闷，大汗淋漓，手足厥冷，喘息气短，脉微细。

中医诊断：胸痹（心阳衰微欲脱）。

西医诊断：急性前壁心肌梗死，心源性休克，急性左心衰竭。

治法：温补阳气，急救固脱。

方药：予参麦注射液50ml静脉输入，并用人参10g，附子9g，干姜10g，炙甘草10g，西洋参10g。水煎取汁频服。

药进1剂后，四肢温暖，汗出明显减少。原方继服2剂，胸闷、气短、喘息消失，精神好转。加减再服5剂病情稳定。

按语：邢老认为急性心肌梗死属阳气衰微者，温补通阳为先。心阳为阳中之太阳，阳气为有生之本，阳气旺则能化血，阳气微则为阴盛。心阳衰微，机能不健，血行不畅，阴邪易于上乘，故益气温阳是治疗急性心肌梗死、挽救危亡的关键所在。临床时注意用药贵在精悍，药宏力专。急性前壁心肌梗死并发心源性休克来势凶猛，心阳骤衰，故见心痛彻背、手足厥冷、面白汗出、脉微细弱诸症，治疗当以急救回阳、大补元气为主，用人参四逆汤加减，振奋阳气、力挽狂澜而救危急。

病案3　秦某，男，52岁。

高血压病史5年，胸部憋闷窒息1天入院，患者形体肥胖，表现为持续胸部满闷、憋胀，头蒙不清，气粗痰多，纳差恶心。舌质暗，苔白厚腻，脉沉弦。

中医诊断：胸痹（痰浊郁滞，痹阻胸脉，血瘀气滞）。

西医诊断：急性下壁心肌梗死。

治法：祛除实邪。

方药：橘红10g，半夏10g，茯苓15g，苍术10g，厚朴10g，桂枝6g，枳壳10g，竹茹9g，红花10g，川芎10g，甘松9g。

服上方2剂胸闷较前减轻，仍咳吐白黏痰，头蒙不清，舌质暗，苔微黄腻，脉滑。上方去桂枝，加黄连10g，继服5剂，症状消失，继续服药调治3周出院。

按语：邢老认为急性心肌梗死属实邪壅塞、痹阻不通的实证，当祛痰化浊为用。对此应以通为用。而实邪不外痰凝、血瘀、气滞、湿阻等，但最终皆能影响血液运行而使心血痹阻，瘀而不通，发为心痛。其中痰阻为本证主要矛盾，一旦形成则与血瘀、气滞交结不解，痹阻心脉。因此要止痛活血通痹必须先祛其邪。由于痰浊为阴邪，其性黏腻难涤，故应在化痰祛湿之中用温阳之品，使阳气振奋则湿浊难聚。本例患者形体肥胖，以胸部憋胀满闷、时缓时急、头蒙不清、气粗痰多、舌苔厚腻为辨证要点。用二陈汤加减以燥湿化痰、理气和中，并用桂枝振奋心阳，先祛痰浊实邪，合用活血化瘀，则心脉通畅，痹痛自除。

病案4　赵某，男，48岁。

剧烈胸痛憋闷10小时入院，给予心电监测、吸氧、扩张冠状动脉、抗凝等治疗，病情稳定。患者口中和，二便调，舌质淡暗，苔白，脉沉滑。第3天出现腹部胀满，拒按，按之疼痛，大便2日未行，口干口臭，舌质红，苔黄燥，脉弦数。心电图示心肌缺血较前加重。

中医诊断：胸痹。

西医诊断：急性前壁心肌梗死。

治法：攻里通下，祛瘀化浊。

方药：大黄12g，枳实12g，厚朴9g，菖蒲9g，郁金9g，半夏12g，黄连9g，当归15g，甘草6g。

服上方2剂，大便通畅，腹胀腹痛明显减轻，舌苔转薄，心电图示心肌缺血明显改善。后以化瘀通络、益气养阴调治而愈。

按语：邢老认为痹阻是急性心肌梗死的根本病机，“不通则痛”。邢老认为，急性心肌梗死犹如疮疡痈肿之症，为心之痈疮，血脉痹阻，肉腐郁热致阳明经热盛而成胃家实证。临床上许多急性心肌梗死病人初期舌苔薄白，口中和，二便调，但病后数日即出现口干口臭、舌苔黄燥、大便秘结不通等阳明燥热、腑气不通证。病情越重，热证益甚。邢老主张尽管病情重笃，仍需通腑泄热，使腑气通畅，正气才能恢复，否则实邪积滞日久必伤正气。此例患者出现阳明燥热、腑气不通证，邢老用大承气汤加减以攻里通下，祛瘀化浊，腑气一通，浊气随泄，胸痹自除。

病案5　魏某，男，64岁。

冠心病史10年，持续胸闷、胸痛、心悸入院，经过西医药抢救治疗，胸痛消失，室性早搏减少。但病人进食、翻身等轻微活动后出现室性早搏，伴有心悸、气短、头晕、乏力、口干、脉沉结。

中医诊断：真心痛。

西医诊断：急性前侧壁心肌梗死，频发室性早搏。

治法：急补气，益阴复脉。

方药：黄芪30g，西洋参9g，太子参15g，麦冬12g，五味子9g，茯苓15g，白术15g，龙齿15g，炙甘草10g。

服药3剂，心悸消失，精神转佳，自觉体力较前增加，睡眠欠佳，原方加酸枣仁30g、柏子仁15g，继服原方5剂，诸症消失，心电监测示无室性早搏。

按语：此例患者急性心肌梗死病人并发心律失常，表现出气阴两虚证型。邢老认为真心痛病本为虚，由于心肺气阴两亏，宗气内虚，不足以行呼吸，贯心脉，使血行不利，瘀血内阻，痹而不通。故治疗当以补气为先，益阴复脉。由于急性心肌梗死的病本为虚，因此，邢老强调整个治疗过程中，时刻注意补气养阴，扶正气以行血脉。方中黄芪为补气要药，补胸中大气，临床常二参、黄芪并用，使气旺则滞行瘀通浊化；配合麦冬、五味子、太子参、生地益气生津；麻子仁为使药以通之；龙齿安神以养心定悸；

甘草调和药性，通利血气。诸药合用，扶助正气，固护阴阳，结代脉去，动悸症止。

## 第七节 周次清医案

病案1 某，男，62岁。

因持续胸骨后疼痛5小时就诊。生气后出现胸骨后压榨样痛，服硝酸甘油症状可减轻但不能明显缓解胸痛。诊见：胸部疼痛，冷汗出，四肢不温，疲乏倦怠，不欲饮食，寐差梦多。既往病史：高血压病史23年，间断服用降压药物，血压波动在20～17.3/12.7～12kPa，心电图V1～V6导联T波倒置12年。体检：血压13.3/8kPa，双肺呼吸音清，未闻及干湿啰音，心率86次/分，律齐，S1低钝，A2＞P2，二尖瓣区闻及1/6级吸风样收缩期杂音。腹平软，余（－）。舌质暗红，苔薄腻，脉弦。ECG示：V1～V4ST段呈弓背向上抬高0.3～0.5mV、T波高耸；V5～V6T波低平。心肌酶谱示：CK614U/L，CK－MB168U/L。

中医诊断：真心痛（阳气虚衰）。

西医诊断：①急性心肌梗死，冠心病，心功能1级（NYHA）；②高血压病（Ⅱ级，高危）。

治法：在常规应用西药的同时，以温阳益气为治法。

方药：人参30g，炮附子12g，干姜3g，甘草6g。1日2剂，浓煎即服。

药后30分钟患者疼痛消失，汗出明显减少，1天后ECG示：V1呈QS波型；V2～V4出现病理性Q波，ST段呈弓背向上抬高 0.2 ~0.3mV，T 波正负双向，V5 ~ V6T 波低平。

2 日后中药减为每日 1 剂，4 日后 ECG 示：V1 ~ V4ST 段弓背向上抬高降至 0.1 ~ 0.2mv；CK、CK - MB 恢复正常。改益气活血方善后，15 日后临床治愈出院。

按语：周老强调，人体正气亏虚、阴阳虚弱、气血失和的病理变化贯穿冠心病心肌梗死的全过程，为发病之本；由阴阳失调所致的血瘀、痰浊出现在疾病的某一短暂过程，为发病之标。此例患者为急性心肌梗死发病的最初阶段，瘀浊之标症表现突出，但仍不脱正虚为主的病机特点，此时若急于攻邪，反而更伤正气，故应先扶正，使正气充盛可再祛邪方可为宜。

病案 2　男，79 岁。

后背、腰部酸痛 3 日就诊。患者近 3 日来无明显诱因出现后背酸胀，腰部疼痛。X 线摄片示：胸、腰椎骨质增生，外用止痛膏药无效。ECG 示：II、III、AVF 出现 QS 波型，ST 段弓背向上抬高 0.3 ~ 0.4mV，其余导联 T 波低平或倒置。症见：背部不适，腰部酸痛隐隐，神疲倦怠，喜叹息，口干咽燥，食差腹胀，大便干结，2 日 1 行。体检：呼吸 19 次/分，血压 14.7/8.7kPa。一般情况可，神志清，精神可，自主体位。双肺底可闻及细小湿啰音，心率 54 次/分，律齐，心尖区 S1 低钝，A2 > P2，主动脉瓣第一听诊区可闻及 2/6 级粗糙收缩期杂音，向颈部传导。腹部平坦，余（ - ）。舌质紫暗，苔薄白腻，脉弦缓。心肌酶谱示：CK145U/L，CK - MB79U/L。

中医诊断：胸痹。

西医诊断：急性心肌梗死（下壁），冠心病。

治法：益气养阴。

方药：人参20g，熟地黄20g，山药18g，山茱萸12g，炒杜仲12g，玄参24g，当归12g，大黄6g（后入），甘草6g。日1剂，连服5剂。

5天后其家属代其复诊，诉患者背部不适消失，腰痛减轻，大便不干，日1行。ECG变化：II、III、AVF呈QS波型，ST段恢复至等电位线，T波倒置，其余导联T波低平或倒置。上方改人参10g、熟地黄24g、山茱萸15g。

服20剂后，患者再诊，无背部不适，口干消失，腰部偶有酸感。ECG示：II、III、AVF T波倒置较前减轻。将上方配成丸剂继续服用，每次15g，每日3次。1年后回访，患者已无明显不适。ECG示：III、AVF呈QRS波型，其余导联T波低平。

按语：周次清教授认为急性心肌梗死发病以阳气阴血不足为本，并贯穿疾病的始终。急性心肌梗死的发生为正气虚损加重，阴阳气血大亏，阳气不煦，阴血不濡，经络损伤，心失所养，而发生"不荣则痛"的"卒心痛"。临床常表现出阳气虚衰或阴血不足的证候，甚至出现类似"亡阴"、"亡阳"危症的心源性休克表现，或见阳气竭、阴气亡、猝然痛死不知人的心源性猝死。据此周老认为，急性心肌梗死及并发症的发生乃为气血阴阳虚损进一步加重、甚至发展为亡阴亡阳的危候。阳气与阴精互根互用，"阴不可以无阳，非气无以成形"，"阳不可以无阴，非阴无以载气”，气亏阴衰往往相互影响。故周老在此例方中滋阴之剂与益气之品常相须而用。同时周老认为，阴精易损而难复，养阴生津之剂常需守方长期服用以取效。

## 第八节　赵斌医案

张某，男性，76岁。

高血压病史30余年，脑出血病史7年，平素情绪易激动。2004年3月5日10：00由门诊因“胸痛、恶心呕吐反复发作1天”收住入院。入院症见：患者神清，精神差，痛苦面容，自诉昨日晨起9：00左右开始出现胃脘及腹部阵痛，并伴有恶心、呕吐反复发作，急行彩超提示为：“胆囊结石、胆囊炎”。入院后结合病史、症状、体征及辅助检查，西医诊断：胆囊结石合并感染；中风后遗症；高血压病（III期）。中医诊断：眩晕，胁痛；证属肝肾阴虚及肝胆气滞。初经中西医结合治疗后诸症明显减轻，精神好转，但3月9日夜间因进食油腻之品而出现剑突下疼痛，全身大汗淋漓。急查心电图，示左房负荷过重，急性下壁、前壁心肌梗死，左前支传导阻滞，诊断为急性心肌梗死。西医治疗以抗栓、对症、支持治疗为主。中医辨证为胸阳不振、气滞血瘀；治法以温通心阳、活血行气为主，以灯盏细辛注射液20ml加入5%葡萄糖注射液250ml中静滴，每日1次，病见好转。但于3月11日下午突现神志不清，烦躁言多，急请赵老会诊。

中医诊断：胸痹。

西医诊断：急性心肌梗死。

方药：嘱停用西药，纯以中药治疗，首以清开灵40ml、葛根素0.2g分步静滴，每日1次；同时给以三甲复脉汤加减：龟板10g，鳖甲10g，牡蛎10g，白芍6g，麦冬6g，山茱萸6g，茯苓6g，柏子仁6g，丹参12g，全瓜蒌8g，竹茹15g，芦根10g，凉水浸煎，每日1剂，频频滴服，连用2剂。另以安宫牛黄丸化液持续覆吸。

两天后患者由躁扰转为嗜睡，呼之能应，再请赵老查房，视其心率均匀，脉滑而偏于浮，辨证为痰热蒙窍。治疗以清热利湿、化痰开窍。方以茵陈蒿汤、菖蒲郁金汤、三仁汤三方合一加减，凉水浸煎，连续频饲2剂后，神志转清而宁静，后复转以三甲复脉汤加减10余剂，精神振作，饮食起居皆复正常，胸部不适全失，复查心电图有所改善，嘱带药出院，再缓图之。

按语：本患者由于饮食不慎而诱发心肌梗死，甚至出现神志昏迷，诊断及治疗较为棘手，赵老大胆停用西药治疗，改用纯中医疗法，且在关键之机充分发挥独创的小剂量速治法，灵活辨证，急病急治，遣方用药，发挥卓越胆识，“治刚以柔”，准确恰当施治，故而取得满意疗效。在本证中，患者因饮食不慎导致急性心肌梗死，辨证当属痰浊闭阻心脉，不通则痛发为胸痹，又因阴虚阳亢浮越于外，故神志不清、烦躁，故以清热化痰开窍、滋阴潜阳为治疗大法，标本兼顾，转危为安。

## 参考文献

[1] 邓铁涛治疗急性心肌梗死介入术后医案一则. 中医杂志. 2005, 46 (3): 25-27.

[2] 马晓昌. 陈可冀教授治疗冠心病临床经验介绍—祛浊利湿与活血化瘀并重. 中西医结合心脑血管病杂志. 2005, 3 (5): 441-442.

[3] 孔繁立. 成启予辨治急性心肌梗塞经验. 江西中医药. 1994, 25 (3): 11-12.

[4] 王磊, 郭力恒, 颜芳, 等. 黄春林论治急性心肌梗死经验撷英. 辽宁中医杂志. 2007, 34 (5): 554-556.

[5] 叶盈. 林求诚治疗危难重症经验举隅. 福建中医药. 1995, 26 (4): 1-2.

[6] 梁贵廷. 邢月朋辨治急性心肌梗塞的经验. 河北中医药学报. 2001, 16 (4): 31-32.

[7] 于慧卿, 晏青. 邢月朋治疗急性心肌梗死用药经验. 中国临床医生. 2001, 29 (5): 46-47.

[8] 张蕴慧. 周次清教授"急则治本"论治急性心肌梗死经验. 山东中医药大学学报. 2006, 30 (3): 215-217.

[9] 赵斌副主任医师救治急重症经验拾零. 中国中医急症. 2008, 17 (9): 102-103.

# 下　篇

## 心肌梗死文献汇编

## 第一节 战国至隋唐时期文献汇编

### 一、《黄帝内经》

王冰（唐）注，作者及成书年代不详。

1.《素问·痹论》

心痹者，脉不通。

2.《素问·至真要大论》

寒淫所胜，血变脉中，……民病厥心痛；寒厥入胃，则内生心痛。

3.《素问·厥论》

手心主少阴厥逆，心痛引喉，身热，死不可治。

4.《素问·刺热》

心热病者，先不乐，数日乃热，热争则卒心痛。

5.《素问·缪刺论》

邪客于足少阴之络，令人卒心痛。

6.《素问·脏气法时论》

心痛者，胸中痛，胁支满，胁下痛，膺背肩胛间痛，两臂内痛。

7.《灵枢·厥病》

真心痛，手足青至节，心痛甚，旦发夕死，夕发旦死。

8.《素问·气交变大论》

岁金不及，炎火乃行，……民病口疮，甚则心痛。

9.《素问·至真要大论》

少阳在泉，…… 主胜则热，反上行而客于心，心痛发热。

10.《素问·至真要大论》

岁太阴在泉，……民病饮积心痛。

11.《素问·五常政大论》

风行于地，……心痛胃脘痛，厥逆膈不通。

## 二、《难经》

作者及成书年代皆不详，传说为战国时秦越人（扁鹊）所作。

1.《难经·六十难》

头心之病，有厥痛，有真痛，何谓也？然：手三阳之脉，受风寒，伏留而不去者，则名厥头痛；入连在脑者，名真头痛。其五脏气相干，名厥心痛，其痛甚，但在心，手足青者即名真心痛。其真心痛者，旦发夕死，夕发旦死。

2.《难经·四十九难》

何以知伤暑得之？然：当恶臭。何以言之？心主臭，自入为焦臭，入脾为香臭，入肝为臊臭，入肾为腐臭，入肺为腥臭。故知心病伤暑得之，当恶臭，其病身热而烦，心痛。其脉浮大而散。

## 三、《金匮要略》

东汉·张仲景撰，大约成书于东汉末年（公元200~210年）。

1.《金匮要略·胸痹心痛短气病脉证并治第九》

师曰：夫脉当取太过不及，阳微阴弦，即胸痹而痛，所以然者，责其极虚也。今阳虚知在上焦，所以胸痹，心痛者，以其阴弦故也。

胸痹之病，喘息咳唾，胸背痛，短气，寸口脉沉而迟，关上小紧数，瓜蒌薤白白酒汤主之。

瓜蒌薤白白酒汤方，瓜蒌实（一枚，捣），薤白（半升），白酒（七升）。

上三味，同煮取二升，分温再服。

胸痹不得卧，心痛彻背者，瓜蒌薤白半夏汤主之。

瓜蒌薤白半夏汤方　瓜蒌实（一枚，捣），薤白（三两），半夏（半斤），白酒（一斗）。

上四味，同煮取四升，温服一升，日三服。

胸痹心中痞，留气结在胸，胸满，胁下逆抢心，枳实薤白桂枝汤主之。人参汤亦主之。

枳实薤白桂枝汤方　枳实（四枚），厚朴（四两），薤白（半斤），桂枝（一两），瓜蒌实（一枚，捣）。

上五味，以水五升，先煮枳实、厚朴，取二升，去滓，纳诸药，煮数沸，分温三服。

人参汤方　人参、甘草、干姜、白术（各三两）。

上四味，以水八升，煮取三升，温服一升，日三服。

胸痹，胸中气塞，短气，茯苓杏仁甘草汤主之，橘枳姜汤亦主之。

茯苓杏仁甘草汤方　茯苓（三两），杏仁（五十个），甘草（一两）。

上三味，以水一斗，煮取五升，温服一升，日三服，不瘥更服。

橘皮枳实生姜汤方，橘皮（一斤），枳实（三两），生姜（半斤）。

上三味，以水五升，煮取二升，分温再服。

胸痹缓急者，薏苡附子散主之。

薏苡附子散方　薏苡仁（十五两），大附子（十枚，炮）。

上二味，杵为散，服方寸匕，日三服。

心中痞，诸逆心悬痛，桂枝生姜枳实汤主之。

桂枝生姜枳实汤方　桂枝、生姜（各三两），枳实（五枚）。

上三味，以水六升，煮取三升，分温三服。

心痛彻背，背痛彻心，乌头赤石脂丸主之。

乌头赤石脂丸方，蜀椒（一两，一法二分），乌头（一分，炮），附子（半两，炮，一法一分），干姜（一两，一法一分），赤石脂（一两，一法二分）。

上五味，末之，蜜丸如梧子大，先食服一丸，日三服，不知，稍加服。

九痛丸，治九种心痛。

附子（三两，炮），生狼牙（一两，炙香），巴豆（一两，去皮心，熬，研如脂），人参、干姜、吴茱萸（各一两）。

上六味，末之，炼蜜丸如梧子大，酒下，强人初服三丸，日三服；弱者二丸。兼治卒中恶，腹胀痛，口不能言。又治连年积冷，流注心胸痛，并冷肿上气，落马坠车血疾等，皆主之。忌口如常法。

2.《金匮要略·果食菜谷禁忌并治第二十五》

十月勿食被霜生菜，令人面无光，目涩，心痛，腰疼，或发心疟。疟发时手足十指爪皆青，困萎。

葱、韭生初芽者，食之伤人心气。

食糖蜜后，四日内食生葱、韭令人心痛。

蓼多食，发心痛。

蓼和生鱼食之，令人夺气，阴核疼痛。

## 四、《脉经》

西晋·王叔和撰，约成书于280年。

《脉经·心手少阴经病证第三》

《脉经》曰：厥心痛者，乃寒气客于心包络也。

病先发于心者，心痛；一日之肺，喘咳；三日之肝，胁痛支满；五日之脾，闭塞不通，身痛体重；三日不已，死，冬夜半，夏日中。心脉抟坚而长，当病舌卷不能言。其软而散者；当病消渴，自已。心脉沉之小而紧，浮之不喘，苦心下聚气而痛，食不下，喜咽唾，时手足热，烦满，时忘，不乐，喜太息，得之忧思。赤脉之至也，喘而坚。诊曰有积气在中，时害于食，名曰心痹。得之外疾，思虑而心虚，故邪从之。

心脉急甚，为瘛疭；微急，为心痛引背，食不下。缓甚为狂笑；微缓，为伏梁，在心下，上下行，时唾血。大甚，为喉介；微大，为心痹引背，善泪出。小甚，为善哕；微小，为消瘅；滑甚，为善渴，微滑，为心疝引脐少腹鸣；涩甚为喑；微涩，为血溢维厥，耳鸣巅疾。

手少阴气绝，则脉不通。少阴者，心脉也。心者，脉之合也。脉不通则血不流，血不流则发色不泽，故其面黑如漆柴者，血先死。壬笃癸死，水胜火也。

心死脏，浮之脉实，如豆麻击手，按之益躁疾者，死。

寸口脉迟，上焦有寒，心痛咽酸、吐酸水。宜服附子汤、生姜汤、茱萸丸、调和饮食以暖之。

心之积，名曰伏梁，起于脐上，上至心，大如臂。久久不愈，病烦心，心痛。以秋庚辛日得之，何也？肾病传心，心当传肺，肺适以秋王，王者不受邪，心复欲还肾，肾不肯受，因留结为积，故知伏梁以秋得之。心病，其色赤，心痛，短气，手掌烦热，或啼笑骂詈，悲思愁虑，面赤身热，其脉实大而数，此为可治。春当刺中冲，夏刺劳宫，季夏刺太陵，皆补之；秋刺间使，冬刺曲泽，皆泻之（此是手厥阴心包络经）。又当灸巨阙五十壮，背第五椎百壮。心病者，胸内痛，胁支满，两胁下痛，膺背肩胛间痛，两臂内痛。虚则胸腹大，胁下与腰背相引而痛。取其经，手少阴、太阳，舌下血者，其变病，刺郄中血者。邪在心，则病心痛，善悲，时眩仆，视有余不足而调之其俞。

黄帝曰：手少阴之脉独无俞，何也？岐伯曰：少阴者，心脉也，心者，五脏六腑之大主也。心为帝王，精神之所舍，其脏坚固，邪不能客。客之则伤心，心伤则神去，神去则身死矣。故诸邪在于心者，皆在心之包络，包络者，心主之脉也，故少阴无俞焉。少阴无俞，心不病乎？对曰：其外经腑病，脏不病，故独取其经于掌后兑骨之端也。手心主之脉，起于胸中，出属心包，下膈，历络三焦，其支者，循胸，出胁，下腋三寸，上抵腋，下循臑内，行太阴少阴之间，入肘中，下臂，行两筋之间，入掌中，循中指出其端。其支者，别掌中，循小指次指出其端。是动则病，手心热，肘臂挛急，腋肿，甚则胸胁支满，心中憺憺大动，面赤目黄，善笑不休。是主脉所生病者，烦心，心痛，掌中热。盛者，则寸口大一倍于人迎；虚者则寸口反小于人迎也。

手心主之别，名曰内关，去腕二寸，出于两筋间，循经以上，系于心包，络心系。气实则心痛，虚则为烦心，取之两筋间。

2. 《脉经·精微论》

夫脉者，血之府也。长则气治，短则气病，数则烦心，大则病进，上盛则气高，下盛则气胀，代则气衰，细则气少（《太素》细作滑），涩则心痛。浑浑革至如涌泉，病进而色弊；绵绵其去如弦绝，死。

3. 《脉经·平奇经八脉病节四》

奇经之为病何如？然阴维为病，苦心痛（阳维为卫，卫为寒热。阴维为荣，荣为血，血者主心，故心痛也）……诊得阴维脉沉大而实者，苦胸中痛，胁下支满，心痛。

4.《脉经·平杂病脉节二》

短而数，心痛，心烦。弦而紧，胁痛，脏伤，有瘀血。(一作有寒血)

## 五、《肘后备急方》

东晋·葛洪撰，约成书于3世纪末。

《肘后备急方·心痛》

心痛者，心为阳脏，胃阳不足，而阴寒乘之也。攻之则气益伤，补之则气益滞。先用川椒一味，作汤时饮，俟其心阳流通，后以八味丸治之，下元气足，则真火能升，寒邪自退。生地恐滞，以砂仁制之。

心痛有属心火者，宜茯苓补心汤发之；有属寒水乘心者，茯苓、甘草伐其水邪。

## 六、《小品方》

晋·陈延之撰，成书年代不详。

1.《小品方·治胸痹诸方》

解急蜀椒汤，主寒疝心痛如刺，绕脐绞痛，腹中尽痛，白汗自出，欲绝方。

蜀椒（三百枚，一方二百枚），附子（一枚），粳米（半升），干姜（半两），半夏（十二枚），大枣（三十枚），甘草（一两）。

凡七物，以水七升，煮取三升，汤成热服一升，不瘥复服一升，数用治心痛最良。一说寒气心腹痛，槎搅困急欲死，解结逐寒下气止痛方良。

九痛丸，主九种心痛，一虫心痛，二注心痛，三风心痛，四悸心痛，五食心痛，六饮心痛，七冷心痛，八热心痛，九去来心痛，方悉主之。并治冷肿上气，落马堕车方。

附子（二两），巴豆仁（一两），生狼毒（一两，炙令极香，抨），人参（一两），干姜（一两），吴茱萸（一两）。

六味蜜和，空腹服如梧子三丸，卒中恶腹痛，口不言，二日一服。

连年积冷，流注心胸者，亦服之，好好将息，神验。

凡暴心痛，面无色，欲死方。以布裹盐如弹丸，烧令赤，置酒中消，服之。

橘皮汤，治胸痹方。胸痹之候，胸中愊愊如满，噎塞，习习如痒，喉中涩，唾燥呕沫是也。

橘皮（一升），枳实（三两），生姜（半斤）。

上三物，以水五升，煮取二升，分再服。

瓜蒌子汤，治胸痹方。

瓜蒌子（一枚），枳实（三两），半夏（四两，洗），薤白（三斤）。

凡四物，以水一斗，煮取四升，分四服，日三夜一。

2.《小品方·治中恶诸方》

治中恶，心痛，胸胁痛，喘急汤方。

桃东行枝白皮（一虎口），珍珠（一两，研），栀子仁（十四枚），生姜（二两），当归、桂心（各三两），附子（一两，炮），香豉（五合），吴茱萸（五合）。

上九味，切，以水八升，煮取二升，去滓，纳珍珠，分二服。忌猪肉、生葱、生血物。

3.《小品方·治寒食散发动诸方》

又心痛如刺者，为应食不食，应洗不洗，寒热相击，气结不通，填于心中故也。宜数饮热酒，任性多少，酒气行，经络通达，淋以冷水，又冷淹手中，搭着苦处，温复易之，须臾解也。解后仍速与冷食，食多益善。于诸痛之中，心痛最急，宜速救之。

4.《小品方·灸法要穴·灸心痛方》

心懊侬，彻痛烦逆，灸心俞百壮。

心痛如刀刺，气结，灸膈俞七壮。

心痛胸痹，灸膻中百壮。

心痛冷气上，灸龙头百壮。在心鸠尾头上行一寸半。

心痛恶气上，胁急痛，灸通谷五十壮。乳下二寸。

心痛暴绞急绝欲死，灸神府百壮。附心鸠尾正心，有忌。

心痛暴恶风，灸巨阙百壮。心痛胸胁满，灸期门，随年壮。

心痛坚烦气结，灸大仓百壮。

## 七、《针灸甲乙经》

晋·皇甫谧撰，约成书于256年。

1.《针灸甲乙经·五脏传病发寒热第一》

寒热心痛，循循然与背相引而痛，胸中悒悒不得息，咳唾血，多涎，烦中善谷，食不下，咳逆，汗不出，如疟状，目晾晾泪出悲伤，心俞主之。

咳而呕，膈寒，食不下，寒热，皮肉肤痛，少气不得卧，胸满支两胁，膈上兢兢，胁痛腹，胸脘暴痛，上气，肩背寒痛，汗不出，喉痹，腹中痛，积聚，默然嗜卧，怠惰不欲动，身常湿湿，心痛无可摇者，脾俞主之。

咳上气，喘，暴喑不能言，及舌下夹缝青脉，颈有大气，喉痹，咽中干，急不得息，喉中鸣，翕翕寒热，项肿肩痛，胸满腹皮热，衄，气短哽心痛，隐疹头痛，面皮赤热，身肉尽不仁，天突主之。

2.《针灸甲乙经·寒气客于五脏六腑发卒心痛胸痹心疝三虫第二》

厥心痛，与背相引，善瘛疭，如物从后触其心，身伛偻者，肾心痛也。先取京骨、昆仑，发针立已，不已取然谷。厥心痛，暴泄，腹胀满，心痛尤甚者，胃心痛也，取大都、太白。厥心痛，如锥刺其心，心痛甚者，脾心痛也，取然谷、太冲。厥心痛，色苍苍如死状，终日不得太息者，肝心痛也，取行间、太冲。厥心痛，卧若徒居，心痛乃间，动行痛益甚，色不变者，肺心痛也，取鱼际、太渊。真心痛，手足青至节，心痛甚，旦发夕死，夕发旦死。

心下（一本作痛）不可刺者，中有盛聚，不可取于俞，肠中有虫瘕，有蛕蛟，不可取以小针。心腹痛，发作肿聚，往来上下行，痛有休止，腹中热渴（音涎）者，是蛕蛟也。以手聚按而坚持之，无令得移，以大针刺之，久持之，虫不动，乃出针。心痛引腰脊欲呕，刺足少阴。心痛腹胀涩涩然，大便不利，取足太阴。心痛引背不得息，刺足少阴；不已，取手少阴。心痛引少腹满，上下无常处，溲便难，刺足厥阴。心痛，但短气不足以息，刺手太阴。

心腹中卒痛而汗出，石门主之。

心痛有三虫，多羡，不得反侧，上脘主之。心痛有寒，难以俯仰，心疝气冲胃，死不知人，中脘主之。心痛上抢心，不欲食，支痛引膈，建里主之。胸胁背相引痛，心下混混，呕吐多唾，饮食不下，幽门主之。脾逆气寒，次急烦心，善唾哕噫，胸满激呼，胃气上逆，心痛（《千金》作肺胀胃逆），太渊主之。心膨膨痛（《千金》云烦闷乱），少气不足以息，尺泽主之。心痛，侠白主之。卒心中痛，瘛疭互相引，肘内廉痛，心敖敖然，间使主之。心痛，衄哕呕血，惊恐畏人，神气不足，郄门主之。心痛卒咳逆，尺泽主之，出血则已。卒心痛，汗出，大敦主之，出血立已。胸痹引背时寒，间使主之。胸痹心痛，肩肉麻木，天井主之。胸痹心痛，不得息，痛无常处（《千金》云：不得反侧），临泣主之。

心疝暴痛，取足太阴、厥阴，尽刺之血络。喉痹舌卷，口干烦心，心痛，臂表痛（《灵枢》及《太素》俱作臂内廉痛）不可及头，取关冲，在手小指次指爪甲去端如韭叶许（一云左取右，右取左）。

3.《针灸甲乙经·邪在肺五脏六腑受病发咳逆上气第三》

凄凄寒嗽，吐血，逆气，惊，心痛，手阴郄主之。

4.《针灸甲乙经·邪在心胆及诸脏腑发悲恐太息口苦不乐及惊第五》

短气心痹，悲怒逆气，怒，狂易，鱼际主之。心痛善悲，厥逆，悬心如饥之状，心憺憺而惊，大陵及间使主之。心憺憺而善惊恐心悲，内关主之（《千金》作曲泽）。

5.《针灸甲乙经·经脉第一》

太阴厥逆，胻急挛，心痛引腹，治主病者。

## 八、《雷公炮炙论》

南北朝·雷斅撰，成书年代不详。

《雷公炮炙论·卷第一·雷公炮炙论序》

心痛欲死，速觅延胡（以延胡索作散，酒服之，立愈也）。

## 九、《华佗神方》

汉·华佗撰，成书年代不详。

《华佗神方·论心脏虚实寒热生死逆顺脉证之法》

又思虑过多，怵惕伤心，心伤则神失。神失则恐惧，又心痛手足寒过五寸，则旦得夕死，夕得旦殁，……又凡心病则先心痛，而咳不止，关膈不通，身重不已，三日而死。

心中风者，翕翕发热，不能主，心中饥而欲食，食则呕。

心中寒者，其人病心如啖蒜状。剧者，心痛彻背，背痛彻心，如虫注。其脉浮者，自吐乃愈。愁忧思虑则伤心，心伤则苦惊，喜忘，善怒。心伤者，其人劳倦，头面赤而下重，心中痛彻背，自发烦热，当脐挑手，其脉弦，此为心脏伤所致也。

心胀者，烦心，短气，卧不安。

## 十、《诸病源候论》

隋·巢元方撰，约成书于610年。

1.《诸病源候论·疝病诸候》

疝者，痛也。由阴气积于内，寒气不散，上冲于心，故使心痛，谓之心疝也。其痛也，或如锥刀所刺，或阴阴而疼，或四肢逆冷，或唇口变青，皆其候也。

夫寒疝心痛，阴气积结所生也。阴气不散，则寒气盛；寒气盛，则痛上下无常，言冷气上冲于心，故令心痛也。

2.《诸病源候论·心痛病诸候》

心痛者，风冷邪气乘于心也。其痛发，有死者，有不死者，有久成疹者。

心为诸脏主而藏神，其正经不可伤，伤之而痛，为真心痛，朝发夕死，夕发朝死。

心有支别之络脉，其为风冷所乘，不伤于正经者，亦令心痛，则乍间乍甚，故成疹不死。

心为火，与诸阳会合，而手少阴心之经也。若诸阳气虚，少阴之经气逆，谓之阳虚阴厥，亦令心痛．其痛引喉是也。

心为诸脏主，其正经不可伤，伤之而痛者．则朝发夕死，夕发朝死，不暇展治。其久心痛者，是心之支别络脉，为风邪冷热所乘痛也，故成疹不死，发作有时，经久不瘥也。

心痛而多唾者，停饮乘心之络故也。停饮者，水液之所为也。心气通于舌，心与小肠合，俱象火；小肠，心之腑也，其水气下行于小肠，为溲便，则心络无有停饮也。膀胱与肾俱象水，膀胱为肾之腑，主藏津液；肾之液上为唾，肾气下通于阴，若腑脏和平，则水液下流宣利；若冷热相乘，致腑脏不调，津液水饮停积，上迫于心，令心气不宣畅，故痛而多唾也。

心痛而不能饮食者，积冷在内，客于脾而乘心络故也。心，阳气也；冷，阴气也。冷乘于心，阴阳相乘，冷热相击，故令痛也。脾主消水谷，冷气客之，则脾气冷弱，不胜于水谷也。心为火，脾为土，是母子也，俱为邪所乘，故痛，复不能饮食也。

3.《诸病源候论·心腹痛病诸候》

心腹痛者，由腑脏虚弱，风寒客于其间故也。邪气发作，与正气相击，上冲于心则心痛，下攻于腹则腹痛，上下相攻，故心腹绞痛，气不得息。

诊其脉，左手寸口人迎以前脉，手厥阴经也，沉者为阴，阴虚者，病苦心腹痛，难以言，心如寒状，心腹痛，不得息。脉细小者生，大坚疾者死。心腹痛，脉沉细小者生，浮大而疾者死。其汤熨针石，别有正方，补养宣导，今附于后。

4.《诸病源候论·咽喉心胸病诸候》

寒气客于五脏六腑，因虚而发，上冲胸间，则胸痹。胸痹之候，胸中愊愊如满，噎塞不利，习习如痒，喉里涩，唾燥。甚者，心里强痞急痛，肌肉苦痹，绞急如刺，不得俯仰，胸前皮皆痛，手不能犯，胸满短气，咳唾引痛，烦癖，白汗出，或彻背膂。其脉浮而微者是也，不治，数日则杀人尔。

赤石脂对桔梗，其治主心，通至胸背。桔梗动赤石，心痛口噤，手足逆冷，心中烦闷；赤石动桔梗，头痛目赤，身体壮热。始觉发，即温酒饮之，随能数杯。酒势行则解，亦可服大麦麨良，复若不解，复服。

## 十一、《黄帝明堂灸经》

唐·作者不详，成书年代不详。

1.《黄帝明堂灸经·正人形第五》

少冲，二穴，在手小指内廉之侧，去爪甲如韭叶。灸三壮。主烦心上气，卒心痛，悲恐畏人，善惊，手拳不得伸，掌中热痛也。

涌泉，二穴，在脚心底宛宛中，白肉际，屈足卷趾得之。灸三壮。主心痛，不嗜食，妇人无子，咳嗽气短，喉闭身热，胸胁满闷，头痛目眩，男子如蛊，女子如妊孕，足趾尽疼，不得践地也。

2.《黄帝明堂灸经·正人形第七》

巨阙，一穴，在鸠尾穴下一寸陷者中。灸七壮。主心痛不可忍，呕血烦心，膈中不利，胸胁支满，霍乱吐痢不止，困顿不知人。

《张文仲灸经》：疗病卒心痛不可忍，吐冷酸绿水，及元脏气。灸足大趾次趾内横纹中，各灸一壮，炷如小麦大，下火立愈。

3.《黄帝明堂灸经·背人形第一》

心俞，二穴，在第五椎下两旁各一寸半陷者中，灸五壮。主寒热心痛，背相引痛，胸中满闷，咳嗽不得息，烦心。

## 十二、《备急千金要方》

唐·孙思邈撰，约成书于652年。

1.《备急千金要方·卷十三·心脏方》

治寒气卒客于五脏六腑中则发心痛方。

大黄、芍药、柴胡（各四两），升麻、黄芩、桔梗、朱砂（各三两），鬼臼、鬼箭羽、桂心、朴硝（各二两）。

上十一味，咀，以水九升煮取二升七合，分三服，先分朱砂作三份，每服纳一份，搅匀服之，得快利如痛不止，宜服后方：赤芍（六两），桔梗、杏仁（各五两）。上三味，咀，以水六升煮取三升，分三服。

乌头丸、治心痛彻背，背痛彻心方。

乌头（六铢），附子、蜀椒（各半两），干姜、赤石脂（各一两）。

上五味为末，蜜丸，如梧子大，先食服三丸，日三，不知少增之。（范汪不用附子，服如梧子三丸，崔氏用桂半两，为六味。）

治心痛方：桃白皮煮汁，空腹以意服之。（崔氏用疗疰心痛。）

治暴心痛或如中恶口中涎出不可禁止回回欲吐方：苦参（十斤）。

上一味，咀，以水一石煮取二斗，去滓，下苦酒二斗，更煎取五升，加大豆黄末熬和煮汁中煎，令可丸，并手丸之，如梧子大。每服以酒一升进三四十丸，日一，当倒腹吐，不吐，下利，更酒浸苦参二斤，进丸弥佳，非止腹痛心暴痛骭骨等痛。凡是腹中之疾悉主之，又宿冷血结癖，频用有大良效。

治卒中恶心痛方，苦参（三两）。

上一味，咀，以好醋一升半煮取八合，强者顿服，老小分二服。

又方桂心（一两）。上一味，咀，以水四升煮取一升半，分三服。

前胡汤：治胸中逆气，心痛彻背，少气不食方。

前胡、甘草、半夏、芍药（各二两），黄芩、当归、人参、桂心（各一两），生姜（三两），大枣（三十枚），竹叶（一升）。

上十一味，咀，以水九升煮取三升，分四服。

又方：前胡、甘草、半夏、芍药、人参、茯苓、生姜、麦门冬、饧（各三两），黄芩、当归、桂心（各一两），大枣（三十枚）。

上十三味，咀，以水一斗四升煮取三升，去滓，分二服。

治胸痹病喘息咳唾，胸背痛短气，寸脉沉而迟，关上小紧数方。

瓜蒌实（一枚），半夏（半斤），薤白（半斤），枳实（二两），生姜（四两）。

上五味，咀，以白截浆一斗煮取四升，服一升，日三。（仲景、《肘后》不用生姜，枳实，半夏）。

治胸痹心中痞气，气结在胸，胸满胁下逆抢心方。

枳实（四枚），薤白（一斤），桂枝（一两），厚朴（三两），瓜蒌实（一枚）。

上五味，咀，以水七升煮取二升，半分再服，仲景方用厚朴四两，薤白半斤，水五升煮取二升，分三服。

治胸中气塞短气方。

茯苓（三两），甘草（一两），杏仁（五十枚）。

上三味，咀，以水一斗三升煮取六升，去滓，为六服，日三，未瘥更合服。

治胸痹达背痛短气方。

细辛、甘草（各二两），枳实、生姜、瓜蒌实、干地黄、白术（各三两），桂心、茯苓（各三两）。

上九味治，下筛，酒服方寸匕，日三。

治胸痹达背方。

蜀椒、食茱萸（各一两），桂心、桔梗（各三两），乌头（半两），豉（六两）。

上六味治，下筛，食后酒服方寸匕，日三。

心病其色赤，心痛短气，手掌烦热，或啼笑骂詈，悲思愁虑，面赤身热，其脉实大而数，此为可治，宜服（阙宜服者药）。春当刺中冲，夏刺劳宫，季夏刺大陵。

2.《备急千金要方·卷三十·心腹第二》

心病。支沟、太溪、然谷，主心痛如锥刺，甚者手足寒至节不息者死。（又云：然谷主心如悬，少气不足以息。）大都、太白，主暴泻，心痛腹胀，心痛尤甚。临泣，主胸痹心痛，不得反侧。（《甲乙》云：不得息，痛无常处。）

行间，主心痛，色苍苍然如死灰状，终日不得太息。通谷、巨阙、太仓、心俞、膻中、神府、郄门、曲泽、大陵，主心痛。通里，主卒痛烦心，心中懊侬，数欠频伸，心下悸而悲恐。期门、长强、天突、侠白、中冲，主心痛短气。尺泽，主心痛膨膨然，心烦闷乱，少气不足以息。肾俞、复溜、大陵、云门，主心痛如悬。章门，主心痛而呕。建里，主心痛上抢心，不欲食。少冲，主心痛而寒。大泉，主心痛肺胀，胃气上逆。鸠尾，主心寒胀满，不得食，息贲唾血厥，心痛善哕，心疝太息。上脘，主心痛有三虫多涎，不得反侧。中脘，主心痛难以俯仰。（《甲乙》云：身寒心疝冲冒，死不知人。）不容、期门，主心切痛，喜噫酸。盲门，主心下大坚。灵道，主心痛悲恐，相引瘛疭。间使，主心悬如饥。商丘，主心下有寒痛，又主脾虚，令人病不乐，好太息。凡卒心痛，汗出，刺大敦出血立已。内关主凡心实者，则心中暴痛，虚则心烦，惕然不能动，失智。

## 十三、《千金翼方》

唐·孙思邈，约成书于682年。

1.《千金翼方·卷第十六·心风第五》

续命汤。治大风，风邪入心，心痛达背，背痛达心，前后痛去来上下，或大腹胀满微痛，一寒一热，心中烦闷，进退无常，面或青或黄，皆是房内太过，虚损劳伤，交会后汗出，汗出未除或因把扇，或出当风而成劳，五俞大伤，风因外入，下有水，因变成邪。虽病如此，然于饮食无退，坐起无异，至卒不知是五内受气故也，名曰行尸，宜预备此方：麻黄（六分，去节），大枣（十枚，擘），桂心、防风、细辛、川芎、甘草（炙）、芍药、人参、秦艽、独活、黄芩、防己、附子（炮，去皮）、白术（各三分），生姜（五分）。

上一十六味，切，以水一斗三升，先煮麻黄一沸去上沫，纳诸药，煮取五升，去滓。纳枣煎取三升，分为三服。老小久病，服五合取汗，忌生葱、海藻、菘菜、生菜、猪肉、冷水、桃李、雀肉等。

2.《千金翼方·卷节二十七·心病第三》

卒心疝，暴痛汗出，刺大敦，左取右，右取左。男左女右，刺之出血立已。

夹巨阙两边，相去各半寸，名曰上门。主胸中痛引腰背，心下呕逆，面无滋润，各灸随年壮。

当心下一寸，名巨阙。主心闷痛，上气，引少腹冷，灸二七壮。

心中懊侬，彻背痛，烦逆，灸心俞百壮。

上气咳逆，胸痹彻背痛，灸胸堂百壮，忌刺。

## 十四、《素问》

相传为黄帝撰，约成书于春秋战国时期。

1.《素问·刺要论五十九》

刺肉无伤脉，脉伤则内动心，心动则夏病心痛。

2.《素问·气交变大论》

岁水太过，寒气流行，邪害心火。民病身热，烦心躁悸，阴厥，上下中寒，谵妄心痛，寒气早至，上应辰星。甚则腹大胫肿，喘咳，寝汗出，憎风，大雨至，埃雾朦郁，上应镇星。上临太阳，则雨冰雪霜不时降，湿气变物，病反腹满肠鸣，溏泄，食不化，渴而妄冒，神门绝者死不治，上应荧惑、辰星。

## 十五、《外台秘要》

唐·王焘撰，约成书于752年。

1.《外台秘要·卷七·心痛方八首》

左手寸口脉沉则为阴，阴绝者，无心脉也，苦心下毒痛。(出第十六卷中)

《延年》疗心痛，茱萸丸方。

吴茱萸（一两半），干姜（一两半），桂心（一两），白术（二两），人参（一两），橘皮（一两），附子（一两半炮），蜀椒（一两出汗），甘草（一两炙），黄芩（一两），当归（一两）。

上十一味，捣筛为散，蜜丸。一服五丸如梧子大，日三服，稍加至十五丸。忌猪肉、生葱、海藻、菘菜、桃、李、雀肉等。药尽更合，酒饮无拘，食前后任意。（《肘后》有桔梗一两，出第十五卷中）

《救急》疗心痛方。取驴粪绞取汁五六合，及热顿服，立瘥。(《肘后》同)

《古今录验》疗心痛，黄连汤方。

黄连（八两）。上一物，咀，以水七升，煮取一升五合，绞去滓，适寒温，饮五合，日三。忌猪肉、冷水。

（《肘后》、《范汪》同，出第八卷中）

2.《外台秘要·卷七·九种心痛方三首》

《广济》疗九种心痛，蛔虫冷气，先从两肋，胸背撮痛，欲变吐。当归鹤虱散方。

当归（八分），鹤虱（八分），橘皮（六分），人参（六分），槟榔（十二分），枳实（六分炙），芍药（六分），桂心（五分）。

上八味，捣筛为散。空腹煮姜枣饮服方寸匕，日二服，渐渐加至一匕半，不利。忌生葱、生冷物、油腻、黏食。（出第四卷中）

3.《外台秘要·卷七·心背彻痛方四首》

张文仲蜀椒丸，疗胸中气满，心痛引背方。

蜀椒（一升出汗），半夏（一升洗），附子（一两，炮）。

上三味，捣筛，蜜和为丸，如梧子大。一服五丸，日三。忌猪羊肉、饧等。（出第三卷中）

4.《外台秘要·卷七·卒心痛方一十四首》

《肘后》疗卒心痛方。先煮三沸汤一升，以盐一升，合搅饮之，若无火以作汤，仍可用水盐或半升服之。（《古今录验》同）

又方。吴茱萸（二升），生姜（四两切），豉（一升），酒（六升）。

上四味，煮取二升半，分三服。

又方。白艾成熟者三升，以水三升，煮取一升，去滓，顿服之。若为客气所中者，当吐虫物出。（《范汪》同）

又方。取灶下热灰，筛去炭分，以布囊盛，令灼灼尔。更番以熨痛上，冷者更熬令热。

又桂心散方。

桂心、当归（各一两），栀子仁（十四枚）。

上三味，捣为散。酒服方寸匕，日三五服。亦主久心痛，发作有时节者。忌生葱。

又桂心丸方。

桂心（一两），乌头（一两炮）。

上二味，捣筛，蜜和为丸如梧子。服三丸，稍增之。忌生葱、猪肉。

又疗暴得心痛如刺，苦参汤方。

苦参（二两），龙胆（二两），升麻（二两），栀子仁（三两）。

上四味，切，苦酒五升，煮取一升，分二服，当大吐乃瘥。（并出第一卷中）

张文仲疗卒心痛方。

取败布裹盐如弹子，烧令赤，末，以酒一杯和服之。（《肘后》《备急》同，出第五卷中）

又方。闭气忍之数十过，并以手大指按心下宛宛中取瘥。（《肘后》《备急》同）

又方。苦酒一升，破鸡子一枚，着中合搅饮之。好酒亦佳。（《肘后》《备急》《范汪》同）

又方。蒸大豆，若煮之，以囊盛，更番熨心上，冷复易之。（《肘后》同，并出第十卷中）

《救急》疗卒心痛不能起止方。井花水（一大升），蜜

（半合）。

上二味相和。妇人患令男子度与饮，男子患令妇人度与饮，必愈。（出第八卷中）

5.《外台秘要·卷七·久心痛方六首》

《必效》疗三十年心痛方。

桃仁（七枚去皮、尖）。

上一味，研，汤水合，顿服。酒服亦良。（《肘后》《经心录》同出第五卷中）

《古今录验》疗久心痛、腹痛积年，定不过一时间还发，发甚则数日不能食，又便出干血，穷天下方不瘥，甄立言为处犀角丸服之，数日则瘥方。

犀角（二分，屑），麝香（二分，碎），朱砂（四分光明者，研），桔梗（二分），莽草（二分，炙），鬼臼（二分），附子（二分，炮），桂心（二分），贝齿（五枚），甘草（六分），芫花（二分熬），巴豆（二十枚去心、皮），赤足蜈蚣（二枚去足，炙）。

上十三味，捣筛，蜜和丸如梧子。饮服一丸，旦渐加至三丸，以利为度。忌生葱、猪肉、野猪肉、芦笋、生血物。（一方无附子，《千金》有雄黄二分，出第八卷中）

6.《外台秘要·卷七·杂疗心痛方三首》

《救急》疗心痛冷热方。

取伏龙肝末，煮水服方寸匕。若冷，以酒和服瘥。（《范汪》《经心录》同出第八卷中）

7.《外台秘要·卷十二·胸痹方二首》

深师疗胸痹，麝香散方。

麝香（四分），牛黄（二分），生犀角（一分，屑末）。

上三味，研服五分匕。日三。忌生冷物、葱、蒜。（出第十六卷中）

8.《外台秘要·卷十二·胸痹心下坚痞缓急方四首》

古今录验疗胸中隐然而痛，脊膂肩痛方。

桂心（一分），干姜（一分），人参（三分），细辛（三分），乌头（一分，炮），山茱萸（三分），贝母（三分）。

上七味捣下筛，和以蜜丸如小豆大，酒若粥汁吞二丸，稍稍益，以胸中痛止温温为度。忌生葱、生菜、猪肉、冷水。

9.《外台秘要·卷十二·胸痹心痛方四首》

千金疗胸痹心痛方。

灸膻中百壮，穴在鸠尾上一寸。（一云膺俞中行直两乳内间是忌针）。

又疗胸胁满心痛方。

灸期门，随年壮。穴在第二肋端乳直下，不容旁一寸半是。（并出第十三卷中）

古今录验小草丸，疗胸痹心痛逆气，膈中饮不下方。

小草（三分），桂心（三分），蜀椒（三分，汗），干姜（二分），细辛（三分），附子（二分，炮）。

上六味捣合下筛，和以蜜丸如梧子大，先食米汁服三丸，日三，不知稍增，以知为度。忌猪肉、冷水、生葱、生菜。（范汪同出第八卷中）

# 第二节 宋金元时期文献汇编

## 一、《太平圣惠方》

宋·王怀隐撰，约成书于922年。

1.《太平圣惠方·卷第一·辨奇经八脉法》

诊得阴维沉大而实者，苦胸中痛，胁下支满心痛也。

2.《太平圣惠方·卷第四十二·治胸痹短气诸方》

夫胸痹短气者，由脏腑虚弱，阴阳不和，风冷邪气，攻注胸中，其脉太过与不及，阳微阴强，即胸痹而痛。所以然者，谓极虚故也。今阳虚属上焦，所以胸痹，阴强则令心痛也。而又肺主于气，若肺虚不足，则令短气，又平人无寒热短气，若不足以息者，体实也，实则气盛，盛则气逆，逆则不通，故亦短气，凡脉沉迟小紧者，皆是胸痹短气候也。

治胸痹短气，喘息不利，心膈壅闷，宜服细辛散方。

细辛（一两），生干地黄（一两），甘草（半两炙微赤锉），桂心（一两半），赤茯苓（一两），枳实（半两麸炒微黄），五味子（一两），瓜蒌（一枚），青橘皮（半两汤浸去白瓤焙）。

上件药，捣筛为散，每服三钱，以水一中盏，煎至六分，去滓，不计时候，温服。

治胸痹短气，脏腑久寒，脐腹疼痛，两胁胀满，心膈不利，宜服草豆蔻散方。

草豆蔻（一两去皮），当归（一两锉微炒），白术（一两），附子（一两炮裂去皮脐），桂心（一两半），高良姜（一两锉），赤茯苓（一两），吴茱萸（半两汤浸七遍焙干微炒），桔梗（一两去芦头），厚朴（一两半去粗皮涂生姜汁炙令香熟），甘草（半两炙微赤锉）。

上件药，捣筛为散，每服三钱，以水一中盏，入生姜半分，煎至六分，去滓，不计时候，温服。

治胸痹短气，心中烦闷，宜服此方。

杏仁（一两汤浸去皮尖双仁麸炒微黄），赤茯苓（一两），槟榔（一两），青橘皮（一两汤浸去白瓤焙），甘草（半两炙微赤锉）。

上件药，捣筛为散，每服三钱，以水一中盏，入生姜半分，煎至六分，去滓，不计时候，温服。

治胸痹短气方。

瓜蒌（一枚），陈橘皮（一两汤浸去白瓤焙），半夏（一两汤洗七遍去滑），枳实（二两麸炒微黄）。

上件药，捣筛为散，每服五钱，以水一大盏，入生姜半分，薤白五茎，煎至五分，去滓，不计时候，稍热服。

治胸痹壅闷，闭塞短气方。

赤茯苓（一两），甘草（半两炙微赤锉），陈橘皮（三分汤浸去白瓤焙），杏仁（三分汤浸去皮尖双仁麸炒微黄）。

上件药，捣筛为散，每服五钱，以水一大盏，入生姜半分，煎至五分，去滓，不计时候，稍热服。

3.《太平圣惠方·卷第四十二·治胸痹心下坚痞缓急

诸方》

夫胸痹心下坚痞者，由脏腑不调，风冷之气，攻注于胸膈，经络壅涩，气不宣通，则令心中坚满，喉咽干燥，时欲呕吐，胸背缓急不可俯仰，呼吸短气，咳唾引痛，胸中痞急也。

4.《太平圣惠方·卷第四十二·治胸痹心背痛诸方》

夫胸痹心背痛者，由脏腑虚寒，风冷邪气，积聚在内，上攻胸中，而乘于心，正气与邪气交争，阳气不足，阴气有余，阴阳不和，邪正相击，故令心背彻痛也。

治胸痹，心下坚痞，胸背缓急，心腹不利，宜服此方。

枳实（一两麸炒微黄），木香（半两），前胡（一两去芦头），陈橘皮（一两汤浸去白瓤焙），赤茯苓（一两）。

上件药，捣筛为散，每服五钱，以水一大盏，入生姜半分，煎至五分，去滓，温温频服之。

治胸痹，心下坚痞，胸背缓急疼痛，不能下食，宜服此方。

半夏（一两汤浸七遍去滑），赤茯苓（三分），白术（三分），枳实（三分麸炒微黄），木香（三分），陈橘皮（三分汤浸去白瓤焙），桂心（一两），大腹皮（三分锉），甘草（一分炙微赤锉）。

上件药，捣筛为散，每服三钱，以水一中盏，入生姜半分，煎至六分，去滓，温温频服之。

治胸痹，心下坚痞缓急，薏苡仁散方。

薏苡仁（二两），附子（二两炮裂去皮脐），甘草（一两炙微赤锉）。

上件药，捣筛为散，每服三钱，以水一中盏，入生姜半分，煎至六分，去滓，稍热频服之。

治胸痹，心下坚痞缓急，气结不通方。

枳壳（二两麸炒微黄去瓤），桂心（一两），前胡（一两去芦头），半夏（一两汤浸七遍去滑），厚朴（二两去粗皮涂生姜汁炙令香熟）。

上件药，捣筛为散，每服三钱，以水一中盏，入生姜半分，煎至六分，去滓，稍热频服之。

治胸痹，心膈痞满，肩背缓急痛方。

桂心（半两），干姜（半两炮裂锉），人参（三分去芦头），细辛（三分），吴茱萸（三分汤浸七遍焙干微炒），贝母（三分煨微黄），川乌头（半两炮裂去皮脐）。

上件药，捣罗为末，炼蜜和捣三五百杵，丸如梧桐子大，每服，以温酒下十丸，日三四服。

5.《太平圣惠方·卷第四十二·治胸痹诸方》

治胸痹喘急不通，利膈散方。

人参（一两去芦头），前胡（一两去芦头），甘草（半两炙微赤锉），诃黎勒皮（三分），陈橘皮（三分汤浸去白瓤焙），桂心（半两），白术（三分），干姜（半两炮裂锉），赤茯苓（一两）。

上件药，捣筛为散，每服五钱。以水一大盏，入生姜半分，煎至五分，去滓，温温频服。

治胸痹疼痛痰逆，心膈不利方。

瓜蒌（一枚），枳实（一两麸炒微黄），半夏（一两汤洗七遍去滑）。

上件药，捣筛为散，每服五钱。以水一大盏，入生姜半分，薤白五茎，煎至五分，去滓，温温频服。

又方，枳实（一两麸炒微黄），厚朴（一两去粗皮涂生姜汁炙令香熟），桂心（三分），瓜蒌（一枚）。

上件药，捣筛为散，每服五钱。以水一大盏，入生姜半分，薤白五茎，煎至五分，去滓，温温频服。

治胸痹壅闷，麝香丸方。

麝香（一分细研），牛膝（一两去苗），犀角屑（半两）。

上件药，捣罗为末，炼蜜和丸，如梧桐子大。每服，以橘皮汤下二十丸，日三四服。

治胸痹，胸中愊愊如满，噎塞如痹，咽喉中涩，唾沫方。

陈橘皮（二两汤浸去白瓤焙），枳壳（二两麸炒微黄去瓤）。

上件药捣筛为散，每服三钱，以水一中盏，入生姜半分，同煎至六分，去滓，温温频服。

治胸痹，强急疼痛方。

雄黄（半两细研），巴豆（一分去皮心研纸裹压去油）。

上件药同研令细，用软饭和丸，如绿豆大，每服，以生姜橘皮汤下五丸。

治胸痹已瘥，复更发者，宜服此方。

薤根（二斤净洗去土）。上捣绞取汁，温服一小盏，立愈。

6.《太平圣惠方·卷第四十二·治胸痹噎塞诸方》

治胸痹噎塞，心下烦满，半夏散方。

半夏（一两汤洗七遍去滑），前胡（一两去芦头），射干（一两），白术（一两），桂心（一两），人参（一两去芦头），枳壳（一两麸炒微黄去瓤）。

上件药，捣筛为散，每服五钱，以水一大盏，入生姜半分，枣三枚，煎至五分，去滓，不计时候，稍热服。

治胸痹噎塞，不能下食，宜服吴茱萸散方。

吴茱萸（一两汤浸七遍焙干微炒），半夏（一两汤洗七遍去滑），白术（一两），鳖甲（一两涂醋炙令黄去裙襕），赤茯苓（一两），前胡（一两去芦头），青橘皮（一两汤浸去白瓤焙），京三棱（一两），桂心（一两），厚朴（一两去粗皮涂生姜汁炙令香熟），槟榔（一两），枳壳（半两麸炒微黄去瓤）。

上件药，捣筛为散，每服五钱，以水一大盏，入生姜半分，枣三枚，煎至五分，去滓，不计时候，稍热服。

治胸痹气噎塞，疼闷方。

半夏（一两汤洗七遍去滑），青橘皮（一两汤浸去白瓤焙），木通（一两锉），桂心（一两），吴茱萸（一分汤浸七遍焙干微炒）。

上件药，捣筛为散，每服五钱，以水一大盏，入生姜半分，煎至五分，去滓，不计时候，稍热服。

治胸痹痰壅，噎塞不下食，射干散方。

射干（一两），半夏（一两汤洗七遍去滑），赤茯苓（一两），桔梗（一两去芦头），青橘皮（三分汤浸去白瓤焙)，桂心（三分)，枳壳（三分麸炒微黄去瓤)，甘草（三分炙微赤锉)，大腹皮（三分锉)，前胡（三分去芦头)，桑根白皮（三分锉)。

上件药，捣筛为散，每服五钱，以水一大盏，入生姜半分，煎至五分，去滓，不计时候，温服。

治胸痹喘噎塞，通气散方。

半夏（二两汤洗七遍去滑)，吴茱萸（一分汤浸七遍焙干微炒)，桂心（一两)。

上件药，捣粗罗为散，每服三钱，以水一中盏，入生姜半分，煎至六分，去滓，稍热频服。

治胸痹气闷，喉中噎塞，宜服昆布丸方。

昆布（三分洗去咸味)，赤茯苓（三分)，枳实（半两麸炒微黄)，甘草（一分炙微赤锉)，半夏（半两汤洗七遍去滑)，干姜（一分炮裂锉)，木香（半两)，诃黎勒皮（一两)，槟榔（三分)。

上件药，捣罗为末，炼蜜和丸，如梧桐子大，不计时候，以温酒下二十丸。

7.《太平圣惠方·卷第四十二·治胸痹心背痛诸方》

治胸痹，不得卧，心痛彻背方。

瓜蒌（一枚)，桂心（三分)，半夏（一两汤洗七遍去滑)。

上件药，捣筛为散，每服三钱，以浆水一中盏，入薤白七茎，生姜半分，煎至六分，去滓，稍热频服。

治胸痹，心背痛，短气方。

细辛（半两)，甘草（半两炙微赤锉)，桂心（一两)，赤茯苓（一两），熟干地黄（三分），枳实（三分麸炒微黄），干姜（三分炮裂锉），白术（三分），瓜蒌（三分）。

上件药，捣细罗为散，每服，以热酒调下三二钱，日三四服。

治胸痹，心背痛，恶气所攻，音声闭塞方。

槟榔（一两），桂心（半两）。

上件药，捣细罗为散，不计时候，煎生姜童子小便，调下一钱。

又方。川椒（三分去目及闭口者微炒去汗），吴茱萸（一两），桂心（一两），桔梗（三分去芦头），豉（半两），川乌头（半两炮裂去皮脐）。

上件药，捣细罗为散，不计时候，以温酒下一钱。

治胸痹，心背痛，气逆，胸膈不利，饮食难下，宜服此方。

甘草（三分），桂心（三分），川椒（三分去目及闭口者微炒去汗），干姜（三分炮裂锉），细辛（三分），附子（半两炮裂去皮脐）。

上件药，捣罗为末，炼蜜和捣三五百杵，丸如梧桐子大，每服，以粥饮下三十丸，日三四服。

治胸痹，心背疼痛，气闷熨背散方。

细辛（二两），附子（一两），羌活（二两），川椒（二两去目），桂心（二两），川乌头（二两），川芎（二两）。

上件药，捣筛为散，入少醋，拌炒令极热，分二处，用熟帛裹熨背，冷即换之。

8.《太平圣惠方·卷第四十三·心痛论》

心为诸脏之主，而藏神，其正经不可伤，伤之而痛，为真心痛。

9.《太平圣惠方·卷第四十三·治卒心痛诸方》

夫卒心痛者，由脏腑虚弱，风邪冷热之气，客于手少阴之络。正气不足，邪气胜盛，邪正相击，上冲于心，心如寒状，痛不得息，故云卒心痛也。

阳维为病苦寒热，阴维为病苦心痛。阳为卫，卫为气，气主肺，故寒热。阴为营，营为血，血主心，故心痛。此奇经八脉之为病也。

治卒心痛，腹胁气胀，不欲饮食，宜服高良姜散方。

高良姜（一两半锉），厚朴（二两去粗皮涂生姜汁炙令香熟），桂心（一两），当归（一两锉碎微炒）。

上件药，捣筛为散，每服三钱，以水一中盏，煎至六分，去滓，不计时候，热服。

治卒心痛，腹胁气滞方。

桂心（一两），当归（一两锉微炒），蓬莪术（一两）。

上件药，捣细罗为散，不计时候，以热酒调下一钱。

又方。桂心（一两），干姜（一两炮裂锉）。

上件药，捣细罗为散，不计时候，以酒调下二（一）钱。

治卒心痛，气闷欲绝，面色青，四肢逆冷，吴茱萸丸方。

吴茱萸（一两汤浸七遍焙干微炒），干姜（一两炮裂锉），桂心（一两），干漆（一两捣碎炒令烟出），槟榔

（一两），青橘皮（一两汤浸去白瓤焙），木香（一两），白术（一两），当归（一两锉微炒），桔梗（一两去芦头），附子（一两炮裂去皮脐）。

上件药，捣罗为末，炼蜜和捣三五百杵，丸如梧桐子大，不计时候，以热酒下二十丸。

又方：桂心（二两），川乌头（一两炮裂去皮脐）。

上件药，捣罗为末，炼蜜和丸，如梧桐子大，不计时候，以醋汤下十丸。

又方：生姜（半两），熟干地黄（半两）。

上件药，细锉，用水一大盏，煎至五分，去滓，不计时候，热服。

又方：酽醋（一合），鸡子（一枚打破）。

上件药相和，搅令匀，暖过顿饮之。

又方：白艾（二两熟者）。

上以水二大盏，煎至一盏，去滓，分为三服，稍热服之。

又方：用青布裹盐如弹子大，烧令赤，都研为末，以热酒调，顿服之。

又方：灶突中墨（半两），盐（半两）。

上件药，以水一大盏，煎五六沸，令盐消，去滓，分温二服，当吐之愈，未吐更服。

又方。上用铛底墨，以热小便，调下二钱。

10. 《太平圣惠方·卷第四十三·治冷气心腹痛诸方》

夫冷气心痛者，由脏腑虚弱，宿有冷疹，因外触风寒，内伤饮冷，而致发动邪气与正气相搏，随其上下，若上攻于心则心痛，或下攻于腹则腹痛也。

11.《太平圣惠方·卷第四十三·心痛论》

心痛论，诊其心脉急者，为心痛引背，食不下。寸口脉沉紧，苦心下有寒时痛。关上脉紧，心下苦痛。左手寸口脉沉，则为阴绝，阴绝者无心脉也，苦心下毒痛也。

12.《太平圣惠方·卷第四十三·治九种心痛诸方》

治九种心痛，面色青，心腹妨闷，四肢不和，宜服沉香散方。

沉香（三分），赤芍药〔三（一）两〕，酸石榴皮（一两），桔梗（三分去芦头），槟榔（一两），大腹皮（三分锉），紫雪（一两）。

上件药，捣粗罗为散，每服四钱，以水一中盏，入葱白七寸，煎至六分，去滓，不计时候，稍热服。

治九种心痛，及冷气攻两胁，胸背疼痛，欲吐，宜服当归散方。

当归（一两锉微炒），桔梗（一两去芦头），陈橘皮（一两汤浸去白瓤焙），赤芍药（半两），枳壳（一两麸炒微黄去瓤），桂心（一两），人参（半两去芦头），槟榔（二两），木香（三分）。

上件药，捣细罗为散，不计时候，煎生姜枣汤，调下二钱。

治九种心痛，腹胁气滞，宜服诃黎勒丸方。

诃黎勒（一两煨用皮），木香（半两），桂心（一两），干姜（半两炮裂锉），川大黄（一两锉碎微炒），吴茱萸（半两汤浸七遍焙干微炒），附子（半两炮裂去皮脐）。

上件药，捣罗为末，酽醋煮面糊和丸，如梧桐子大，不计时候，以温酒下二十丸。

治九种心痛，腹内冷气积聚，宜服沉香丸方。

沉香（半两），阿魏（半两面裹煨以面熟为度），麝香（半两细研），木香（一两），丁香（一两），火前椿（一两），干姜（半两炮裂锉），槟榔（一两）。

上件药，捣罗为末，入麝香同研令匀，煎醋浸蒸饼和丸，如绿豆大，不计时候，以热酒嚼下十丸。

治九种心痛，腹胁气胀，不欲饮食，宜服附子丸方。

附子（二两炮裂去皮脐），干姜（二两炮裂锉），巴豆（半两去皮心研纸裹压去油），人参（一两去芦头），狼毒（一两锉碎醋拌炒黄），食茱萸（一两）。

上件药，捣罗为末，入巴豆研令匀，炼蜜和捣三二百杵，丸如梧桐子大，不计时候，以热酒下三丸。

治九种心痛，及腹胁气聚，滞不消方。

上取干漆二两，捣碎，炒令烟出，细研如粉，炼蜜和丸，如梧桐子大，不计时候，以热酒下五丸。

治九种心痛妨闷方。

桂心（半两末）。

上以酒一大盏。煎至半盏。去滓。稍热服。立效。

又方。槐树枝（一握新生者细锉），上以水三大盏。煎取一盏。去滓。稍热分为二服。

治久心痛，冷气积聚，四肢不和，唇口青，时时恶寒，川椒散方。

川椒（一两去目及闭口者微炒去汗），当归（半两锉微炒），川乌头（半两炮裂去皮脐），甘草（半两炙微赤锉），枳壳（半两麸炒微黄去瓤），附子（半两炮裂去皮脐），干姜（半两炮裂锉），桂心（半两），吴茱萸（半两汤浸七遍焙干微炒）。

上件药，捣粗罗为散，每服三钱，以水一中盏，入枣三枚，煎至六分，去滓，不计时候，稍热服。

治久心痛，经年不止，及蛔虫，冷气心痛，宜服木香丸方。

木香、鹤虱、槟榔、诃黎勒（煨用皮）、芜荑、附子（炮裂去皮脐）、干姜（炮裂锉以上各三分），川大黄（一两半锉碎微炒）。

上件药，捣罗为末，炼蜜和捣三二百杵，丸如梧桐子大，每于食前，以橘皮汤下三十丸。

治久心痛，积年不瘥，及冷气结块，少思饮食，艾煎丸方。

熟艾（一斤末），木香、陈橘皮（汤浸去白瓤焙）、厚朴（去粗皮涂生姜汁炙令香熟）、桃仁（汤浸去皮尖双仁麸炒微黄）、川椒（去目及闭口者微炒去汗）、山茱萸、干姜（炮裂锉）、柏子仁、吴茱萸（汤浸七遍焙干微炒）、附子（炮裂去皮脐）、白术（以上各一两）。

上件药，除熟艾，余并捣罗为末，入桃仁和研令匀，用酽醋五升，熬艾末成膏，入诸药，和捣三五百杵，丸如梧桐子大，每于食前，以粥饮下三十丸。

治久心痛不止方。

桑黄（半两微炙），木香（半两）。

上件药，捣细罗为散，每于食前，以热酒调下一钱。

又方：丁香（半两），桂心（一两）。

上件药，捣细罗为散，每于食前，以热酒调下一钱。

治久心痛不可忍，无问男女老少方。

桃白皮（五两）。

上细锉，以水二大盏，煎至二（一）盏，去滓，频服，根皮亦良。

治久心痛，频发作，不可忍方。

小蒜（不限多少）。上以酽醋烂煮，空心随意食之。

治久心痛，时发不定，多吐清水，不下饮食，宜服此方。

雌黄（二两细研）。

上以醋二升，下雌黄末，慢火煎成膏，入干蒸饼末，和丸，如梧桐子大，每服，以生姜醋汤下七丸。

13.《太平圣惠方·卷第四十三·治恶疰心痛诸方》

治恶疰心痛，或刺腹胁或肩背，痛无常处，鬼箭羽散方。

鬼箭羽、桃仁（汤浸去皮尖双仁麸炒微黄）、赤芍药、鬼臼（去须）、陈橘皮（汤浸去白瓤焙）、当归（锉微炒）、桂心、柴胡（去苗）、朱砂（细研以上各一两），川大黄（二两锉碎微炒）。

上件药，捣细罗为散，入朱砂，研令匀，每服，不计时候，以温酒调下一钱。

治恶疰心痛，发歇不定，木香散方。

木香（半两），犀角屑（三分），槟榔（一两），麝香

（一分细研），白术（半两），当归（半两锉微炒），桂心（半两），桃仁（半两汤浸去皮尖双仁麸炒微黄），川大黄（三分锉碎微炒）。

上件药，捣细罗为散，入麝香，研令匀，每服，不计时候，以热酒调下五（一）钱。

治恶疰心痛，烦乱不可忍，

犀角散方。犀角屑（一两），安息香（半两），槟榔〔二（一）两〕，没药（半两），肉桂（一两去皴皮），麝香（一两细研）。

上件药，捣罗为散，入麝香，研令匀，每服，不计时候，以热酒调下一钱。

治恶疰心痛，手足逆冷，槟榔散方。

槟榔（一两），木香（三分），高良姜（半两锉），青橘皮（半两汤浸去白瓤焙），桃仁（半两汤浸去皮尖双仁麸炒微黄），桂心（半两）。

14.《太平圣惠方·卷第四十三·注中恶心痛诸方》

治中恶心痛，腹胀闷乱，大黄散方。

川大黄（锉碎微炒）、赤芍药、川升麻、鬼箭羽、鬼臼（去根）、桂心、桔梗（去芦头）、柴胡（去苗以上各一两），川朴硝（二两）。

上件药，捣筛为散，每服三钱，以水一中盏，煎至六分，去滓，不计时候，温服。

15.《太平圣惠方·卷第四十三·治心痛多唾诸方》

治心痛气胀，心胸不利，痰饮不消，多唾，前胡散方。

前胡（一两去芦头），槟榔（一两），半夏（半两汤浸七遍去滑），枳实（三分麸炒微黄），诃黎勒（一两煨用皮），桂心（半两），赤茯苓（三分），陈橘皮（一两汤浸去白瓤焙），旋覆花（半两），吴茱萸（一分汤浸七遍焙干微炒）。

上件药，捣粗罗为散，每服三钱，以水一中盏，入生姜半分，煎至六分，去滓，不计时候，稍热服。

治心痛，痰饮多唾，不能食，人参散方。

人参（一两去芦头），赤茯苓（一两），白术（一两），枇杷叶（半两拭去毛炙微赤），厚朴（一两半去粗皮涂生姜汁炙令香熟），桂心（一两），陈橘皮（一两汤浸去白瓤焙），木香（三分），桔梗（一两去芦头）。

上件药，捣粗罗为散，每服三钱，以水一中盏，入生姜半分，煎至六分，去滓，不计时候，温服。

治心痛，痰饮多唾，腹胀不能下食，白术散方。

白术（三分），半夏（三分汤浸七遍去滑），槟榔（半两），桂心（半两），陈橘皮（三分汤浸去白瓤焙），丁香（一分），高良姜（半两锉），木香（一分）。

上件药，捣罗为散，每服三钱，以水一中盏，煎至六分，去滓，不计时候，温服。

治心痛，痰饮多唾，心腹胀满，不能下食，人参丸方。

人参（半两去芦头），白术（一两），桂心（一两），枳壳（一两麸炒微黄去瓤），旋覆花（生干），半夏（一两汤洗七遍去滑），厚朴（一两去粗皮涂生姜汁炙令香熟），赤茯苓（一两），前胡（一两去芦头），木香（半两），陈橘皮（一两汤浸去白瓤焙），川大黄（一两半锉碎微炒），槟榔（一两）。

上件药，捣罗为末，炼蜜和捣三二百杵，丸如梧桐子大，不计时候，以生姜橘皮汤下二十丸。

治心痛，多唾清痰，胸中不利，数数欲呕，食不消化，干姜丸方。

干姜（半两炮裂锉），桂心（半两），白矾（半两熬令汁尽），半夏（二两汤洗七遍去滑），川椒（半两去目及闭口者微炒去汗）。

上件药，捣罗为末，炼蜜和捣一二百杵，丸如梧桐子大，不计时候，以生姜汤下十丸。

16.《太平圣惠方·卷第四十三·治心背彻痛诸方》

治胃中气满，引心背彻痛，川椒丸方。

川椒（一两去目及闭口者微炒去汗），半夏（一两汤洗七遍去滑），附子（一两炮裂去皮脐）。

上件药，捣罗为末，炼蜜和丸，如梧桐子大，不计时候，以醋汤下十丸。

治心背彻痛不可忍，连腹胁刺，宜服此方。

芫花（半两醋拌炒令干），川大黄（半两锉碎微炒）。

上件药，捣细罗为散，每服一钱，以水醋各半小盏，煎五七沸，温温顿服，须臾当吐，便愈，未效再服。

治心背彻痛，宜用此方。

川椒、乌头、桂心、川芎、细辛、附子、羌活（以上各一两），芫花（三两）。

上件药，并细锉，用醋拌炒令热，以故帛裹熨痛处，冷即易之。

17.《太平圣惠方·卷第四十三·治心痛不能饮食诸方》

治冷热气不和，心痛腹满，不能饮食，厚朴散方。

厚朴（一两半去粗皮涂生姜汁炙香熟），赤茯苓（一两），陈橘皮（一两汤浸去白瓤焙），白术（一两），人参（一两去芦头），高良姜（一两锉）。

上件药，捣筛为散，每服四钱，以水一中盏，入生姜半分，枣三枚，煎至六分，去滓，不计时候，稍热服。

18.《太平圣惠方·卷第九十九》

巨阙一穴，心之募，在鸠尾下一寸，是穴任脉气所发。主疗心中烦闷，热风，风痫，浪言或作鸟声，不能食，无心力。凡心痛有数种：冷痛、蛔虫心痛、蛊毒、霍乱不识人。针入六分。留七呼。得气即泻。灸亦得。日灸七壮至七七壮。忌猪鱼、生冷、酒面、热食之类。

少冲二穴者，木也，一名经始，在手小指内廉之端，去甲如韭叶，是穴。手少阴脉之所出为井也。主热病，烦心上气，心痛冷，烦满少气，悲恐喜惊，掌热，肘腋胸中痛，口中热，咽中酸，乍寒热，手拳不伸，掌痛引腋。针入一分，留一呼，灸一壮。

巨阙一穴，在鸠尾穴下一寸陷者中，灸七壮。主心痛不可忍，呕血烦心，胸中不利，胸胁支满，霍乱吐利不止，困顿不知人。

## 二、《集验方》

宋·洪遵撰，约成书于1170年。

1.《集验方·治心痛方》

卒心痛，桂心汤方。

桂心（八两）。

上一味，以水四升，煮取一升半，分二服。忌生葱。（《外台》卷七）

治卒暴心痛，或中恶气毒痛，不可忍方。

大黄（四两），芍药（四两），升麻（三两），黄芩（三两），鬼箭羽（三两），鬼臼（二两），桂心（二两），桔梗（三两），柴胡（四两），朱砂（二两别研），朴硝（二两）。

上十一味，切，以水九升，煮取二升七合，分三服。先分朱砂作三份，一服内一份，搅朱砂调服之，此汤快利，若痛不止，宜服后方。忌猪肉、生葱、生血物。（《外台》卷七）

治卒暴心痛，或中恶气毒痛方。大黄汤亦用鬼箭羽，皆大方也。（《证类本草》卷十三）

又方：赤芍药（六两），桔梗（五两），杏仁（五两去皮尖）。

上三味，切，以水六升，煮取二升半，分三服，日三。忌猪肉。（《外台》卷七）

治心痛，唾多似虫者方。

取六畜心，随得生切作四脔，刀纵横各割破之，内少珍珠砂着中，平旦吞之，虫死愈矣。无珍珠砂，可用雄黄、麝香也。（《外台》卷七）

## 三、《证类本草》

宋·唐慎微撰，约成书于1108年。

1. 《证类本草·卷第四》

雌黄。又方：治久心痛，时发不定，多吐清水，不下饮食。以雌黄二两，好醋二升，慢火煎成膏，用干蒸饼丸如梧桐子大。每服七丸，姜汤下。

铁华粉，味咸，平，无毒。主安心神，坚骨髓，强志力，除风邪，养血气，延年变白，去百病，随体所冷热，合和诸药，用枣膏为丸。臣禹锡等谨按日华子云：铁胤粉，止惊悸，虚痫，镇五脏，去邪气，强志，壮筋骨，治健忘，冷气，心痛，痃癖癥结，脱肛痔瘘，宿食等，及敷竹木刺。其所造之法，与华粉同，惟悬于酱瓿上，就润地及刮取霜时研，淘去粗汁咸味，烘干。

铸钟黄土，无毒。主卒心痛，疰忤恶气。置酒中温服之，弥佳也。

仰天皮，无毒。主卒心痛、中恶，取人膏和作丸，服之一七丸。人膏者，人垢汗也，揩取。仰天皮者，是中庭内停污水后，干地皮也，取卷起者。一名掬天皮，亦主人、马反花疮，和油涂之佳。

2. 《证类本草·卷第五》

热汤，又燖猪汤，无毒，主产后血刺心痛欲死，取一盏温服之。（新补见《抱朴子》、陈藏器。）

蛇黄，主心痛，疰忤，石淋，产难，小儿京痫，以水煮研服汁。出岭南，蛇腹中得之，圆重如锡，黄黑青杂色。今注：蛇黄多赤色，有吐出者，野人或得之。（唐本先附）

3. 《证类本草·卷第六》

白蒿。孟诜云：白蒿，寒。春初此蒿前诸草生。捣汁去热黄及心痛。其叶生挪、醋淹之为菹，甚益人。

铜青平，微毒。治妇人血气心痛，合金疮，止血，明目，去肤赤息肉。生铜皆有青，青则铜之精华，铜器上绿色是，北庭署者最佳。治目时淘洗用。（新补，见陈藏器、日华子。）

4.《证类本草·卷第七》

黄连，外台秘要：治卒心痛。黄连八两。一味咀，以水七升，煮取五升，绞去滓，寒温饮五合，日三服。

5.《证类本草·卷第八》

干姜，味辛，温、大热，无毒。主胸满，咳逆上气，温中，止血，出汗，逐风湿痹，肠澼下痢，寒冷腹痛，中恶霍乱，胀满，风邪诸毒，皮肤间结气，止唾血。生者尤良。外台秘要：治疟不痊。干姜、高良姜等分为末。每服一钱，水一中盏，煎至七分服。又方：治卒心痛。干姜为末，米饮调下一钱。千金方：治鼻。以干姜末蜜和塞鼻中。

当归，又方：治心痛。当归为末，酒服方寸匕。

6.《证类本草·卷第九》

荜茇，海药云：谨按《徐表南州记》，本出南海，长一指，赤褐色为上。复有荜茇，短小黑，味不堪。舶上者味辛，温。又主老冷心痛，水泻虚利，呕逆醋心，产后泄痢，与阿魏和合良。

郁金，味辛、苦，寒，无毒。主血积下气，生肌止血，破恶血，血淋尿血，金疮。唐本注云：此药苗似姜黄，花白质红，末秋出茎心，无实，根黄赤。取四畔子根，去皮火干之。生蜀地及西戎。马药用之，破血而补，胡人谓之马。岭南者有实似小豆蔻，不堪啖。(唐本先附）臣禹锡等谨按药性论云：郁金，单用亦可。治女人宿血气心痛，冷气结聚。温醋摩服之。亦啖马药，用治胀痛。

垣衣《别录》云：主暴风口噤，金疮，酒渍服之效。臣禹锡等谨按日华子云：垣衣，冷。又云地衣，冷，微毒。治卒心痛，中恶。以人垢腻为丸，服七粒。此是阴湿地被日晒起苔藓是也，并生油调，敷马反花疮良。

7.《证类本草·卷第十》

虎掌，味苦，温、微寒，有大毒。主心痛，寒热结气，积聚伏梁，伤筋萎拘缓，利水道，除阴下湿，风眩。生汉中山谷及冤句。二月八月采，阴干。（蜀漆为之使，恶莽草。）

8.《证类本草·卷第十一》

菰菜，利五脏，邪气，酒渣，面赤，白癞，疬疡，目赤等，效。然滑中，不可多食。热毒风气，卒心痛。可盐醋煮食之。

白附子，主心痛血痹，面上百病，行药势。生蜀郡。三月采。

9.《证类本草·卷第十二》

牡桂，味辛，温，无毒。主上气咳逆，结气，喉痹，吐吸，心痛，胁风胁痛，温筋通脉，止烦出汗，利关节，补中益气。久服通神，轻身不老。生南海山谷。

槐实，唐本注云：《别录》云，八月断槐大枝，使生嫩蘖，煮汁酿酒，疗大风萎痹，甚效。槐耳，味苦、辛，平，无毒。主五痔，心痛，妇人阴中疮痛。槐树菌也，当取坚如桑耳者。枝，炮熨止蝎毒。

槐花，味苦，平，无毒。治五痔，心痛，眼赤，杀脏藏虫及热，治皮肤风并肠风泻血，赤白痢，并炒服。叶，平，无毒。煎汤治小儿惊痫，壮热，疥癣及疔肿。皮、茎同用。（新补，见日华子。）

琥珀，味甘，平，无毒。主安五脏，定魂魄，杀精魅邪鬼，消瘀血，通五淋。生永昌。日华子云：疗蛊毒，壮心，明目，摩翳，止心痛，癫邪，破结癥。

榆皮，孟诜云：生皮主暴患赤肿，以皮三两捣，和三年醋滓，封之，日六七易，亦治妇人妒乳肿。服丹石人采叶生服一两顿佳。子作酱食，能助肺，杀诸虫下气，令人能食，消心腹间恶气，卒心痛，食之良。日华子云：榆白皮，通经脉，涎敷癣。

食疗生榆皮，利小便，主石淋。又，取叶煮食之，时复食一顿，尤良。高昌人多捣白皮为末，和菜菹食之，甚美。令人能食，仙家长服，服丹石人亦食之。取利关节故也。又，榆仁，可作酱食之，亦甚香美。有少辛味，能助肺气，杀诸虫，下气，令人能食。又，心腹间恶气，内消之。尘者尤良。又，涂诸疮癣，妙。又，卒患冷气心痛，食之瘥。并主小儿痫，小便不利。

柏木（黄柏也），味苦，寒，无毒。主五脏肠胃中结热，黄疸，肠痔，止泄利，女子漏下赤白，阴伤蚀疮，疗惊气在皮间，肌肤热赤起，目热赤痛，口疮。久服通神。日华子云：安心除劳，治骨蒸，洗肝明目，多泪，口干心热，杀疳虫，治回心痛，疥癣，蜜炙治鼻洪，肠风泻血，后分急热肿痛，身皮力微次于根。

鸡舌香，微温。疗风水毒肿，去恶气，疗霍乱，心痛。

藿香，微温。疗风水毒肿，去恶气，疗霍乱心痛。

檀香，陶隐居云：白檀消热肿。臣禹锡等谨按陈藏器云：主心腹霍乱，中恶，鬼气，杀虫。白檀树如檀，出海南。日华子云：檀香，热，无毒。治心痛霍乱，肾气腹痛。浓煎服，水磨敷外，肾并腰肾痛处。

菌，味咸、甘，平、微温，有小毒。主心痛，温中，去长虫白癣（音藓）蛲（音饶）虫，蛇螫毒，癥瘕诸虫，疽蜗，去蛔虫、寸白，恶疮。

10.《证类本草·卷第十三》

吴茱萸，臣禹锡等谨按药性论吴茱萸，味苦、辛，大热，有毒。能主心腹疾，积冷，心下结气疰，心痛，治霍乱转筋，胃中冷气，吐泻腹痛不可胜忍者可愈，疗遍身顽痹，冷食不消，利大肠壅气。削皮能疗漆疮，主中恶，腹中刺痛，下痢不禁，治寸白虫。

越椒，茱萸也。（音考）孟诜云：茱萸，主心痛，下气，除呕逆，脏冷。

千金方：治胸痹气壅满，心膈不利。枳实二两，麸炒微黄，为末。非时以清粥饮调下二钱。

地主，平，无毒。主鬼气心痛。酒煮服一合。此土中古木腐烂者也。

11.《证类本草·卷第十六》

熊脂，唐本注云：熊胆，味苦，寒，无毒。疗时气热盛变为黄疸，暑月久痢，疳䘌，心痛，疰忤。脑，疗诸聋。

血，疗小儿客忤。

羊乳，温。补寒冷虚乏。陶隐居云：牛乳、羊乳实为补润，故北人皆多肥健。唐本注云：北人肥健，不啖咸腥，方：土使然，何关饮乳？陶以未达，故屡有此言。臣禹锡等谨按药性论云：羊乳，臣，味甘，无毒。润心肺，治消渴。孟诜云：羊乳，治卒心痛，可温服之。日华子云：羊乳，利大肠。含，疗口疮，小儿惊痫疾。

12.《证类本草·卷第十七》

牛角，子母秘录：治血气逆，心烦闷满，心痛。烧水牛角末，酒服方寸匕。

犀角，其生角，寒。可烧成灰，治赤痢。研为末，和水服之。又，主卒中恶心痛，诸饮食中毒，及药毒，热毒，筋骨中风，心风烦闷，皆瘥。

13.《证类本草·卷第十八》

麋脂角，味甘，无毒。主痹，止血，益气力。生南山山谷及淮海边。十月取。臣禹锡等谨按孟诜云：其角，补虚劳，填髓。理角法：可五寸截之，中破，炙令黄香后末。和酒空腹服三钱匕。若卒心痛，一服立瘥。

驴屎，食疗云卒心痛，绞结连腰脐者，取驴乳三升，热服之瘥。

14.《证类本草·卷第二十》

白女肠，味辛，温，无毒。主泄利肠澼，疗心痛，破疝瘕。生深山谷中，叶如蓝，实赤。赤女肠亦同。

15.《证类本草·卷第二十一》

乌贼鱼骨，今按陈藏器本草云：乌贼鱼骨，主小儿痢下，细研为末，饮下之。亦主妇人血瘕，杀小虫并水中虫，投骨于井中，虫死。腹中墨，主血刺心痛，醋摩服之。海人云：昔秦王东游，弃算袋于海，化为此鱼。其形一如算袋，两带极长，墨犹在腹也。

日华子云：乌贼鱼，通月经。骨疗血崩，杀虫。心痛甚者，炒其墨，醋调服也。又名缆鱼，须脚悉在眼前，风波稍急，即以须黏石为缆。

青鱼，臣禹锡等谨按萧炳云：疗卒气。研服，止腹痛。可白煮吃，治脚气脚弱。日华子云：作鲭字，平，微毒。治脚软，烦懑，益气力。枕用醋摩，治水气，血气心痛。不可同葵、蒜食之。服术人亦勿啖也。

16.《证类本草·卷第二十五》

大豆，唐本云：煮食之，主温毒，水肿。复有白大豆，不入药用也。食疗云微寒。主中风脚弱，产后诸疾。若和甘草煮汤饮之，去一切热毒气。善治风毒脚气，煮食之，主心痛，筋挛，膝痛，胀满。杀乌头、附子毒。

粳米，味甘、苦，平，无毒。主益气，止烦，止泄。久陈者蒸作饭，和醋封毒肿，立瘥，又，研服之，去卒心痛。白粳米汁，主心痛，止渴，断热毒痢。若常食干饭，令人热中，唇口干。不可和苍耳食之，令人卒心痛，即急烧仓米灰，和蜜浆服之，不尔即死。不可与马肉同食之，发痼疾。日华子云：补中，壮筋骨，补肠胃。

黍米，味甘，温，无毒。主益气补中，多热，令人烦。经验方：治四十年心痛不瘥。黍米淘汁，温服，随多少。孙真人黍米，肺之谷也。肺病宜食。主益气。

17.《证类本草·卷第二十六》

陈廪米，味咸、酸，温，无毒。主下气，除烦渴，调胃，止泄。卒心痛，研取汁服之。北人炊之，于瓮中水浸令酸，食之暖五脏六腑之气。食医心镜：除烦热，下气，调胃，止泄利，做饭食之。

人参，张仲景治胸痹，心中痞坚，留气结胸，胸满胁下，逆气抢心，治中汤主之：人参、术、干姜、甘草各三两，四味以水八升，煮取三升，每服一升，日三。如脐上筑者，为肾气动，去术加桂四两；吐多者，去术加生姜三两；下多者，复其术；悸者，加茯苓二两；渴者，加术至四两半；腹痛者，加人参至四两半；寒者，加干姜至四两半；满者，去术加附子一枚。服药后，如食顷，饮热粥一升许，微自温，勿发揭衣被。

菖蒲，味辛，温。臣禹锡等谨按久风湿痹痛用药云：菖蒲，平，无毒。主风寒湿痹，咳逆上气，开心孔，补五脏，通九窍，明耳目，出音声，主耳聋，痈疮，温肠胃，止小便利，四肢湿痹，不得屈伸，小儿温疟，身积热不解，可作浴汤。久服轻身，聪耳目，不忘，不迷惑，延年，益心智，高志不老。黔、蜀蛮人亦常将随行，卒患心痛，嚼一二寸，热汤或酒送亦效。

车脂，主卒心痛，中恶气，以温酒调及热搅服之。又主妇人妒乳，乳痛，取脂熬令热涂之，亦和热酒服。（今附）

干地黄，崔元亮《海上方》：治一切心痛，无问新久，以生地黄一味，随人所食多少，捣绞取汁，搜面作饦，或冷淘食。良久当利，出虫长一尺许，头似壁宫，后不复患矣。

远志，味苦，温，无毒。主咳逆伤中，补不足，除邪气，利九窍，益智慧，耳目聪明，不忘，强志，倍力，利丈夫，定心气，止惊悸，益精，去心下膈气，皮肤中热，面目黄。久服轻身不老，好颜色，延年。叶名小草，主益精，补阴气，止虚损，梦泄。一名棘菀，一名葽绕，一名细草。生泰山及冤句川谷。四月采根、叶阴干。（得茯苓、冬葵子、龙骨良，杀天雄、附子毒，畏珍珠、藜芦、蜚蠊、齐蛤。）《古今录验》及《范汪方》治胸痹心痛，逆气，膈中饮不下，小草丸。小草、桂心、蜀椒去汗、干姜、细辛各三分，附子二分炮，六物合捣下筛，和以蜜丸大如梧子。先食米汁下三丸，日三，不知稍增，以知为度。禁猪肉、冷水、生葱、菜。

龙胆，肘后方：治卒心痛。龙胆四两，酒三升，煮取一升半，顿服。

18.《证类本草·卷第二十七》

瓜蒂花，主心痛，咳逆。生嵩高平泽。七月七日采，阴干。

越瓜，味甘，寒。利肠胃，止烦渴。不可多食，动气，发诸疮，令人虚弱不能行，不益小儿，天行病后不可餐。又不得与牛乳、酪及鲊同餐，及空心食，令人心痛。

芥，味辛，温，无毒。归鼻。主除肾邪气，利九窍，明耳目，安中，久食温中。心痛，酒、醋服之。

19.《证类本草·卷第二十八》

葱实，又葱花，亦入药，见崔元亮《海上方》，治脾心痛，痛则腹胀如锥刀刺者。吴茱萸一升，葱花一升，以水一大升八合，煎七合，去滓，分二服，立效。

秦荻梨，臣禹锡等谨按孟诜云：秦荻梨，于生菜中最香美，甚破气。又，末之和酒服，疗卒心痛，悒悒塞满气。

20.《证类本草·卷第二十九》

马芹子，味甘、辛，温，无毒。主心腹胀满，下气，消食。调味用之，香似橘皮，而无苦味。孟诜云：和酱食，诸味良。根及叶不堪食。卒心痛，子作末，醋服。日华子云：马芹，嫩时可食。子治卒心痛，炒食令人得睡。

## 四、《养老奉亲书》

宋·陈直撰，约成书于1085年。

1.《养老奉亲书·食治老人噎塞诸方第十三》

食治老人噎病，心痛闷，膈气结，饮食不下。桂心粥方。

桂心末（一两），粳米（四合，淘，研）。

上以煮作粥，半熟，次下桂末调和。空心，日一服。亦破冷气，殊效。

2.《养老奉亲书·食治老人冷气诸方第十四》

桃仁粥方，食治老人冷气，心痛无时，往往发动，不能食。

桃仁（二两，去皮尖，研，水淘取），青粱米（四合，淘，研）。

上以桃仁汁煮作粥。空心食之。常服，除冷温中。

茱萸饮方，食治老人冷气，心痛不止，腹胀满闷，坐卧不得。

茱萸末（二分），青粱米（二合，研细）。

上以水二升，煎茱萸末，取一升，便下米煮作饮。空心食之，一二服尤佳。

椒面餺飥方，食治老人冷气心痛，呕不多，下食烦闷。

蜀椒（一两，去目及闭口者，焙干为末，筛），白面（五两），葱白（三茎，切）。

上以椒末和面，搜作之，水煮。下五味调和食之，常三五服极效，尤佳。

食治老人冷气、心痛缴结、气闷。桂心酒方。

桂心末（一两），清酒（六合）。

上温酒令热，即下桂心末调之。频服。一二服，效。

食治老人冷气，心痛牵引背脊，不能下食。紫苏粥方。

紫苏子（三合，熬，细研），青粱米（四合，淘）。

上煮作粥，临熟，下苏子末调之。空心服为佳。

食治老人冷气，卒心痛闷涩，气不来，手足冷。盐汤方。

盐末（一合），沸汤（一升）。

上以盐末纳汤中，调。频令服尽。须臾当吐。吐，即瘥。

食治老人冷气心痛。姜橘皮汤方。

生姜（一两，切），陈橘皮（一两，炙，为末）。

上以水一升，煎取七合，去滓，空心食之，日三两服尤益。

食治老人冷气，心痛郁结，两胁胀满。高良姜粥方。

高良姜（二两，切，以水二升，煎取一升半汁），青粱米（四合，研，淘）。

上以姜汁煮粥，空心食之。日一服，极益效。

食治老人冷气，心痛发动，时遇冷风即痛。荜茇粥方。

荜茇末（二合），胡椒末（一分），青粱米（四合，淘）。

上以煮作粥，熟，下二味调之。空心食。常服，尤效。

食治老人冷气逆，心痛结，举动不得。干姜酒方。

干姜末（半两），清酒（六合）。

上温酒热，即下椒末投酒中。顿服之，立愈。

## 五、《针灸资生经》

宋·王执中撰，约成书于1220年。

1.《针灸资生经·第一·手少阴心经左右十八穴》

中冲二穴，木也，在手中指端，去爪甲如韭叶陷中，手厥阴心主脉之所出也，为井，治热病烦闷汗不出，掌中热，身如火，心痛烦满舌强，针入一分。

极泉二穴，在腋下筋间动脉入胸，治心痛干呕，四肢不收，咽干烦渴，臂肘厥寒，目黄胁下满痛，可灸七壮，针入三分。

灵道二穴，金也，去掌后一寸五分或一寸，手少阴脉之所行也，为经，治心痛悲恐，可灸三壮，针入三分。

阴郄二穴，在掌后脉中，去腕五分，治失喑不能言，洒淅振寒，厥逆心痛，霍乱胸中满，衄血惊恐，针入三分，可灸七壮。

神门二穴，土也，一名兑冲，在掌后兑骨之端陷中，手少阴脉之所注也，为俞。治疟，心烦甚欲得饮冷，恶寒则欲处温中，咽干不嗜食，心痛，数噫恐悸，少气不足，手臂寒喘逆，身热狂悲哭，呕血上气遗溺，大小人五痫，可灸七壮，炷如小麦大，针入三分，留七呼。

少冲二穴，木也，一名经始，在手小指内廉之端，去爪甲角如韭叶，手少阴脉之所出也，为井。治热病烦满，上气心痛，痰冷少气，悲恐善惊，掌中热，胸中痛，口中热，咽中酸，乍寒乍热，手挛不伸，引肘腋痛，针入一分，可灸三壮。

2.《针灸甲乙经·第一·背俞第二行四十四穴》

厥阴俞二穴，在第四椎下，两旁相去各一寸五分。治逆气呕吐，心痛留结，胸中烦闷，针入三分，可灸七七壮。

膈俞二穴，在第七椎下，两旁相去各一寸五分。治咳而呕逆，膈胃寒痰，食饮不下，胸满支肿，两胁痛，腹胀，胃脘暴痛，热病汗不出，喉痹，腹中积癖，默默嗜卧，四肢怠惰不欲动，身常湿不能食，食则心痛，周痹身皆痛，针入三分，留七呼，可灸三壮。

3.《针灸资生经·卷一·手厥阴心主脉左右十六穴》

曲泽二穴，水也，在肘内廉陷中，屈肘取之，手厥阴脉之所入也，为合，治心痛善惊，身热烦渴口干，逆气呕血，风疹臂肘手腕善动摇，可灸三壮，针入三分。留七呼。

郄门二穴，去腕五寸，手厥阴郄，治心痛衄血呕哕，惊恐畏人，神气不足，针入三分，可灸五壮。

间使二穴，金也，在掌后三寸两筋间陷中，手厥阴脉之所行也，为经，治心悬如饥，猝狂，胸中憺憺，恶心寒呕吐，怵惕寒中少气，掌中热，腋肿肘挛，卒心痛多惊，喑不得语，咽中如鲠，可灸五壮，针入三分。岐伯云，可灸鬼邪。

4.《针灸资生经·卷四·心痛》

胸痹心痛，灸膻中百壮，穴在鸠尾上一寸，忌针。

肾心痛，先取京骨、昆仑，针不已，取然谷。

胃心痛，取大都、太白。

脾心痛，取然谷、太溪。

肝心痛，取行间、太冲。

肺心痛，取鱼际、太渊。

心痛引腰脊，欲呕，刺足少阴。

心痛引背不得息，刺足少阴，不已取手少阴。

心痛腹胀，涩涩然，大便不利，取足太阴。

心痛少腹满，上下无常处，溲便难，刺足厥阴。

心痛，短气不足以息，刺手太阴。

心痛不可按，烦心，巨阙主之。

心痛有三虫，多涎不得反侧，上脘主之。

心痛身寒，难以俯仰，心疝冲冒，死不知人，中脘主之。

心痛如锥刀刺，气结，灸膈俞七壮。

心痛冷气上，灸龙颔百壮，在鸠尾头上行一寸半，不可刺。

心痛恶气上，胁急痛，灸通谷五十壮，在乳下二寸。

心痛暴恶风，灸巨阙百壮。

心痛坚烦气结，灸太仓百壮。

心痛，灸臂腕横纹，三七壮，又灸两虎口白肉际，七壮。

卒心痛，灸手中央长指端，三壮，又横度病人口折之，以度心厌下，灸度头三壮。

5.《针灸资生经·卷五·胸胁痛》

胸痹引背时寒，间使主之。

胸痹心痛，天井主之。

胸痹心痛不得息，痛无常处，临泣主之。

## 六、《本草衍义》

宋·寇宗奭撰，约成书于1116年。

《本草衍义·卷二》

如治胸痹，心中痞坚，气结胸满，胁下逆气抢心，理中汤主之。

人参、白术、干姜、甘草四物等，共一十二两。水八升，煮取三升，每服一升，日三服，以知为度。或作丸，须鸡子黄大，皆奇效。

## 七、《圣济总录》

宋·赵佶撰，约成书于1111年。

1.《圣济总录·卷第五十五·心痛门》

论曰风邪冷气，伤于心之络脉，皆能致痛，若阳气偏虚，宿夹冷滞，又因饮食伤动，而致心痛。则其病喜温而恶寒。其气惨而不舒。甚者四肢厥冷，气攻心而发痛也。

论曰心者君主之官，神明出焉，心神安静，则邪无得而干，若心气不足，精神衰弱，邪恶之气，因得干之，连滞心络，令人气不升降，卒然心痛如刺，闷乱欲绝者，中恶心痛也。

论曰阳中之阳心也，与小肠合，其象火，故其支别络，为风冷邪气所乘，留薄不去，阳气不得宣发。郁滞生热，则心神懊侬而烦痛。

论曰心为阳中之阳，足阳明之络属心，冷积于胃而干于心，则心痛不能饮食也。

心痛统论，论曰心痛诸候，皆由邪气客于手心主之脉。盖手少阴心之经，五脏六腑君主之官也。精神所舍，诸阳所合，其藏坚固，邪气未易以伤，是以诸邪在心，多在包络者。心主之脉也，其候不一，有寒气卒客于脏腑、发卒痛者，有阳虚阴厥，痛引喉者，有心背相引，善瘛疭伛偻者，有腹胀归于心而痛甚者，有急痛如针锥所刺者，有其色苍苍，终日不得太息者，有卧则从心间痛、动作愈甚者，有发作肿聚，往来上下，痛有休止者。或因于饮食，或从于外风。中脏既虚，邪气客之，痞而不散，宜通而塞，故为痛也，若夫真心不痛，痛即实气相搏，手足厥冷，非治疗之所及，不可不辨也。

论曰心为君主之官，神明之府。正经不受邪，其支别之络脉，为风寒邪气所乘，令人心痛，盖寒邪之气，痞而不散，内干经络，则发为心痛，乍间乍甚，乃其症也。

论曰手少阴心之经也，心为阳中之阳，诸阳之所会合，若诸阳气虚，少阴之经气逆，则阳虚而阴厥，致令心痛，是为厥心痛。

论曰心属火，其气炎上，饮为水，其性趋下，营卫平和，腑脏调适，则水液下行，不能逆害心火。若水饮停积于胸中，火气不得宣通，则阳虚阴盛，其病心中憺憺然欲吐而痛，是为停饮心痛也。

论曰凡人将理失度，阴阳俱虚，血气不足，复因风寒暑湿客忤邪恶之气，乘虚入于肌体，流注经络，伏留脏腑，毒击心包，时发疼痛，积滞日久，转相注易，故曰恶注心痛也。

治心痛不可忍，香桂丸方。

丁香、干姜（炮各半两），川芎（三分），桂（去粗皮）、当归（切焙）、枳壳（去瓤麸炒）、槟榔（煨锉）、厚朴（去粗皮生姜汁炙）、桃仁（去皮尖双仁炒各一两）。

上九味，捣罗为末，炼蜜和丸。如梧桐子大，每服三十丸，炒生姜盐汤下，或温酒亦可。空心食前。

治心痛不可忍，三妙丸方。

巴豆（一枚去皮心膜研出油），斑蝥（七枚去头翅足炒），胡椒（四十九粒）。

上三味，捣罗二味为末，入巴豆合研匀，醋浸糊饼和丸如梧桐子大，每服一丸，用熟水滴热油一两点搅匀下。

治心痛，莎草根散方。

莎草根（炒去毛）、丁香（炒等分）。

上二味，捣罗为细散，每服半钱匕，以酒煎三两沸热服。

治心痛及腹痛，铅丹丸方。

铅丹、白矾（各一两）。

上二味，同研，纳瓶中，瓦盖头，火煅通赤，取出饭丸，如绿豆大，心痛，生姜汤下；腹痛，醋汤下十丸。细嚼。

治卒心痛不可忍，川芎汤方。

川芎、桂（去粗皮）、当归（切焙）、高良姜（各半两），厚朴（去粗皮生姜汁炙令透一分）。

上五味，粗捣筛，每服三钱匕，水二盏，煎至七分，去滓温服，空心日晚各一。

治暴心痛，紫桂煮散方。

桂（去粗皮）、高良姜、当归（切焙各一两），吴茱萸（半两），厚朴（去粗皮生姜汁炙三分）。

上五味，捣罗为散，每服一钱半匕，水一盏，入生姜三片，枣一枚劈破，同煎至六分，不拘时候热服。

治心痛、不可忍，桂心丸方。

桂（去粗皮）。

上一味，捣罗为末，炼蜜和丸，如梧桐子大，每服三十丸，紫苏酒下。

治卒心痛不可忍，三圣散方。

附子（炮裂去皮脐）、蓬莪术（锉各一两），胡椒（半两）。

上三味，捣罗为散，每服一钱匕，热酒调下，妇人醋汤调下，不拘时候。

治暴心痛危笃者，神应丸方。

石灰（风化者一钱），干姜（一钱）。

上二味，捣罗为末，滴水丸如豌豆大，每服七丸，取葱白一寸刺开，入开口椒七颗，湿纸裹煨熟，细嚼醋汤下。

治久心痛，经年不止，鹤虱丸方。

鹤虱（炒）、木香、槟榔（锉）、陈橘皮（汤浸去白焙）、芜荑（炒）、附子（炮裂去皮脐）、干姜（炮裂各一两）。

上七味，捣罗为末，炼蜜和丸，如小豆大，每服三十丸，食前橘皮汤下。

治久心痛，二圣汤方。

厚朴（去粗皮生姜汁炙）、大黄（锉炒各一两）。

上二味，粗捣筛，每服二钱匕，酒一盏，煎至七分，去滓温服。

治卒暴心痛，如圣丸方。

豉（七粒慢火微炒转色倾出搓去皮），斑蝥（一枚去翅足微炒）。

上二味，同研，饭和丸，如豌豆大，每服一丸，温酒或热醋汤下。

治心痛懊侬。芦散方。

芦（一两），干漆（炒烟出）、萹蓄（炒各一分）。

上三味，捣罗为散，每服二钱匕，粥饮调下，空心日午临卧各一，若心腹胀满，不能饮食，即以羊肝蒜齑作羹食之。能取干痟虫，旦服则暮下，百日内勿食酱。

治厥心痛，麝香汤方。

麝香（别研每汤成旋下），木香（一两锉），桃仁（去皮尖双仁麸炒三十五枚），吴茱萸（水浸一宿炒干一两），槟榔（煨三枚）。

上五味，除麝香桃仁外，粗捣筛，入桃仁再同和研匀，每服三钱匕，水半盏，童子小便半盏，同煎至六分，去滓入麝香末半钱匕，搅匀温服，日二服。

治九种心痛，厚朴汤方。

厚朴（去粗皮用生姜汁涂炙）、槟榔（锉）、食茱萸、芍药、柴胡（去苗）、当归（切焙各一两），郁李仁（汤浸去皮炒三分）。

上七味，粗捣筛，每服五钱匕，水一盏半，煎至一盏，去滓温服，空心日午夜卧各一。

治九种心痛，救生散方。

狼牙（炙）、槟榔（锉）、青橘皮（汤浸去白炒）、鹤虱、雷丸（各一两），当归、桂（去粗皮各一两半）。

上七味，捣罗为散，每服三钱匕，蜜酒调下，空心日午服，虫下为度。

治九种心痛。弭痛丸方。

五灵脂、木香、当归（切焙）、高良姜（炮）、蓬莪术（炮各一两）。

上五味，捣罗为末，炼蜜和丸，如梧桐子大，每服二十丸至三十丸。空心煎木香汤下。

治九种心痛及诸滞气，和气丸方。

附子（一枚大者去皮脐切作四片，入硇砂一钱面裹煨香，熟去面只用附子，为末，硇砂别研）、芫花（醋炒）、牵牛子（炒各一钱）。

上三味，杵研为末，用醋面糊为丸，如梧桐子大，每服十丸，生姜汤下，不拘时。

治九种心痛，双珍散方。

芫花、狼毒（各一两）。

上二味，用醋一升半，入砂石器中熬，醋尽为度，再焙干捣罗为散，每服半钱匕，葱酒调下。

治九种心痛，换金煮散方。

延胡索、蓬莪术（炮）、威灵仙（去土）、鬼箭羽、姜黄、苦楝根（洗锉各一两）。

上六味，捣罗为散。每服三钱匕，水一盏，酒少许，同煎七分，温服，日二夜一。

2.《圣济总录·卷第六十一·胸痹门》

论曰胸痹之病，以胸中痞结不通，故有噎塞之症。盖寒气客于五脏六腑，因虚而发，上冲胸间，则气痹而不通。甚则为噎塞也。

论曰胸痹短气者，由脏腑虚弱，阴阳不和，风冷邪气，攻注胸中，其脉太过与不及，阳微阴弦，即胸痹而痛。所以然者，极虚故也。阳微主胸痹，阴弦主腹痛。又肺主于气，肺虚则人短气，平人无寒热，短气若不足以息者，体实也。实则气盛，盛则气逆，逆则不通，故亦短气。凡脉沉迟小紧者，皆是胸痹短气候也。

论曰胸痛者胸痹痛之类也。此由体虚夹风，又遇寒气加之，则胸膺两乳间刺痛，甚则引背胛。或彻背膂，咳唾引痛是也。

论曰虚极之人，为寒邪所客，气上奔迫。痹而不通，故为胸痹。其症坚满痞急。或胸中愊愊如噎塞，或胸背皆痛。或胸满短气，咳唾引痛，烦闷自汗出。或心痛彻背，或肌痹皮痛，是皆闭塞而不通也。夫脉当取太过与不及，阳微阴弦，则胸痹而痛。又曰胸痹之病，喘息咳唾背痛短气，寸口脉沉而迟，关上小紧数是也。

治两肋连心及肩痛，乍发乍止，紫菀丸方。

紫菀（去土二两），桔梗（炒一两半），木香（二两），当归（焙干一两），郁李仁（汤浸去皮尖双仁炒）、桂（去粗皮各一两半），白术（一两）。

上七味，捣罗为细末，炼蜜和丸，梧桐子大，每服空心、槟榔汤下二十丸，日晚再服，老幼临时加减。

治胸痛，枳实散方。

枳实、桂（去粗皮锉等份）。

上二味，捣罗为细散，每服二钱匕，米饮调下，日三服。

治卒苦烦攻胸痛，薏苡根饮方。

薏苡根。

上一味。咀如麻豆大，每服五钱匕，水一盏半，煎至一盏，去滓温服。

治寒气客在胸中，郁而不散，坚满痞急，病名胸痹。四温散方。

附子（炮裂去皮脐）、蓬莪术（煨锉各一两），胡椒、枳实（麸炒各半两）。

上四味捣罗为散，每服三钱匕，热酒调下。

治胸痹，心下坚痞，五味丸方。

桂（去粗皮）、诃黎勒皮、槟榔（锉各一两），附子（炮裂去皮脐）、干姜（炮各三分）。

上五味，捣罗为末，炼蜜丸如梧桐子大，每服二十丸，温酒或姜汤下。

治胸膺痛，桔梗黄芪汤方。

桔梗（炒二两），黄芪（细锉）、沉香（锉）、当归（切焙各一两），川芎、人参、甘草（炙）、紫苏叶（各半两）。

上八味，粗捣筛，每服三钱匕，水一盏，煎至七分，去滓温服，不计时。

治心胸气急刺痛，不可俯仰，气促咳唾不下食，陈橘汤方。

陈橘皮（汤浸去白焙）、芍药、当归（切焙各半两），木香（一分），桔梗（炒三分）。

上五味，粗捣筛，每服五钱匕，水一盏半，生姜五片，煎至八分，去滓温服。

治胸痹，心下气坚，刺不可俯仰，气促咳唾引痛不能食，枳实桔梗汤方。

枳实（麸炒七枚），陈橘皮（汤浸去白炒）、桔梗（炒各半两），甘草（炙一分）。

上四味，粗捣筛，每服五钱匕，水一盏半，生姜一枣大（拍破），薤白五寸切，煎至八分，去滓温服。

3.《录济总录·卷第六十二·膈气门》

治阴阳气不升降，痞气膈气，心痛腹痛，咽喉噎闷，气道不匀，呕吐痰沫，饮食不下，大便秘利不定，或里急后重，腹痛不可忍，此药养气消痰，温中散滞。缓气丸。

木香（半两），桂（去粗皮半两），人参（二两），白术（二两），吴茱萸（二两炒），厚朴（去粗皮姜汁炙二两），诃黎勒皮（二两），附子（炮裂去皮脐一两半），阿魏（半两和面煨熟）。

上九味，捣罗为末，炼蜜为丸，如梧桐子大，每服三十丸，温熟水下，不计时候。

4.《圣济总录·卷第一百七十四·小儿门》

论曰经言心无正痛，真心痛即难治。小儿心痛者，心包络脉受邪也。包络者，心之别脉，邪气客之，则厥气上逆，痞而不散，故发为心痛。

## 八、《太平惠民和剂局方》

宋·太医局撰，约成书于1078年。

《太平惠民和剂局方·卷五·治痼冷》

崔氏乌头丸。治风冷邪气，入乘心络，或腑脏暴感风寒，上乘于心，令人卒然心痛，或引背脊，乍瘥乍甚，经久不瘥，并宜服之。

附子（炮，去皮、脐）、川乌（炮，去皮、脐）、赤石脂（各三两），蜀椒（去目及闭口者，炒出汗）、肉桂（去粗皮）、干姜（炮，各二两）。

上六件，捣罗细末，蜜和为丸，如梧桐子大。每服三丸，温酒下，觉至痛处，痛即止。若不止，加至五六丸，以知为度。若早朝服，无所觉，至午时再服三丸，夜又服三丸。若久心痛，每旦服三丸，稍加至十丸，尽一剂遂终身不发。忌猪肉、生葱。

## 九、《三因极一病证方论》

宋·陈无择撰，约成书于1174年。

1.《三因极一病证方论·卷之一·八里病脉》

涩为少血，为亡汗，为气不足，为逆冷，为下痢，为心痛。涩而紧为痹，为寒湿。迟为寒，为痛。迟而涩为癥瘕咽酸。

2.《三因极一病证方论·卷之五·六气时行民病证治》

升明汤，治寅申之岁，少阳相火司天，厥阴风木在泉，病者气郁热，血溢目赤，咳逆头痛，胁满呕吐，胸臆不利，聋瞑渴，身重心痛，阳气不藏，疮疡烦躁。

紫檀香、车前子（炒）、青皮、半夏（汤洗）、酸枣仁、蔷薇、生姜、甘草（炙，各半两）。

上为锉散，每服四钱，水盏半，煎七分，去滓，食前服。自大寒至春分，加白薇、玄参各半两；自春分至小满，加丁香一钱；自小满至大暑，加漏芦、升麻、赤芍药各半两；自大暑至秋分，加茯苓半两；自秋分至小雪，依正方；自小雪至大寒，加五味子半两。

寅申之岁，少阳相火司天，厥阴风木在泉，气化运行先天。初之气，少阴君火加厥阴木，民病温，气拂于上，血溢目赤，咳逆头痛，血崩胁满，肤腠中疮。二之气，太阴土加少阴火，民病热郁，咳逆呕吐，胸臆不利，头痛身热，昏愦脓疮。三之气，少阳相火加相火，民病热中，聋瞑，血溢脓疮，咳呕鼽衄，渴嚏欠，喉痹目赤，善暴死。四之气，阳明金加太阴土，民病满，身重。五之气，太阳水加阳明金，民避寒邪，君子周密。终之气，厥阴木加太阳水，民病开闭不禁，心痛，阳气不藏而咳。治法，宜咸寒平其上，辛温治其内，宜酸渗之，泄之，渍之，发之。

3.《三因极一病证方论·卷之九·外所因心痛证治》

足厥阴心痛，两胁急，引小腹连阴股相引痛。手心主心痛，彻背，心烦，掌中热，咽干，目黄赤，胁满。

手太阴心痛，短气不足以息，季胁空痛，遗失无度，胸满烦心。

足少阴心痛，烦剧面黑，心悬若饥，胸满，腰脊痛。背俞诸经心痛，心与背相引，心痛彻背，背痛彻心。

4.《三因极一病证方论·卷之九·不内外因心痛证》

久积心腹痛者，以饮啖生冷果实，中寒不能消散，结而为积，甚则数日不能食，便出干血，吐利不定，皆由积物客于肠胃之间，遇食还发，名积心痛。及其脏寒生蛔致心痛者，心腹中痛，发作肿聚，往来上下，痛有休止，腹热涎出，病属不内外因。方证中所谓九种心痛，曰饮，曰食，曰风，曰冷，曰热，曰悸，曰虫，曰注，曰去来痛者，除风热冷属外所因，余皆属不内外因。更有妇人恶血入心脾经，发作疼痛，尤甚于诸痛。更有卒中客忤，鬼击尸疰，使人心痛，亦属不内外因。

## 十、《杨氏家藏方》

宋·杨倓撰，约成书于1178年。

1.《杨氏家藏方·卷五》

姜黄散，治九种心痛发动无时，及虫痛不可忍者。姜黄（三分），槟榔（半两），干漆（捣碎，炒令烟出，称半两），石灰（捣末，炒令黄色，称一两）。

上件为细末，每服二钱，温酒调下，不拘时候。

2.《杨氏家藏书·卷十六》

白薇丸，治产后诸疾，四肢浮肿，呕逆心痛。或子死腹中，恶露不下，胸胁气满，小便不禁，气刺不定，虚烦冒闷。及产后中风，口噤寒热、头痛。又能安胎，临月服之，即滑胎易产。

人参（去芦头）、当归（洗焙）、香白芷、赤石脂、牡丹皮、藁本（去土）、白茯苓（去皮）、肉桂（去粗皮）、白薇（去土）、川芎、附子（炮，去皮脐）、延胡索、白术、白芍药（以上十四味各一两），甘草（炙，半两），没药（半两，别研）。

上件为细末，炼蜜为丸，每一两作十丸。每服一丸，温酒或淡醋汤化下，食前。

3.《杨氏家藏书·卷十九》

克效散，治男子、妇人九种心痛。

芫花、狼毒（各一两，同用米醋一升半，入银、石器内熬干为度）。

上件为细末。每服半钱，葱酒调下，不拘时候。忌甘草三日。

石菖蒲丸，治心脾虚冷，气滞不散，时发疼痛。

石菖蒲、香附子（炒）、陈橘皮（去白）、高良姜（锉如骰子大，滴油炒紫色）、半夏曲（以上五味各一两），远志（去心）、白豆蔻仁、蓬莪术（煨香切，三味各半两）。

上件为细末，用神曲末三两煮糊为丸，如梧桐子大。每服三十丸，生姜、米饮送下，心痛，醋汤下。食前。

神捷丸，治急心痛不可忍，浑身手足厥逆，呕吐冷沫。

吴茱萸（汤洗七次）、干姜（炮）、肉桂（去粗皮）、蓬莪术（煨香切）、附子（炮，去皮脐）、川芎（以上六味各等份）。

上件为细末，醋煮面糊为丸如梧桐子大。每服五十丸，熟醋汤送下，食前。

蠲毒丸，治九种心痛。

巴豆（一粒，取霜），斑蝥（二枚，去翅足），丁香（七枚），胡椒（四十九粒）。

上件为细末，烂饭丸如小绿豆大，朱砂为衣。每服二丸，温醋汤送下，不拘时候。

4.《杨氏家藏方·卷二十》

化毒散，治中药毒，吐血或心痛，或舌尖微黑、口唇裂，嚼豆不腥者。

巴豆（一枚，去心膜，研如泥），黄丹（半钱），雄黄（一字，同研细）。

上用乌鸡子一枚，煎盘内煎成饼，掺药在上卷为筒子。临睡一服，烂嚼，清茶送下，当夜取下毒。

## 十一、《是斋百一选方》

宋·王璆撰，约成书于1196年。

1.《是斋百一选方·卷之一·第二门·补心神效丸》

翟参政家方。

黄芪（锉了，蜜汤少许拌匀，焙干）、茯神（去水）、人参（去芦）、远志（去心，各四两），熟干地黄（三两），柏子仁（别研）、五味子、酸枣仁（汤泡七次，去壳，炒熟，别研，各二两），朱砂（一分，别研）。

上为细末，炼蜜丸如梧桐子大，每服五十丸。米饮或酒任下。盗汗不止，麦麸汤下；乱梦失精，人参龙骨汤下；卒暴心痛，乳香汤下。

2.《是斋百一选方·卷之四·第五门·万和散》

气药，文签判方，名止。

茴香（炒）、萝卜子（生）、官桂（去粗皮）、蓬莪术（湿纸裹，煨，各一两），香白芷（一两半），陈皮（一两一分，穰），麦蘖（一分），京三棱（三两半，用湿纸裹，炮），干姜（三分，煨），甘草（一两三分，炙），白术（米泔浸一宿），桔梗、牵牛子（炒过，熟不妨，各半两）。

上为细末，每服一钱，水八分盏，煎至六分，和滓，稍热服，或入枣煎如汤点服亦得。妇人血气，入当归少许；心痛，炒茴香酒调下。

3.《是斋百一选方·卷之八·第十门·紫沉煎丸》

治虚寒，积冷伏滞，阴气膨胀，心腹痛，两胁刺疼，烦闷，治之如神。鼎州郭医方，以此药得名，成家致富。

沉香（一两，细末，炼蜜半斤煎五七沸，别贮），阿魏（一分，酒半升，研化尽），没药（一两，捣碎，酒半升，研化尽，入阿魏酒内），巴豆霜（一分，酒半升化，先入银器内煮十余沸），硇砂（一两，酒半升煮，化其石，入巴豆酒内，熬欲如稀糊，次入沉香等三味，一处熬成膏，后入下项药末），硫黄（滴水研极细）、槟榔、木香、胡椒、青皮（去白）、人参（去芦）、高良姜（水煮六、七沸，曝干）、官桂（各一两），干姜（三分），丁香（半两），朱砂（半两，别研）。

上除硫黄、朱砂外，先用诸药为细末，次入二味研匀，入前膏，搜入臼，杵三二千下，丸如梧桐子大，每服三二丸，橘皮汤送下。如卒暴心痛，醋嚼破下，立见效验！

4.《是斋百一选方·卷之八·第十门·立应散》

治急心痛神效无比，立应散。

高良姜（一分），五灵脂（半两）。

上二味为细末，每用一钱半，以醋一茶脚调匀，用百沸汤投半盏，连滓急服神效！

5.《是斋百一选方·卷之十五·第二十三门·夺命散》

治小肠气夺命散，前峡州教授王执中即效方。

延胡索不以多少，盐炒过，干蜡半支。

二味为细末，每服半钱或一钱，温酒调下，此疾凡人多患，京师有卖此药者，其门如市。苦心痛，醋汤调下。

## 十二、《察病指南》

宋·施岁撰，约成书于1241年。

《察病指南·卷中·辨七表八里九道七死脉》

涩脉，细而迟，往来难，时一止。轻手乃得，重手不得。按之数浮，如轻刀刮竹皮，或云三五不调，如雨沾沙，故名曰涩也。（即黄帝涩脉。王冰云，阳气有余则血少，故脉涩，主身热无汗。此言未足信，其实阴虚之脉也，主血气不足而痹。）

左手寸口脉涩。主荣卫不足，无心力，不能多言。主中雾露冷气，亡汗心痛。

短脉属阴。指下寻之，往来极短曰短，不及本位亦曰短。主四体恶寒，阴中伏阳，三焦气壅，宿食不消。（宜大泻，通利肠胃而安。）短而滑者病酒，短而数者心痛烦躁。

## 十三、《脉诀》

宋·崔嘉彦撰，成书年代不详。

《脉诀·卷二》

沉、弦、细、动，皆是痛证。心痛在寸，腹痛在关，下部在尺，脉象显然。即胃脘痛，虽不食不妨，治而痛止，不宜即食，得食还痛，必须三二服药。真心痛，朝发暮死，不治。痛甚至唇口青黑，脉必伏，用温药，不可用参术。又心腹之痛，脉必沉、细、浮、大、滑、数，命必促。

## 十四、《重订严氏济生方》

宋·严用和撰，约成书于1253年。

《严氏济生方·心腹痛门·心痛论治》

其痛甚，手足青而冷者，名曰真心痛，此神去气竭，旦发夕死，夕发旦死。或六淫七情之所伤，五脏之气冲逆，其痛乍间乍甚，成疹而不死者，名曰厥心痛。

愈痛散，治急心痛胃痛。

五灵脂（去沙石）、延胡索（炒，去皮）、蓬莪术（煨，锉）、良姜（锉，炒）、当归（去芦，洗）。

上等分，为细末，每服二钱，热醋汤调服，不拘时候。

却痛散，治心痛不可忍者。

高良姜（一两，锉如骰子，火煨），巴豆（五枚，去壳）。

上和，炒令转色，去巴豆不用，研为细末，每服二钱，用热酒调服，不拘时候。

## 十五、《苏沈良方》

宋·沈括·苏轼撰，约成书于1075年。

《苏沈良方·第三·栀子汤》

治胸痹切痛。

栀子（二两），附子（炮，一两）。

上每服三钱，水一大盏，薤白三寸，同煎至五分，温服，泗州有人病岁余，百方不愈，服此二服顿愈。

## 十六、《西方子明堂灸经》

宋·作者不详，约成书于1368年。

1.《西方子明堂灸经·卷一·正人头面三十六穴·头第三行三穴·临泣二穴》

临泣二穴，在目上眦，直入发际五分，陷中。灸五壮。主风不识人，风眩，鼻塞，腋下肿，喜啮颊，胸痹心痛。

2.《西方子明堂灸经·卷一·正人腹肚之图·腹中第一行十五穴》

巨阙，在鸠尾下一寸。日灸七壮至七七壮。主心中烦闷，热病，胸中痰饮，息贲唾血，风癫浪言，或作鸟鸣声，不能食，无心力；凡心痛有数种，冷痛，蛔虫心痛。

上管，在巨阙下一寸，去鸠骨三寸。日灸二七壮至一百壮止。不瘥，更倍之。主心中热烦，奔豚气，胀满不能食，霍乱，心痛不可眠卧，呕利，心风惊悸，心中闷，发哕，伏梁气状如覆杯，及风痫热痛，宜可泻之。

中管，在上管下一寸（原注：又名太仓、上纪）。胃之募。日灸二七壮，至四百壮止。主心痛。

3.《西方子明堂灸经·卷一·正人腹肚之图·腹第二行十一穴》

幽门二穴，在巨阙旁半寸陷中。《黄帝明堂》云：在巨门各一寸半。灸五壮。主善吐，饮食不下，兼唾多，吐涎，干哕，呕沫，及泄有脓血。主胸中引痛，烦闷健忘，少腹胀，胀满，女子心痛，逆气。

4.《西方子明堂灸经·卷二·正人手太阴肺经图·手太阴肺经十穴》

太泉二穴，在手掌后陷者中。又名太渊。灸三壮。主胸痹逆气，寒厥，善哕，呕饮水，咳嗽烦怨不得卧，肺膨胀，臂内廉痛，目生白翳，眼眦赤筋，缺盆中引痛，掌中热，数欠，喘不得息，噫气上逆，心痛唾血，振寒咽干，狂言。

侠白二穴，在天府下，去肘五寸，动脉。灸五壮。主咳、干呕，烦满。主心痛，气短。

5.《西方子明堂灸经·卷二·正人手厥阴心主经图·手厥阴心主经八穴》

中冲二穴，在手中指端去爪甲如韭叶陷者中。（灸一壮）。主肘中痛。主舌本痛。主热病烦心，心闷而汗不出，掌中心热，心痛身热如火，浸淫，烦满，头痛如破。主神气不足，失忘。

6.《西方子明堂灸经·卷二·正人手厥阴心主经图·手厥阴心主经八穴》

大陵二穴，在掌后两骨间。灸二壮。主喉痹、嗌干。主心痛。主目赤，小便如血，咳逆寒热发。主手掣手挛，及肘挛、腋肿。主风热善怒，心中悲喜思慕，歔欷喜笑不止。主心下憺憺喜惊。主热病烦心，心闷而汗不出，掌中热，头痛，身热如火，浸淫，烦满，舌本痛。主疟，乍寒乍热。主咳喘。主呕血。主胸中痛。主痂疥。

间使二穴，在掌后三寸，两筋间。灸七壮。主心胸痹，背相引。主心悬如饥。主嗌中如扼。主肘内廉痛。主热病烦心，喜哕，胸中憺憺喜动而热，恶风寒，呕吐，怵惕，寒中少气，掌中热，多惊，喑不得语，腋肿肘挛，卒心痛。

郄门二穴，在掌后去腕五寸。灸五壮。主心痛。主衄血呕血。主惊恐畏人，神气不足。

曲泽二穴，在肘内廉下陷者中，屈肘得之。灸三壮。主心痛。主逆气呕涎或血。主掣痛，手不可伸。主心下憺憺喜惊。主伤寒温病身热，心口干，肘瘛善摇、头颜清。

天泉二穴，在腋下二寸。举腋取之。灸三壮。主咳逆。主心痛，胸胁支满，膺、背、胛间、臂内廉痛。

7.《西方子明堂灸经·卷二·正人手少阴心经图·手少阴心经八穴》

神门二穴，在掌后兑骨端，陷者中。灸七壮。主笑若狂。主手掣挛急。主遗溺。主喉痹心痛，数噫，恐怖，少气不足。主疟，心烦甚，欲得饮冷，恶寒则欲处温中，咽干不嗜食，手臂寒，喘逆身热，狂，悲哭，大小人五痫。

阴郄二穴，在腕后动脉中，去腕半寸。灸七壮。主气惊心痛。主失喑不能言，洒淅振寒，厥逆，霍乱，胸中满，衄血，惊恐。

灵道二穴，在掌后一寸半。灸三壮。主心痛，悲恐，相引瘛疭。主肘挛，柱满。主暴喑不能言语。

极泉二穴，在腋下筋间，动脉入胸。灸七壮。主心痛，干呕，四肢不收，咽干烦渴，臂肘厥寒，胁下满。

8.《西方子明堂灸经·卷三·正人足阳明胃经图·足阳明胃经十五穴》

厉兑二穴，在足大指次指之端，去爪甲如韭叶。灸一壮。主鼻不利，涕黄，龋齿，喉痹，哽咽，寒热，胫寒，不得卧，好惊，寒疟，不嗜食，恶寒，心痛胀满，不得息，热病汗不出，吐舌戾颈，喜惊，尸厥，口噤气绝，状如中恶，面肿恶风，鼻不利。

9.《西方子明堂灸经·卷四·伏人背脊图·脊中第一行十三穴》

长强，在脊骶端，为穷骨下宛宛中（原注：又名气之阴郄、龟尾）。其穴趺地取之乃得。日灸三十壮至二百壮。慎房事。此痔根本，忌冷。主心痛气短，肠风下血，五痔疳蚀，……主癫疾。

10.《西方子明堂灸经·卷四·伏人背脊图·脊中第二行二十五穴》

厥阴俞二穴，在第四椎下两旁各一寸半。灸五壮（原注：出《山海经》）。主理逆气呕逆，心痛留结，胸闷。

督俞二穴，在第六椎下两旁相去一寸半（原注：又名高盖）。许灸。主寒热，腹中痛、雷鸣，气逆心痛。

鬲（膈）俞二穴，在第七椎下两旁相去各一寸半（灸三壮）。主胸胁相引，不得倾侧，肩背塞，痓，心痛，痰饮吐逆，汗出寒热，骨痛，虚胀支满，痰疟痃癖，气块，膈上痛，喉痹，身常湿，不食，切痛，喉痹哽噎，咽肿不得消，食饮不下。主吐食。

肾俞二穴，在十四椎下两旁各一寸半，与脐对是。灸三壮。主虚劳耳聋……心痛如悬。

11.《西方子明堂灸经·卷五·伏人手少阳三焦经图·手少阳三焦经十七穴》

关冲二穴，在手小指之端，去爪甲角如韭叶。灸三壮。主风眩头痛，喉痹舌卷，口干心烦，臂外廉痛，手不及头（原注：右取左，左取右）。主肘疼不能自带衣。主背肩酸重，面黑，渴，风，热病，烦心，心闷而汗不出，掌中热，心痛，身热如火，浸淫，烦满，舌本痛，寒热凄索，气上不得卧，霍乱，肩中热，头不可以顾，胸中气噎，目生白翳。

支沟二穴，在腕后三寸，两骨间陷中。灸三壮。主心痛如椎刺，甚者手足寒至节，不息者死。主咳，面赤面热，肘节痹，臂酸腋肿，热病汗不出，马刀肿萎。主漏。主痂疥，女人脊急，目赤，嗌痛，暴喑，霍乱，四肢不举，呕吐，噤口不开，暴哑不能言。及腋胁痛。

天井二穴，在肘后外，大骨后一寸，两筋间陷者中。

屈肘得之。灸三壮。甄权云：屈肘后一寸，叉手按膝头取之。主大风默默，不知所痛，悲伤不乐，……心痛，惊瘛。

12.《西方子明堂灸经·卷六·伏人足太阳膀胱经图·足太阳膀胱经十七穴》

通谷二穴，在足小趾外侧，本节前陷中。灸三壮。主结积留饮，癖囊胸满饮，心痛，鼻衄、清涕出，善惊引，衄衃，项痛，胸满，食不化。

13.《西方子明堂灸经·卷八·侧人足厥阴肝经·足厥阴肝经十一穴》

行间二穴，在足大趾间，动脉应手陷中。灸三壮。主溺难，白浊，寒疝，少腹肿；咳逆呕血，腰痛不可俯仰，腹中胀，心痛，色苍苍如死状，终日不得息，口㖞，四肢逆冷，嗌干、烦渴，瞑不欲视，目中泪出，太息，癫疾，短气；癃闭，茎中痛，面色苍苍黑，短气，呕血，胸背痛，心痛数惊，心悲不乐；妇人月事不利，见赤白而有身反败；阴寒振寒，溲白，尿难、痛。

14.《西方子明堂灸经·卷八·侧人足少阴肾经·足少阴肾经十穴》

涌泉二穴，在足心陷中，屈足卷指宛宛中。又云：在脚心大拇指下大筋。灸三壮。主腰痛，大便难，心中结热，风疹，风痫，心痛，不嗜食，妇人无子，短气，咳嗽，身热，喉痹，胸胁满，目眩，男子如蛊，女子如妊娠，五趾端尽痛，足不得履地，风人腹中痛，喉痹哽噎，寒热，咽中痛，不可食。

太溪二穴，在足内踝后跟骨上动脉陷中。灸三壮。主久疟咳逆心痛，如锥刺其心，手足寒至节，喘息者死；呕吐，口中如胶，善噫，寒疝，热病汗不出，默默嗜卧，弱黄，消瘅，大便难，咽肿、唾血，痃癖，寒热咳嗽，不嗜食，腹胁痛，瘦弱，手足逆冷，大疝，癥瘕积聚与阴相通。及足清不仁，热病多汗，黄疸，多热少寒，腹中肿胀。

## 十七、《针灸资生经》

宋·王执中撰，约成书于1220年。

1.《针灸资生经·第三·虚损》

难经疏言心为脏腑之主，法不受病，病则神去气竭。故手足为之青（手足节冷），名真心痛。旦发夕死。手足温者，名厥心痛，可急治也。故千金言心中风者、急灸心俞百壮，服续命汤。必泥心俞不可灸之说，则无策矣。但心俞虽可针，若刺中心，一日必死，又岂易针耶。必欲无此患，平居当养其心，使之和平，忧愁思虑，不使伤其神，乃策之上。必不免此，亦当服镇心丹等药补助，乃其次也。

2.《针灸资生经·第四·心痛》

凡心实者则心中暴痛，虚则心烦惕然不能动。失智，内关主之。（千）凡卒心痛汗出，刺大敦出血立已。心俞、膻中、通谷、巨阙、大仓、神府、郄门、曲泽、大陵，主心痛。期门、长强、天突、侠白、中冲，主心痛短气。尺泽，主心痛膨膨然，心烦乱闷，少气不足息。然谷，主心如悬，少气不足以息。心闷痛上气，牵引小肠，灸巨阙二七壮。肾俞、复溜、大陵、云门，主心痛如悬。间使，主心悬如饥。支沟、大溪、然谷，主心痛如锥刺。甚者，手足寒至节者死。行间，主心痛，色苍苍然如死灰状，终日不得太息。（铜）鸠尾，主心寒胀满不得食，息贲唾血，厥心痛，善哕，心疝太息。中管，主心痛，难俯仰。（甲云，身寒心痛冲冒，死不知人。）临泣，主胸痹心痛，不得反侧。（甲云，不得息，痛无常处。）腹结、（见挤）行间，（见腹痛）主痛抢心。通里，主卒痛烦心，心中懊侬。数欠频伸，心下悸悲。（千与铜同）灵道，主心痛，悲恐相引，瘛疭。建里，主心痛上抢心，不欲食。（明云，心痛身肿。）章门，主心痛而呕。大泉，主心痛肺胀，胃气上逆。鸠尾，主心寒胀满，不得食。大都、太白，主暴泄心痛，腹胀，心痛尤甚。上管，主心痛，有三虫，多涎，不得反侧。不容、期门，主心切痛，喜噫酸。少冲，主心痛而寒。商丘，主心下有寒痛。胸痹心痛，天井、临泣主之。或灸膻中百壮。（见胸痹）膻中、天井、主胸心痛，心腹诸病。心痛灸大仓、肝俞。（见心满）心腹胸满痞痛。灸肝俞。（见胸胁胀）中管、治心痛。（铜见心满）建里、疗心痛。（明见上气）膈俞，治心痛周痹。（见痃癖）足临泣、治心痛周痹，痛无常处。（见月事）鱼际，疗心痹。（明见气逆）

3.《针灸资生经·第四·心惊恐》

曲泽，治心痛善惊。

行间，主心痛数惊，心悲不乐。

手少阴、阴郄，主气惊心痛。

4.《针灸资生经·第四·心烦闷》

神门，治疟。心烦甚，欲得饮冷，恶寒则欲处温中。咽干不嗜食，心痛数噫，恐悸。

曲泽，疗心痛出血。则心下憺憺喜惊，身热烦心。

鱼际，疗心痹。

临泣、（月事）膈俞，治心痛周痹。

5. 《针灸资生经·第五·胸胁痛》

本神、颅息，主胸胁相引，不得倾侧。（千）太白；主胸胁胀切痛。阳辅，主胸胁痛。环跳、至阴，主胸胁痛无常处，腰胁相引急痛。大包，主胸胁中痛。丰隆、（又见腹痛）丘墟，主胸痛如刺，胸胁满心痛，灸期门随年壮。乳根，主胸下满痛。膻中、（百壮）天井，主胸痹心痛。天泉，主胸膺痛。肺俞、云门、中府、隐白、期门、魂门、大陵，主胸中痛。少冲，主胸痛，口热，胸中痛引腰背，心下呕逆，面无滋润。灸上门随年壮。穴在夹巨阙两边相去各半寸。（一云一寸）经渠、丘墟，主胸背急，胸中膨膨。天溪，治胸满痛，乳肿贲膺，咳逆上气，喉中作声。（铜）肝俞，治咳引胸痛。（见咳逆）少冲、（见伤寒）中府，治胸痛。（见肺急）乳根，治胸满痛。华盖，治胸胁支满，痛引胸中，咳逆上气，喘不能言。（明下同）紫宫，治胸胁支满，胸膺骨疼，饮食不下，呕逆，上气烦心。玉堂，治胸满不得喘息，胸膺骨疼，呕吐寒痰，上气烦心。幽门，治胸中引痛，心下烦闷，逆气里急，支满不嗜食，数咳，健忘。丰隆，治厥逆，胸痛如刺，腹切痛，明云，气刺不可忍。（见四肢厥）太渊，治胸痹，逆气寒厥。善哕呕，饮水咳嗽，烦怒不得卧，胸痹引背，时寒，间使主之。（千）间使，主胸痹，背相引。临泣，主胸痹不得息。鱼际，主痹走胸，不得息。浮白，疗胸满胸痛。（明见咳逆）俞府，疗胸中痛。（下）胸痹心痛不得息，痛无常处，临泣主之。胸痹灸胸堂。（见上气）廉泉、（见上气）中府，（见咳）主胸痛。

## 十八、《素问病机气宜保命集》

金·刘完素撰，约成书于1186年。

1.《素问病机气宜保命集·心痛论第二十》

治热厥心痛，或发或止，久不愈者，当用金铃子散。

金铃子、延胡索（各一两）。

上为细末，每服三钱，酒调下。大实心痛，煮黄丸。

雄黄（一两研），巴豆（五钱去皮生用研细入雄黄末）。

上再研二味。白面二两同和，再研匀。滴水丸如桐子大，每服时，先煎浆水令沸，下药二十四丸，煮一二十沸，涝入冷浆水沉冷。一时服二丸，一日二十四丸，加至微利为度。用浸药水送下，此治胁下痃癖痛如神。

治寒厥暴痛，脉微气弱，宜术附汤。

附子（一两炮去皮脐细切一两），白术（四两），甘草（二两炙）。

上为粗末，入附子令匀，每服三钱，水一大盏半。入生姜五片，枣一枚劈破，同煎至一盏，去滓温服食前。此药又治风湿相搏，身重疼烦，不能转侧，不呕不渴，大便坚硬，小便自利，及风虚头目眩重者，不知食味，暖肌补中，助阳气，止自汗。

心痛腹胀，当涩涩然，大便不利，取足太阴。

心痛，当九穴刺之立已，不已上下求之，得之则已。

心痛引小腹满，上下无常处，便溺难，刺足厥阴。

心痛短气，刺手太阴。

诸心痛者，皆少阴厥气上冲也。有热厥心痛者，身热足寒，痛甚则烦躁而吐，额自汗出，知为热也。有大实心中痛者，因食受时气，卒然发痛，大便或秘，久而滞闷，心胸高起，按之愈痛，不能饮食，急以煮黄丸利之。利后以藁本汤去其余邪。有寒厥心痛者，手足逆而通身冷汗出，便利溺清，或大便利而不渴，气微力弱，急以术附汤温之。寒厥暴痛，非久病也，朝发暮死，当急救之。是知久痛无寒，而暴痛非热。

昆仑足太阳膀胱经火也，在足外踝后跟骨上陷中。可灸三壮，或五七壮，亦可泻热厥心痛。

2. 《素问病机气宜保命集·药略第三十二》

流注针法心痛，脉沉，肾经原穴。弦，肝经原穴。涩，肺经原穴。浮，心经原穴。缓，脾经原穴。心痛，针少阴经太溪涌泉，及足厥阴原穴，大敦穴。

3. 《素问病机气宜保命集·气宜论第七》

是言命门相火也，经所谓其变凝冽，其眚冰雹，其为病也。寒客心痛，腰腿痛，大关节不利，屈伸不便。

## 十九、《子午流注针经》

金·何若愚撰，成书年代不详。

1. 《子午流注针经·卷上·手少阴心经》

手少阴心经。手少阴少血多气，是动则病，嗌干心痛，渴而欲欲，是为臂厥。是主心所生病者，目黄胁痛，臑臂内后廉痛，厥掌中热也。

2.《子午流注针经·卷上·足少阳肾经》

足少阴肾之经，少血多气，是动则病。是主肾所生病者，口热舌干，咽肿上气，嗌干及痛，烦心，心痛，黄疸，肠澼，脊股内后廉痛，萎厥嗜卧，足下热而痛。

3.《子午流注针灸·卷上·手心包络经》

手厥阴心包络之脉，多血少气，是动则病。手心热，肘臂挛急，腋肿，甚则胸胁支满，心中憺憺火动，面色赤，喜笑不休，目黄。是主心包脉所生病者，烦心，心痛，掌中热。

## 二十、《黄帝素问宣明论方》

金·刘完素撰，约成书于1172年。

1.《黄帝素问宣明论方·卷二·诸证门》

厥逆证　（主心痛。出《素问·腹中论》）膺肿颈痛，胸满腹胀，上实下虚，气厥而逆，阳气有余于胸也，不可针灸，宜服顺气汤。

小茯苓汤主之：治厥逆病，三焦不调升降，胸膈膺肿，胸满腹胀，冷气冲注，刺痛。

赤茯苓、人参、陈皮（去白）、桔梗（锉，炒，各等份）。

上为末，每服三钱，水一盏半，生姜五片，同煎至八分，去滓，不计时候。

2.《黄帝素问宣明论方·卷二·积聚总论》

大延胡索散　治妇人经病，产后腹痛，腹满喘闷，癥瘕痞块，及一切心腹暴痛。

延胡索、当归、芍药、荆三棱、川苦楝、蓬莪术、官桂、厚朴、木香、川芎（各一分），桔梗、黄芩、大黄（各半两），甘草（一两），槟榔（二钱）。

上为粗末，每服三钱，水一盏，煎至六分，去滓，热服，食前。如恶物过多，去大黄、官桂，加黄药子、染槐子、龙骨各半两，如前法煎服。平人心痛，加本方。得利尤良。后常服。

3.《黄帝素问宣明论方·卷十三·诸痛总论》

辰砂一粒丹　治一切厥心痛，小肠膀胱痛不可止者。

附子（一两，炮），郁金、橘红（等附子，停用）。

上为末，醋面糊为丸，如酸枣大，以朱砂为衣，每服一丸，男子酒下，妇人醋汤下。服罢又服散子。

神圣代针散　治一切心痛不可忍者，心惊欲死者，小肠气搐得如角弓，膀胱肿硬，一切气刺虚痛，并妇人血癖、血迷、血晕、血刺、血冲心，胎衣不下，难产。但一切痛疾，服之大有神效。只是要详疾证用药。

乳香、没药、当归、香白芷、川芎（各半两），元青（一两，去翅足）。

上为细末，更研，每服一字，病甚者半钱，先点好茶一盏，次掺药末在茶上，不得吹搅，立地细细急呷之。

没药散　治一切心腹疼痛不可忍者。

没药（乳香别研）、乳香（各三钱），穿山甲（三钱，炙），木鳖子（四钱）。

上为细末，每服半钱、一钱，酒大半盏，同煎，温服，不计时候。

## 二十一、《医学启源》

金·张元素撰，成书年代不详。

1.《医学启源·卷上》

心之经，心脉本部在于血，手少阴君，丁火也。思虑过多则怵惕，怵惕则伤心，心伤则神失，神失则恐惧。又真心痛，手足寒而过节，则旦发夕死。又心有水气，身肿不得卧，烦躁。心中风，则翕翕发热，不能行立，饥而不能食，食则呕吐。夏心脉旺，左手寸口浮大而散，曰平；反此则病。若沉而滑者，水来克火，十死不治。长而弦者，木来归子，不治自愈。缓而大者，土来入火，为微邪相干，无所害。心病则胸中痛，胁满胀，肩背臂膊皆痛；虚则多惊悸惕惕然无眠，胸腹及腰背引痛，喜悲。心积气久不去，则苦烦，心中痛。实则笑不休，梦火发；心气盛则梦喜笑及恐畏。邪气客于心，则梦烟火，心胀气短，夜卧不宁，懊侬，气逆往来，腹中热，喜水涎出。心病，日中慧，夜半甚，平旦静。又左手脉大，手热腋肿；大甚，胸中满而烦，憺憺大动，面赤目黄也。心病，先心痛，时刻不止，关格不通，身重不已，三日死。心虚甚，则畏人，瞑目欲眠，精神不守，魂魄妄行。

心包络，手厥阴，为母血。是动则病手心热，肘臂挛急，腋肿，甚则胸胁支满，心中憺憺大动，面赤黄，喜笑不休，是主脉所生病者，烦心，心痛，掌中热，治法与小肠同。

2.《医学启源·卷中》

桂附丸，治风邪冷气，入乘心络，或脏腑暴感风寒，上乘于心，令人卒然心痛，或引背膂，甚则经久不瘥。

川乌头（三两炮去皮脐），附子（三两），干姜（二两炮），赤石脂（二两），桂（二两），蜀椒（去目微炒）。

上六味为末，蜜丸如梧子大，每服三十丸，温水下，觉至痛处即止；若不止，加至五十丸，以知为度。若早服无所觉，至午后，再服二十丸。若久心痛，每服三十丸至五十丸，尽一剂，终身不发。

## 二十二、《素问要旨论》

金·刘完素撰，成书年代不详。

《素问要旨论·卷第七·法明标本篇第八》

手少阴心病，则胸中痛，两胁痛，膺背肩胛间痛，两臂内痛。甚则嗌干，心痛，渴而欲饮，身热，肤痛，烦心，谵妄。虚则善悲，时睡卧，胸腹大，胁下与腰背相引痛，目黄，胁痛，臑臂内后廉痛厥，掌中热痛。

## 二十三、《此事难知》

元·王好古撰，约成书于1308年。

《此事难知·卷下·接经补遗》

心痛少阴太溪。

心痛脉沉肾原穴。

## 二十四、《扁鹊神应针灸玉龙经》

元·王国瑞撰，约成书于1329年。

1.《扁鹊神应针灸玉龙经·一百二十穴·心痛》

九般心痛及脾痛，上脘穴中宜用针。上脘：在脐上五寸。直刺三寸半，看虚实补泻。

2.《扁鹊神应针灸玉龙经·六穴治证·辛手太阴肺经》

经渠为经金。在寸口陷中，脉会处。禁灸，伤神。针向太渊穴。治热病、喘逆，心痛，呕吐。

3.《扁鹊神应针灸玉龙经·六穴治证·丁少阴心之经》

少冲为井木。在手小指内侧，去爪甲如韭叶。治五痫，心痛，热病，胸满气急，手挛臂痛，掌热。虚悲惊；实喜笑。

少府为荥火。在小指本节，直劳宫中。治虚悲忧少气，心痛；实癫痫，谵语，臂痛，背疽初发。

阴郄在掌后去腕五分，动脉中。治胸满心痛，气逆，失音难言，衄血，洒淅恶寒，霍乱，惊恐，盗汗，小儿骨蒸。

4.《扁鹊神应针灸玉龙经·六穴治证·乙手厥阴心包络经》

中冲为井木。在中指端，去爪甲如韭叶陷中。无病不用，用则令人闷。治热病无汗，九种心痛，烦闷，中风舌强，头疼掌热。

劳宫为荥火。在掌中横纹动脉中，屈无名指是穴。勿多用。治中风身体不遂，癫痫狂笑，心痛，气喘，口臭。

曲泽为合水。在肘内廉陷中，屈肘取之。治心痛呕血，胸满口干，肘臂筋挛。

郄门手厥阴郄。去腕五寸。治神气不足，惊恐畏人，心痛呕血，鼻衄。

内关通阴维，别走少阳，在掌后去腕二寸，两筋中，仰手取之。治伤寒发热，胸满腹胀，心痛，肠鸣冷痛，脾黄，痞块，泄利，食积，咳嗽哮喘，肠风痔漏，五淋。

阳池为原。在手表腕上陷中。治疟疾寒热，心痛，胸满，臂疼，身沉步难，腕劳。

5.《扁鹊神应针灸玉龙经·六十六穴治证·乙足厥阴肝之经》

大敦为井木，在足大趾端，去爪甲如韭叶，及三毛中。治七疝，阴肝心痛，腹胀，脐下急，中热，尸厥，血崩。

针灸歌

寒气绕脐心痛急，天枢二穴夹脐旁。癫痫后溪疟间使，心痛劳宫实堪治。

## 二十五、《十四经发挥》

元·滑寿撰，约成书于1341年。

《十四经发挥·卷中》

手少阴心经是动则病：嗌干，心痛，渴而欲饮，是谓臂厥。是主心所生病者：目黄，胁痛，臑臂内后廉痛。厥，掌中热痛。盛者：寸口大再倍于人迎。虚者：寸口反小于人迎也。

足少阴肾经是主肾所生病者：口热、舌干、咽肿、上气、嗌干及痛，烦心，心痛，黄疸，肠澼，脊臀股内后廉痛，萎、厥、嗜卧，足心热而痛。盛者：寸口大再倍于人迎。虚者：寸口反小于人迎也。

手厥阴心包经是动则病：手心热，臂肘挛急，腋肿，甚则胸胁支满，心中憺憺大动，面赤，目黄，喜笑不休。是主脉所生病者：烦心，心痛，掌中热。盛者：寸口大十倍于人迎。虚者：寸口反小于人迎也。

阴维脉：阴维、维于阴。其脉起于诸阴之交。若阴不能维于阴，则怅然失志，其脉气所发者，阴维之郄，名曰筑宾。与足太阴会于腹哀、大横，又与足太阴、厥阴会于府舍、期门，与任脉会于天突、廉泉。《难经》云：阴维为病，苦心痛。此阴维脉气所发，凡十二穴。

## 二十六、《世医得效方》

元·危亦林撰，约成书于1337年。

1.《世医得效方·诸疸》

五膈丸：治忧恚思虑，膈寒不通，及食冷物即发。其病苦心痛，不得气息，引痛痛如刺，心下坚，大如粉絮，紧痛如吐，吐即瘥，食饮不下。甚者手足冷，短气，或上气喘急，呕逆者。

麦门冬（去心）、甘草（炙，各五两），人参（四两），川椒（炒，出汗）、远志（去心，炒）、细辛（去苗）、桂心（各三两），干姜（炮，二两），附子（一两，炮）。

上为末，蜜丸如弹子大。含化，日三服，夜二服。胸中当热，七日愈。亦可丸如梧子大，米汤下二三十丸。夏，加麦门冬、甘草、人参各一两。一方，以吴茱萸代桂。治遇寒冷则心痛，咽中有物，吐不出，咽不入，饮食减少，并可服，不拘时。

2.《世医得效方·诸积》

痞气丸：治脾之积，在胃脘，覆大如盘，久久不愈。病四肢不收，黄疸，饮食不为肌肤。心痛彻背，背痛彻心，脉浮大而长。

大乌头（一分，炮，去皮尖），附子（半两，炮，去皮脐），赤石脂（煅，醋淬），川椒（炒出汗），干姜（炮，各二两），桂心（半两）。

上为末，蜜丸如梧子大，朱砂为衣。每服五七丸，米饮下，渐加丸数。

3.《世医得效方·心痛》

加味麻黄汤：治恶寒发热，外因心痛，内攻五脏，拘急不得转侧。

麻黄（去节，汤洗焙干）、桂心、白芍药、细辛、干姜（炮）、甘草（炙，各三两），半夏（汤洗七次）、香附子（炒，去毛，各半两）。

上锉散，每服四大钱，水一盏半，生姜五片，煎七分，去滓，食前服。大便秘，大黄如棋子大两枚煎。

加味四七汤。治寒邪客搏心痛。

桂枝、白芍药、半夏（洗，各一两），白茯苓、厚朴（去粗皮，姜汁炒）、枳壳（面炒）、甘草（炙，各半两），人参、紫苏叶（各一两）。一方加明乳香、延胡索各半两。

上锉散，每服四钱，姜七片，枣二枚煎，食前服。

木香匀气散。治冷心痛，有效。（方见诸气类。）

温白丸。治心腹积聚，久癥痞块，腹胀。心下坚结，大如杯碗，旁攻两胁。心痛积年，食不消化。

吴茱萸（汤洗七次，焙，炒）、桔梗、柴胡（去芦）、菖蒲、紫菀（去苗、叶、土）、黄连（去须）、干姜（炮）、肉桂（去粗皮）、茯苓（去皮）、蜀椒（去目及闭口者，炒出汗）、人参（去芦）、厚朴（去粗皮，姜汁制）、巴豆（去皮心膜，出油炒，研，以上各半两），川乌（炮，去皮脐，二两半），牙皂（去皮子，炙，半两）。

上为末，入巴豆令匀，炼蜜丸如梧子大。每服三十丸，紫苏汤下，取下积滞如鱼脑烂绵而安。

## 二十七、《丹溪心法》

元·朱震亨撰，约成书于1481年。

《丹溪心法·卷四·心脾痛七十》

假如心痛，有因平日喜食热物，以致死血留于胃口作痛，用桃仁承气汤下之，切记。轻者用韭汁、桔梗，能开提其气，血药中兼用之。以物柱按痛处则止者夹虚，以二陈汤加炒干姜和之。脉坚实不大便者，下之。心痛，用山栀并劫药止之。若又复发，前药必不效，可用玄明粉一服，立止。左手脉数热多，脉涩有死血；右手脉紧实痰积，弦大必是久病。

又方治湿痰，喘急，止心痛。

半夏（一味，不拘多少，香油炒）。

上为末，粥丸梧子大，每服三五十丸，姜汤下。

## 二十八、《丹溪手镜》

元·朱震亨撰，成书年代不详。

1.《丹溪手镜·卷之上·伤寒》

诸寒乘虚，寒乘气虚，抑佚阳气，则为厥郁（昏也，胃不仁，强直不知人也），以胃无谷气，脾涩不通（上下也），使口急不能言，战寒（在表也），栗寒（在里也）。病欠者（阴阳相引，故欠和也），无病言迟者，风也（风中经络，舌难运用），摇头者，里痛也，行迟者，表强也（邪中经络也）。坐而伏者，短气也；坐而一脚下者，腰痛也。裹实护腹如卵者，心痛也。

2.《丹溪手镜·卷之中·发明五味阴阳寒热伤寒汤丸药性》

瓜蒌实苦寒。主胸痹，悦人面，润心肺，止血痰。

3.《丹溪手镜·卷之中·心腹痛》

治心痛久成郁。川芎、栀子、苍术、香附（以上四味俱开郁）、石咸、干姜（炒灰治）。火毒加黄连、甘草。

痰水停饮留结不散名胸痹。瓜蒌、枳实、香附、苍术、台芎。

煮雄黄：治大实心痛、痃癖，如神。

雄黄（一两另研），巴豆（五分研入雄黄末），白面（三两再研匀）。

上水丸梧桐子大，每服时先煎井水令沸，下药二十四五丸，煮二十沸，捞入冷浆水浸冰冷，一时一丸，一日二十四时，加至微利为度，用前浸水下热厥心痛。身热足冷，痛甚则烦躁而吐，额汗，脉洪，宜刺太溪、昆仑。

寒厥心痛。手足逆，冷汗，不渴，便利，溺清，脉微，乃寒客心包络也，宜温之，良姜、菖蒲辛热也。

大实心痛。卒然发痛，便秘久而注闷，心胸高起，按之痛，不能饮食，可下之。

## 二十九、《金匮钩玄》

元·朱震亨撰，约成书于1358年。

1.《金匮钩玄·卷第一·痰》

油炒半夏，大治湿痰，又治喘，止心痛。粥丸。姜汤下三十丸。

2.《金匮钩玄·卷第二·心痛》

心痛，虽日数多，不吃饮食，不死。若痛方止便吃还痛，必须三五服药后，方可吃物。

大凡心膈之痛，须分新久。若明知身受寒气，口食寒物而病，于初得之时，当以温散或温利之药。若曰病得之稍久，则成郁矣。郁则蒸热，热则久必生火，原病式中备言之矣。若欲行温散，宁无助火添病耶。由是古方中多以山栀为热药之向导，则邪伏而病易退，正易复而病易安。虽然，病安之后，若纵恣口味，不改前非，病复作时，必难治之也。

凡治病必须先问平日起居如何。假如心痛有因平日喜食热物，以致血流于胃口作痛，用桃仁承气汤下之，切记！轻者用韭汁、桔梗，能开提气，血药中兼用之。

痛甚者，脉必伏。多用温药，不用参术，可用附子。

诸痛不可用补气药。

## 三十、《脉因证治》

元·朱震亨撰，约成书于1775年。

1.《脉因证治·卷二·心腹痛》

厥心痛，乃寒邪客于心包络也，宜以良姜、菖蒲，大辛热之药。

胸痹，皆痰水宿饮，停留不散，宜瓜蒌、枳实、香附、川芎、苍术，温散之。

阳微阴弦，胸痹而痛，责在极虚。短而数，心痛心烦。心腹痛不得息，脉细小迟者生，坚大实者死。……心痛有热厥、寒厥、大实。

秘丹，治心痛久则成郁，郁久必生火。

川芎、栀子（炒）、苍术、香附、石碱、干姜（炒），反治之法。

2.《脉因证治·卷三·痞》

外有心热而痞之，痞则满硬。结胸则痛，属胸痹。

气分与胸痹、中满皆相类。中满为气虚，胸痹为气实，气分夹痰饮。

## 三十一、《御药院方》

元·许国桢撰，约成书于1267年。

1.《御药院方·卷三·治一切气门上》

治胸痹连心，气闭，喉中塞不通。

陈橘皮（去白）、桂（去粗皮，各二钱半）、赤茯苓

(去黑皮)、枳壳（麸炒，去穰)、瓜蒌实（去皮，各半两)，甘草（炙，一两)。

上为粗末，每服五钱匕，水二盏煎取一盏，去滓，空心温热服，日午临卧各一服。

枳实理中丸：治胸痹，心下痞，留气结胸满，胁下逆气抢心。

人参（去芦头)、干姜（炮)、甘草（炙)、白术、枳实(麸炒)、茯苓（去皮各一两)，附子（炮，去皮脐，半两)。

上为细末，炼蜜为丸，每一两作四丸。每服一丸，水一大盏，煎至六分，和滓温服，不拘时候。

降气汤：治气不宣畅，心胸痃闷，腹胁胀满，胸痹心腹痛，不可坐卧，喘粗闷乱，不思饮食。

石菖蒲、青皮（去白)、陈皮（去白)、大黄、木通(锉)、赤茯苓（去皮)、川芎、人参（以上各一两)、川姜(炮)、甘草（炙，各半两)。

上件为粗末，每服五钱，水二盏，入生姜五片，同煎至七分，去滓温服，不拘时候。

## 第三节　明代文献汇编

### 一、《内经知要》

明·李中梓撰，约成书于1264年。

《内经知要·经络》

二维为病，阴阳不能相维，则怅然失志，溶溶不能自收持。阳维为病苦寒热，阴维为病苦心痛。阳维主表，阴维主里。

## 二、《症因脉治》

明·秦景明撰，约成书于1706年。

《病因脉治·心痹》

心痹之症即脉痹也。脉闭不通，心下鼓暴，嗌干善噫，厥气上则恐，心下痛，夜卧不安，此心痹之症也。

## 三、《医经小学》

明·刘纯撰，约成书于1388年。

《医经小学·二十四种脉体》

涩为少血，为亡汗，热气不足，为逆冷，为下痢，为恶寒，为心痛，涩而紧为痹，为寒湿，涩细大寒。

沉弦细动，皆是痛症。心痛在寸，腹痛在关，下部在尺，脉象显然，心中惊悸，脉必代结。

## 四、《普济方》

明·朱棣撰，约成书于1406年。

1.《普济方·卷二·方脉总论》

阳维为病苦寒热，阴维为病苦心痛。阳为卫，卫为气，气主肺，故寒热。阴为荣，荣为血，血主心，故痛。此奇经八脉之为病也，诊得阴维d沉大而实者，苦胸中痛，胁下支满，心痛也。

2.《普济方·卷二·八里病脉》

涩为少气血，为亡汗，为气不足，为逆冷，为下痢，为心痛。

3.《普济方·卷十一·运气图》

岁半之后，太阳主之，寒淫于内，凝肃惨栗，民病少腹控引腰脊，上冲心痛血见，嗌痛颔肿，宜治以甘热，佐以苦辛，以咸泻之，以辛润之，以苦坚之。

针灸·卷一·针灸门·流注通玄要赋

4.《普济方·针灸·卷一·定人穴所在》

劳宫退胃翻心痛亦何疑，稽夫大敦。

公孙穴，主治二十七症，九种心痛（心、胃），痰膈涎闷（心、胃），疟疾心痛（心包络）。上件病症，公孙悉主之。先取公孙，后取内关（秋冬八分，春夏五分，灸七壮）。内关二穴，主治二十五症，心胸痞满（肝、胃），吐逆不定（脾、胃），九种心痛（心主、胃），食膈不下食（心主、胃），疟疾寒热（胆）。上件病症，内关悉主之（秋冬针八分，春夏针入五分，灸二十壮）。

5.《普济方·针灸·卷二·论五脏六腑治证》

假令心经病，烦心，心痛，掌中热，哕，脉沉而法。或心下满，刺井，或身热刺荣，或体重节痛刺俞．或喘咳寒热刺经，或逆而泄刺合。假令胃经病，面黄善噫，善思善味，脉浮而缓，依上法刺之。

6.《普济方·针灸·卷三·十二经是所动所生之病》

手少阴心之经是动则病，嗌干心痛，渴而欲饮，是谓臂厥，主心，所生病，目黄胁痛，臑臂内后廉痛，厥掌中热。

手厥阴心包络经是动则病，手心热，肘臂挛急，腋肿，甚则胸胁支满，心中憺憺大动，面赤目黄，喜笑不休，主脉，所生病，烦心，心痛，掌中热。

7.《普济方·针灸·卷三·洁古刺诸痛法》

两胁痛，少阳丘墟。腰痛，昆仑及委中出血。呕哕无度，手厥阴大陵。头痛，手足太阳原穴。心痛，少阳太溪，涌泉足厥阴原穴。心痛，脉沉肾原穴，脉弦肝原穴，脉涩肺原穴，脉浮心原穴，脉缓脾原穴。

8.《普济方·针灸·卷四·手少阴心经》

手少阴之脉，起于心中，出属心系，下膈，络小肠。是动则病（手少阴常少血多气，今气先病，是为是动也）嗌干心痛，渴而欲饮，是谓臂厥。心病者，胸中痛，胁支满，胁下痛膺背肩胛间痛，两臂内痛，虚则胸腹大。胁下与腰相引而痛，取其经少阴，太阳，舌下血者其变病，刺隙中出血。

9.《普济方·针灸·卷四·足少阴肾经》

足少阴之脉，起于小趾之下，斜趣足心（足心，涌泉穴分也。素问曰：少阴之根，起于涌泉穴也）。所生病者（血受病于气，是气之所生也，故云所生病也），口热舌干，咽肿上气，嗌干及痛，烦心，心痛，黄疸，肠澼。邪客于足少阴之络，令人卒心痛，暴胀。胸胁支满无积者，刺足下中央之脉各三痏。凡六刺立已，左刺右，右刺左。嗌中肿不能内唾，时不能出唾者，刺然谷之前，出血立已，左右互刺。

10.《普济方·针灸·卷四·手厥阴心包经》

手厥阴心主之脉，起于胸中，出属心包。是主脉所生病者（血受病于气，是气之所生，故云所生病也），烦心，心痛，掌中热。若盛者寸口大一倍于人迎，虚者寸口反小于人迎也。手心主之别，名曰内关。去腕二寸，出于两筋之间。循经以上，系于心包络。心系实则心痛，虚则为烦，取之两筋间也。

11.《普济方·针灸·卷五·五脏六腑井荥输经合·足厥阴肝经》

肝，大敦为井主肝家，心痛腹胀阴汗赊。中热尸厥如死状，血崩脐痛用针加。

心，少府心荥本节中，少气悲忧虚在心。心痛狂颠实谵语，寒热胸中便下针。

12.《普济方·针灸·卷五·针灸门·五脏六腑井荥输经合·手太阴肺经》

心，灵道为经掌后真，心痛肘挛悲恐惊。暴喑即便难言语，建时到后即宜针。

13.《普济方·针灸·卷五·针灸门·五脏六腑井荥输经合·手厥阴心主包络之经》

金，间使心经掌后间，心痛呕逆恶风寒。热时咽痛并惊悸，神针邪忤也须安。

14.《普济方·针灸·卷五·针灸门·五脏六腑井荥输经合·足少阴肾之经》

心，神门心俞掌后寻，恶寒心痛不食中。身热呕血多痫病，下针得刺有神功。

15.《普济方·针灸·卷五·针灸门·十二经流注五脏六腑明堂·肺》

太渊，在手掌后陷者中，灸三壮。主痹逆气寒，厥逆，烦心，心痛咳逆。

经渠，在寸口陷者中，不可灸，伤人神明。主疟寒热，胸背急，胸中膨膨然，甚即交两手如瞀，为暴痹，喘逆喉痹，掌中热，咳逆上气，喘息数欠，热病汗不出，心痛欲呕也。

侠白，在天府下去肘下五寸动脉，手太阴脉气所发，灸五壮，主心痛，咳逆，干呕，烦满。

16.《普济方·针灸·卷五·针灸门·十二经流注五脏六腑明堂·肝》

大敦，在足大指端，去爪甲如韭及三毛中，灸三壮，主卒心痛，汗出阴跳，遗溺，小便难而痛厥，阴上入腹中，寒疝，阴挺出，阴偏大肿，腹脐痛，胸中悒悒不乐，小儿痫瘛，遗清溺，虚则病诸瘕颓，实则癃闭。少腹中热，若寝尸厥，死不知人，脉动如故。

行间，在足大指间动脉应手陷者中，灸三壮，主咳逆上气，唾沫，溺难痛，白浊卒疝，少腹肿，咳逆呕吐，卒阴跳腰痛，不可以俯仰，面仓黑热，腹中满，身热厥痛，心痛，色苍苍然如死状，终日不得太息。

17.《普济方·针灸·卷五·针灸门·十二经流注五脏六腑明堂·脾》

大都，在足大指本节后陷者中，灸三壮，主热病汗不出，厥，手足青，暴泄，厥心痛，腹胀满，心久痛甚者，胃心痛也，疟不知所苦，大风逆气暴泄，四肢肿，湿则唏然寒，饥则心烦，饱则头目眩。

太白，在足内侧核骨下陷者中，灸三壮，主病先头重颊痛，烦怨身热，腰痛不可以俯仰，腹满两颔痛甚，暴泄，若饥而不欲食，善噫热中，足青腹胀，食不化。若呕泄有脓血，若呕无所出，先取三里，后取太白章门。厥心痛腹胀满，心尤痛甚者，胃心痛也，胸胁支满，腹中切痛，霍乱逆气，大便难，身重骨萎，若不相知，热病满闷不得卧，脾胀。

18.《普济方·针灸·卷五·针灸门·十二经流注五脏六腑明堂·胃》

不容，在幽门旁各一寸半，去任脉二寸，直两筋端相去四寸，足阳明脉气所发，灸五壮，主呕血，肩息，胁下痛，口干心痛，与背相引，不可咳，引肾痛）。

19.《普济方·针灸·卷五·针灸门·十二经流注五脏六腑明堂·心》

少冲，一名经始，在手小指内廉之端，去爪甲如韭叶，灸三壮，主热病烦心，上气心痛而冷，烦满少气，悲恐善惊，掌中热，肘腋胸中痛，口中热，咽喉中酸，乍寒乍热，手卷不伸，掌痛引肘腋。

神门，一名锐中，一名中都，在掌后锐骨之端陷者中，灸三壮，主疟心烦，甚欲得冷水，寒则欲处热，热中喉干不嗜食。心痛数噫，恐悸气不足，喘逆身热，狂悲哭泣，呕血上气遗溺，手及臂寒。

阴郄，在掌后脉中，去腕半寸，灸三壮，主十二痫，失喑不能言，凄凄寒咳，吐血，气惊心痛。

灵道，在掌后一寸半，或云一寸，灸三壮。主心痛悲恐，相引瘛疭，臂肘挛，暴喑不能言。

极泉，在腋下筋间，动脉入胸，手少阴脉气所发，灸五壮。主心腹痛，干呕哕，是动则病，嗌干心痛，渴而欲饮，为臂厥，是主心所生病者。

20. 《普济方·针灸·卷五·针灸门·十二经流注五脏六腑明堂·小肠》

少泽，一名少吉，在手小指之端，去爪甲一分陷者中，灸一壮。主振寒，小指不用，寒热汗不出，头痛喉痹，舌急卷，小指之间热，口中热，烦心，心痛，臂内廉胁痛，咳嗽，瘛疭口干，颈痛不可顾，痎疟寒热。

21. 《普济方·针灸·卷五·针灸门·十二经流注五脏六腑明堂·胆》

临泣，在足小指次指间本节后，去侠溪一寸半陷者中，灸三壮。主厥逆气喘胸满，中风身汗不出而清，髋髀中痛，不得行，足皮痛，胸中满，腋下肿，马刀，萎，喜自啮颊，天牖中肿，淫泺胫酸，头眩，枕骨颔颅痛，目涩身痹，洒淅振寒，季胁下支满，寒热，胸胁腰腹膝外廉痛，月水不利，见血而有身，败则及乳肿胸痹，心痛不得息，痛无常处，大风目外眦痛，身热痱，缺盆中痛，疟日西发。

22. 《普济方·针灸·卷五·针灸门·十二经流注五脏六腑明堂·心包》

中冲，在手中指之端，去爪甲如韭叶陷者中，灸一壮。主热病烦心，心闷而汗不出，掌中热，心痛身热如火，浸淫烦满，舌本痛。

大陵，在掌后两筋间陷者中，灸三壮。主心痛善悲，厥逆。

间使，在掌后三寸两筋间陷者中，灸三壮。主心痛善悲，厥逆。

郄门，手心主郄，去腕五寸，灸五壮。主心痛，衄哕，呕血。

曲泽，在肘内廉下陷者中，屈肘得之，灸三壮。主心痛，卒咳逆，心下憺然喜惊。

天泉，一名天湿，屈腋下二寸，举臂取之，灸三壮。主足不收，痛不可以行，心痛胸中痛，胁支满痛，膺背胛间，两臂内廉痛，虚则胸腹下与腰背相引而痛，取经少阴水，天泉主之。

膻中，一名元儿，在玉堂下一寸六分，直两乳间陷者中，任脉气所发，仰而取之，灸五壮，主胸痹，心痛烦满，咳逆唾脓，上气喘不得息，不能言。

23.《普济方·针灸·卷五·针灸门·十二经流注五脏六腑明堂·肾》

涌泉，一名地冲，在足心陷者中，屈足卷指宛宛中，灸三壮。主腰痛，大便难，小腹中痛，小便不利，心痛不嗜食。

太溪，在足内踝后跟骨上动脉陷者中，灸三壮。主疟，咳逆心闷，不得卧，呕甚，热多寒少，欲闭户而处，寒足厥，足热肾胀，热病汗不出，默默嗜卧，溺黄少腹热，嗌中痛，腹胀内肿，涎下厥心痛，如锥刺其心，心痛甚者，脾心痛也。霍乱吐泄不自知，消瘅，善噫，气走咽喉而不能言，手足青，尿黄，大便难，嗌中肿痛，唾血，口中热如胶，胞中有大疝瘕积，与阴相引，如痛苦穴泄上下出痊，胸中满痛，乳肿溃痈，咳逆上气，喉咽喝有声，厥气上支。

幽门，一名上门，在巨阙旁半寸陷者中，冲脉足少阴之会，灸五壮。主胸胁背相引痛，心下溷溷，呕吐多唾，饮食不下，善哕支满，积不能食，数咳善忘，泄有脓血，呕沫吐涎，少腹坚喜睡，女子心痛，逆气善吐，食饮不下。

鸠尾，一名尾翳，一名骬，在胸前蔽骨下五分，任脉之别，不可灸刺，一云灸五壮。主心中寒，胀满不得息，息贲时唾血，血瘀，热病胸中痛，不得卧，心痛不可按，善哕，心疝太息，面赤心背相引而痛，数噫喘息，胸满咳呕，腹痛皮瘙痒，喉痹食不下。甄权云宜针不宜灸。

巨阙，在鸠尾下一寸，任脉气所发，灸五壮。主心痛不可按，烦心，热病胸中憺憺，腹满暴痛，恍惚不知人，手青少腹满，瘛疭，病心疝满，不得息，息贲时唾血，心腹胀满，心噫烦热善呕，膈中不通利，霍乱，狂妄言怒恐，恶火善骂詈，狐疝惊悸少气，胸胁支满，瘛疭引少腹痛，短气烦乱，呕吐心胀。

上脘，在巨阙下一寸五分，去蔽骨三寸，足阳明手太阴任脉之会，灸五壮。主寒中伤饱，食饮不化，腹胀，心腹痛，胸胁支满，脉虚则生百病。甄权云主心风，惊悸不能食，心下有膈，呕血，目眩，头悬眩痛，身热汗不出，心痛有三虫，多涎，不得反侧，腹中满，暴痛汗出。

中脘，一名太仓，在上脘下一寸，手太阳足阳明所生，任脉之会，灸七壮。主腹胀不通，心痛，胃胀，霍乱吐泄不自知，先取太溪，后取太仓之原，溢饮，胁下坚痛，腹胀不通，寒中伤饱，食饮不化，头热衄血，目黄振寒，善噫，烦满膈呕，伤忧损思，气积，疰。甄权云主因读书得奔豚气，积聚，腹中胀暴满，心痛，身热，难以俯仰。冲疝，暴死不知人，心腹痛发作，肿聚往来上下行。痛有休止，腹中热，喜涎出，是蛇咬也。鼻闻焦臭，大便难，小腹有热，尿赤黄，病温汗不出，有血溢水。

建里，在中脘下一寸，灸五壮。主心痛上抢心，不欲食，支满。甄权云主腹胀逆气上，并霍乱。

天突，一名五户，在颈结喉下五寸中央宛宛中，阴维任脉之会，灸三壮。主咳逆上气喘，暴喑不能言，及舌下夹青绛脉气，颈有大气，喉痹，咽中干急，不能息，喉中鸣翕翕，寒热颈肿，肩痛胸满，腹皮热衄，气哽心痛，陷疹，头痛面皮赤热，身肉尽不仁。

膻中，一名元儿，在玉堂下一寸六分，直两乳间陷者中，任脉气所发，仰而取之，灸五壮。主胸痹，心痛烦满，咳逆唾脓，上气喘不得息，不能言。

24.《普济方·针灸·卷五·针灸门·十二经流注五脏六腑明堂·膀胱》

膈俞，在第七椎下两旁各一寸半，灸三壮。主凄凄振寒，数欠伸，咳而呕，膈寒，饮食不下，寒热，皮肉骨痛，少气，不得卧，胸支满两胁，膈上竞竞，胁痛腹胀，胃脘暴痛，上气肩背寒痛，汗不出，喉痹腹中痛积聚，嘿嘿然嗜卧，怠惰不欲动，身常湿，不能食，食则心痛，周痹身背痛，寒痉大风，汗出癫狂。

长强，一名气之阴郄，督脉络别，在脊骶端，足少阴少阳所结，灸三壮。主腰脊痛，实则脊急强，癫疾发如狂者，面皮敦敦厚者不疗，虚则头重洞泄，癃痔，大小便难，腰尻重，难起居，寒热痉反折，心痛，形气短，尻涩，小便黄闭，小儿痫瘛疭，脊强互相引。

25.《普济方·针灸·卷五·针灸门·十二经流注五脏六腑明堂·三焦》

支沟，在腕后三寸两骨之间陷者中，灸三壮。主热病汗不出，互引颈嗌外肿，肩臂酸痛，胁腋急痛，四肢不举，痂疥，项不可顾，霍乱，马刀，肿萎，目痛肩不举，心痛支满，逆气汗出，口噤不可开，暴喑不能言，男子脊急目赤，咳嗽，面赤热。

天井，在肘后大骨之后一寸，两筋间陷者中，屈肘得之，灸三壮。主肘痛引肩不可屈伸，振寒热，颈项肩背痛，臂萎痹不仁，大风默默然不知所痛，嗜卧善惊，瘛疭，胸痹心痛，肩肉麻木，疟食时发，心痛悲伤不乐，癫疾，吐舌沫出，声如羊鸣戾颈)。

26.《普济方·针灸·卷六·针灸门·腧穴·偃伏第三行左右十二穴》

临泣二穴，在目上眦直入发际五分陷中，针三分，留七呼，得气即泻，忌同。素问注云灸五壮。铜人经云足太阳少阳之会，主卒中风不识人，目眩鼻塞，目生白翳，多泪，忌如前法。西方子云主腋下肿，善惊，胸痹，心痛不得反侧，疟日夜发，胁下痛。资生经云足少阳有临泣穴矣，此亦有之，盖此乃头临泣也。

27.《普济方·针灸·卷六·针灸门·腧穴·背腧部中行十三穴》

长强一穴，一名气之阴郄，督脉络别，其穴趺地取之。主心痛气短，小儿脱肛，泻血。

28.《普济方·针灸·卷七·针灸门·腧穴·背腧部第二行四十四穴》

厥阴俞二穴，在四椎下两旁，各寸半，针三分，灸七壮（千金扁鹊云名关俞）。铜人经云治逆气呕吐，心痛，留结胸中，烦闷，牙痛。西方子云，灸五壮（出山海经）。

心俞二穴，在五椎下两旁，各寸半，针三分，留七呼，得气即泻，不可灸。明堂下经云灸五壮（千金第七节对心横三间）。铜人经云治心中风，狂走发痫，乱语，悲泣，心胸闷乱，烦满汗不出，结积寒热，呕吐不下食，餐食即吐，咳嗽，唾血，目痛。明堂经云主心痛，背相引咳嗽，不得息。

督俞二穴，一名高盖，在六椎下两旁，各寸半，禁针通灸。铜人经云主理寒热，腹中痛，雷鸣，气逆心痛，灸三壮。资生经云铜人经缺此穴。明堂经有之，今依明堂入在此，恐铜人本不全也。

29.《普济方·针灸·卷七·针灸门·腧穴·腹部中行十五穴》

上脘（一作管）一穴，在巨阙下一寸，当一寸五分去蔽骨一寸（明堂经云去巨骨三寸）。林又云主霍乱心痛不可眠卧，心中闷发哕。

中脘一穴，一名太仓。胃之募，在上腕下一寸。治心下胀满，伤饱食不化，霍乱，吐泻，不自知，心痛，温疟，伤寒。

30.《普济方·针灸·卷七·针灸门·腧穴·腹部第四行左右十四穴》

期门二穴，肝之募，在不容旁一寸半，直两乳第二肋端，针四分，灸五壮（千金云直两乳下第二肋端旁一寸半，又云乳直下一寸半）。主胁下胀，心痛，气短。

31.《普济方·针灸·卷七·针灸门·腧穴·前胁部左右十二穴》

章门二穴，一名长平，一名胁髎，脾之募，在大横外，直脐季肋端，侧卧屈上足伸下足举臂取之，针六分，灸百壮。明堂经云七壮，止五百壮（难经疏，脏会季胁章门也，脏病治此。是胁骨下短肋，在脐上二寸，两旁九寸）。铜人经云足厥阴少阴之会，治肠鸣盈盈然，心痛腰不得转侧，伤饱身黄羸瘦。

32.《普济方·针灸·卷八·针灸门·腧穴·手太阴肺经左右十八穴》

太渊二穴，土也，在掌后陷中，灸三壮，针一分，主胸中气满不得卧，肺胀满，膨膨然，目中白翳，掌中热，胃气上逆，吐血及狂言，肘中痛。铜人经云主胸痹逆气，寒厥，善哕呕，饮水咳嗽，烦怨不得卧，肺胀满膨膨，臂内痛，目生白翳，眼眦赤筋，缺盆中引痛，掌中热，数欠，喘不得息，噫气上逆，心痛唾血，振寒咽干，狂言口澼。

经渠二穴，金也，在寸口陷中，针二分，留三呼，禁灸，灸伤人神。铜人经云手太阴脉之所行也，为经，治疟寒热，胸背拘急痛，胸满膨膨，喉痹掌中热，咳嗽上气，数欠，及热病汗不出，暴痹喘逆，心痛欲呕吐，针三分。西方子云，此穴不灸。

侠白二穴，在天府下，去肘五寸动脉中，针三分，灸五壮。西方子云，主咳干呕烦满，主心痛气短。

33.《普济方·针灸·卷八·针灸门·腧穴·手阳明大肠经左右二十八穴》

阳溪二穴，火也。一名中魁，在腕中上侧两筋间陷中，针三分，留七呼，灸二壮。铜人经云，手阳明脉之所行也，为经，治狂言喜笑见鬼，妄言心闷而汗不出，掌中热，心痛身热，漫淫烦满，及主舌本痛。

34.《普济方·针灸·卷八·针灸门·腧穴·手少阴心经左右十八穴》

少冲二穴，木也，一名经始，在小指内廉端（名下作则），去爪甲角如韭叶，针一分，灸三壮。明堂云灸一壮。又云灸三壮，主烦心，上气卒心痛，悲恐畏人，善惊喜言。

神门二穴，土也，一名兑冲，在掌后兑骨端陷中，灸七壮，炷如小麦，针二分，留七呼。铜人经云手少阴脉之所注也，为俞，治疟，心烦甚，欲得饮冷，恶寒则欲处温，咽干不嗜食，心痛数噫恐悸，少气不足，臂寒，喘逆。

阴郄二穴，在掌后脉中，去腕五分，针三分，灸七壮。铜人经云治失音不能言，洒淅振寒，厥逆心痛，霍乱胸中满，衄血，惊恐。西方子云在掌后动脉中。

灵道二穴，金也，去掌后一寸半，或一寸，灸三壮，针三分。铜人经云手少阴脉之所行也，为经。治心痛悲恐，相引瘛疭，肘挛支满，暴喑不能言。

极泉二穴，在腋下筋间，动脉入胸，灸七壮，针三分。铜人经云治心痛干呕，四肢不收，咽干烦渴，臂肘厥寒，目黄胁下满痛。

35.《普济方·针灸·卷八·针灸门·腧穴·手厥阴心主经左右十六穴》

中冲二穴，木也，在手中指端，去爪甲如韭叶陷中，针一分。明堂云灸一壮。主热病烦心，心闷而汗不出，身热如火，头痛如破，烦满，舌本痛。秦承祖云兼主神气不足失志也。铜人经云手厥阴心主脉之所出也，为井。西方子云主肘中痛，掌中心热，心痛浸淫。

大陵二穴，土也，在掌后两筋间陷中，针五分，灸三壮。铜人经云手厥阴脉之所注也，为俞。治热病汗不出，臂挛腋肿，善笑不休，心悬若饥，喜悲泣惊恐，目赤，小便如血，呕逆狂言不乐，主心痛，咳逆寒热发，手掣手挛，及主风热善怒，心中悲喜，思慕歔欷，喜笑不止，主心下憺憺。

间使二穴，金也，在掌后三寸两筋间陷中，针三分，灸五壮。明堂经云灸七壮（千金云腕后三寸，或云掌后陷中）。又云主卒狂惊悸，治心悬如饥，卒心痛多惊，喑不得语，咽中如鲠。西方子云灸七壮，主心胸痹背相引，主嗌中如扼，主肘内廉痛，主热病烦心，喜哕喜动为热。

郄门二穴，去腕五寸，手厥阴郄，针三分，灸五壮。铜人经云治心痛衄血，呕哕，惊恐畏人，神气不足，及呕血。

曲泽二穴，水也，在肘内廉陷中，屈肘取之，灸三壮，针三分，留七呼。素问注云内廉下。铜人经云厥阴心主脉之所入也，为合。治心痛善惊，身热，烦渴口干，逆气呕血，风疹，臂肘手腕善动摇。又云主心下憺憺，时瘛疭，喜摇头。

36.《普济方·针灸·卷八·针灸门·腧穴·手少阳三焦经左右二十四穴》

关冲二穴，金也，在手小指次指端，去爪甲角如韭叶，针一分，灸一壮，忌同。素问注云三壮（一云握拳取之）。铜人经云手少阳脉之所出也，为井。治喉痹，热病烦心，心闷而汗不出，掌中热，心痛，身热如火。

支沟二穴，火也，在腕后三寸，两骨间陷中，针二分，灸七壮，忌同。主心痛如锥刺，甚者手足寒至节，不息者死，主咳，面赤而热。

天井二穴，土也，在肘外大骨后肘上（明堂作后），一寸两筋间陷中，屈肘取之。甄权云屈肘后一寸，叉手按膝头取之两筋骨罅，针三分，灸三壮，忌同。治心胸痛，咳嗽上气，悲愁恍惚，疟食时发心痛，主癫疾，惊掣羊痫戾颈，肩肉麻木。

37.《普济方·针灸·卷八·针灸门·腧穴·足厥阴肝经左右二十二穴》

大敦二穴，木也，在足大指端，去爪甲如韭叶，及三毛中，灸三壮，针三分，留六呼。千金云足大指聚毛中。铜人经云足厥阴脉之所出也，为井。治卒疝，心痛汗出，阴跷上入腹。

行间二穴，火也，在足大指间动脉应手陷中，灸三壮，针六分，留十呼。铜人经云足厥阴脉之所流也，为荥。治溺难，心痛，面色苍苍如死状。

38.《普济方·针灸·卷八·针灸门·腧穴·足少阳胆经左右三十穴》

临泣二穴，木也，在足小指次指本节后间陷中，去侠溪一寸半，灸三壮，针二分。明堂经云主胸膈满闷，腋下肿，善自啮颊，并疟病，日西发者。铜人经云足少阳脉之所注也，为俞。治胸中满，乳痈心痛。

39.《普济方·针灸·卷八·针灸门·腧穴·足太阴脾经左右二十二穴》

大都二穴，火也。在足大指本节后陷中，灸三壮，针三分。千金注云本节内侧白肉际。西方子云主目眩，暴泄，心痛腹胀。

40.《普济方·针灸·卷八·针灸门·腧穴·足阳明胃经左右三十二穴》

厉兑二穴，金也，在足大指次指端去爪甲如韭叶，针一分，灸一壮。明堂经云主尸厥如死，不知人，多睡善惊。西方子云主面上浮肿也。铜人经云足阳明脉之所出也，为井，治尸厥口噤。西方子云主鼻不利，涕黄，哽咽不得卧，恶寒心痛。

41.《普济方·针灸·卷八·针灸门·腧穴·足少阴肾经左右二十穴》

太溪二穴，土也，在内踝后跟骨上动脉陷中，灸三壮，针三分。明堂经云主咳疟，咳逆烦心，不得卧。铜人经云足少阴脉之所注也，为俞，治心痛如锥刺其心，手足寒至节，喘息者死。

42.《普济方·针灸·卷八·针灸门·腧穴·足太阳膀胱经左右三十六穴》

通谷二穴，水也，在足小指外侧，本节前陷中，灸三壮，针二分。铜人经云足太阳脉之所流，为荥。治头重目眩，主心痛鼻鼽清涕。

43.《普济方·针灸·卷九·针灸门·惊痫》

治心惊痫发，状如鸟鸣，破心吐血，中气闷，不喜闻人语，心痛腹胀，穴鸠尾。

44.《普济方·针灸·卷十·针灸门·伤寒》

治热病烦满，上气心痛，痰冷少气，悲恐善（一作喜）惊及掌热，胸痛，口热咽酸，乍寒乍热，手挛不伸，引眼痛，穴少冲，治热病，寒慄，鼓颔，腹满，阴萎色不变，穴鱼际，治热病烦心，闷汗不出，掌中热，心痛，身热如火，舌本痛，穴中冲、少冲、关冲、劳宫、大陵、阳溪、天髎、间使。

45.《普济方·针灸·卷十·针灸门·伤寒热气》

资生经云五劳六极，复生七伤，变生七气，积聚坚牢如杯，留在腹内，心痛烦怨，不能饮食，时来时去，发作无常，寒气为病，则吐逆心满，热气为病，则恍惚闷乱，长如眩冒，又复失精，宜服和剂局方七气汤。若冷气忽作，药灸不及，只用大针，微刺诸穴与疼处，须臾即定，神效。

46.《普济方·针灸·卷十·针灸门·身寒痹》

治胸痹引背时寒，穴间使；治痹心痛，穴天井；治胸痹心痛，不得息，痛无常处，穴临泣，治胸痹心痛，穴膻中，忌针；治胸痹满痛，穴期门。

47.《普济方·针灸·卷十·针灸门·自汗》

治心痛汗出，穴大敦。

48.《普济方·针灸·卷十·针灸门·汗不出》

治热病汗不出，腹中积癖，默默嗜卧，四肢怠惰，不欲动，身常湿，不能食，食则心痛，周痹身皆痛，穴膈俞。

49.《普济方·针灸·卷十·针灸门·伤寒无汗》

治热病汗不出，暴痹喘逆，心痛呕吐，穴经渠；治热病汗不出，掌热，身如火，心痛，烦满，舌强，头痛如破，穴中冲。

50.《普济方·针灸·卷十二·针灸门·不嗜食》

治心痛不嗜食，穴曲泉；治心痛不嗜食，通身浮肿，男子如蛊，女子如妊娠，五指端尽痛，足不得履地，宜灸针。千金云忽忽喜忘，身体腰脊如解，大便难，小便不利，足冷至膝，咽中痛，不可纳食，喑不能言，衄不止，穴涌泉。

51.《普济方·针灸·卷十二·针灸门·心惊悸》

治心痛善惊（资生经），穴曲泽；治心痛数惊，心悲不乐，穴行间；主气惊心痛，穴手少阴、阴郄。

52.《普济方·针灸·卷十二·针灸门·心烦闷》

治疟心烦甚，欲得饮冷，恶寒则欲处温中，咽干不嗜食，心痛，数噫，恐悸，少气不足，手臂寒，喘逆，身热，狂悲哭，呕血遗溺（资生经），穴神门；治心痛出血，则心下憺憺善惊身热，烦心口干，逆气唾血，肘瘛疭，喜摇头，清汗出，不过肩，穴曲泽。

53.《普济方·针灸·卷十二·针灸门·腹满》

治心下胀满，伤饱，食不化，霍乱吐泻不自知，心痛，穴中脘；治心腹诸病心痛，灸太仓。

54.《普济方·针灸·卷十二·针灸门·胸满》

疗胸中气满，如寒胸脾心痛，穴膻中。

55.《普济方·针灸·卷十二·针灸门·腹胀》

治心腹诸病坚满烦痛，忧思结气，寒冷霍乱，心痛，吐下食不消，肠鸣泄利，穴太仓、中脘，灸百壮。

56.《普济方·针灸·卷十三·针灸门·肠痛》

治肠中疼，呕逆上气，心痛身肿，穴建里。

57.《普济方·针灸·卷十三·针灸门·咳逆上气》

治逆气喘吐，心痛留结，胸中烦闷，穴厥阴俞；治呕吐上气，心痛身肿，穴建里。

58.《普济方·针灸·卷十三·针灸门·胸胁痛》

治胸胁满，心痛，穴期门，灸随年壮；治胸痹心痛，穴天井；治胸痹逆气，寒厥善哕呕，饮水咳嗽，烦怒不得卧，穴太渊；治胸痹引背时寒，穴间使；治痹走背胸不得息，穴鱼际；治胸痹心痛不得息，痛无常处，穴临泣；治胸痹，灸胸堂。

治胸痹心痛，穴天井；治胸痹逆气，寒厥善哕呕，饮水咳嗽，烦怒不得卧，穴太渊；治胸痹引背时寒，穴间使，治胸痹心痛不得息，痛无常处，穴临泣；治胸痹，灸胸堂。

59.《普济方·针灸·卷十四·针灸门·唾血》

治呕血肩胁痛，口干，心痛，与背相引，不可咳，咳引胁痛，穴不容；治心痛出血，呕血，穴曲泽；治唾血，穴库房，灸一七壮；治呕血兼心痛出血，穴曲泽，灸七壮；治吐血，穴巨阙，灸七壮，炷不必大，箸头为之；治上气唾脓血，穴两乳下黑白际，灸各一百壮良。

60.《普济方·针灸·卷十四·针灸门·霍乱吐泻》

治心痛，霍乱胸满，穴阴郄；治霍乱心痛不可卧，吐痢，穴上脘；治霍乱先心痛及先吐，穴巨阙，灸七壮；治卒疝，小便数，遗溺，阴头中痛，心痛汗出，阴上入腹，阴偏大，腹脐中痛，悒悒不乐，穴大敦。病左取右，病右取左。

61.《普济方·针灸·卷十四·针灸门·足杂病》

治足心痛，穴经渠。

62.《普济方·针灸·卷十四·针灸门·喘》

治掌中热生，嗽逆上气，喘数欠，热病汗不出，暴痺喘逆，心痛欲呕，穴经渠。

63.《普济方·针灸·卷十四·针灸门·咳嗽》

咳而心痛，喉中介介如鲠，甚则咽肿喉痹者，神门主之。治咳嗽喘，又疗肺心痛，咳引尻溺出，穴鱼际。

64.《普济方·针灸·卷十五·针灸门·肠鸣》

治肠鸣盈盈然，食不化，胁痛不得卧，烦热口干，不嗜食，胸胁支满，喘息心痛，腰痛不得转侧，穴章门。

65.《普济方·针灸·卷十六·针灸门·月事》

治月事不利，季胁支满，乳痈，心痛周痹，痛无常处，逆气，喘不能行，穴足临泣。

66.《普济方·针灸·卷十六·针灸门·绝孕》

治女子不子，阴暴出，淋漏，月水不来，多闷心痛，穴水泉、阴跷；治妇人无子，及心痛不嗜食，五指端尽痛，足不得履地，穴涌泉，宜针灸。

67.《普济方·针灸·卷十六·针灸门·惊风》

治心痛数惊，心痛不乐，灸行间；治气惊心痛，灸手少阳、阴郄。

68.《普济方·针灸·卷十六·针灸门·妇人诸疾》

治女子心痛，逆气善吐，食不下（资生经），穴幽门。

## 五、《神应经》

明·陈会撰，约成书于1425年。

1.《神应经·腹痛胀满部》

心痛：灸足大指次指下中节，横纹当中，灸五壮。男左女右极妙，二足皆灸亦可。

2.《神应经·心脾胃部》

心痛：灸曲泽、间使、内关、大陵、神门、太渊、太溪、通谷、心俞（百壮）、巨阙（七壮）。

## 六、《奇效良方》

明·董宿撰，约成书于1470年。

1.《奇效良方·卷之二十四·头痛头风大头风门》

足厥阴心痛，两胁急引，小腹连阴股相引痛；手心主痛彻背，心烦，掌中热，咽干目黄赤，胁满；足太阴心痛，腹胀满，涩涩然，大便不利，膈闭咽塞；手太阴心痛，短气不得倚息，季胁坚痛，遗失无度，胸满烦心；足少阴心痛，烦剧面黑，心悬若饥，胸满腰脊痛；背俞诸经心痛，心与背相引，心痛彻背，背痛彻心；诸腑心痛，难以俯仰，小腹上冲，卒不知人，呕吐泄泻。此皆诸经诸腧诸腑涉邪所致，病属外所因。若五脏内动，汩以七情，则其气痞结聚于中脘，气与血搏，发为疼痛。

歌云：气分中满并胸痹，三者虽殊皆此类，胸痹气实中满虚，气分夹饮兹为异，趺阳微迟寸迟涩，两处推求病端的，阴气不通则骨疼，阳气不通身冷剧，阴气前通痹不仁，阳气前通恶寒慄，阴阳相得气乃行，气转即散分虚实，实则失气虚遗尿，腹满胁鸣何以疗，心下坚大似旋盘，桂附木汤为最妙。

2.《奇效良方·卷之二十六·心痛门（附论）·心痛通治方·海上方》

治一切心痛，不问新久，服之良久，当利即愈。上用生地黄，随人所食多少，捣绞取汁，搜面作饦，或冷淘食，良久当利，出虫长一尺许，头似守宫，后不复患矣。昔有人患此一年不瘥，深以为恨，临终戒其家人，吾死后当剖去病本。果得虫，置竹节中，每所食皆饲之，因食地黄饦亦与之，随即坏烂，由此得方。刘禹锡《传信方》亦记其事云：贞元十年，通事舍人崔抗女，患心痛垂气欲绝，遂作地黄冷淘食之，便吐一物，可方一寸以来如蛤蟆状，无目足等，微似有口。盖为此物所食，自此遂愈，食冷淘不用盐。

3.《奇效良方·卷之二十六·心痛门（附论）·心痛通治方·延胡散》

治冷气心痛，及疝气心腹疼痛。

延胡索（炒）、胡椒（各等份）。

上为细末，每服二钱，食前用温酒调服。治心气冷痛。良姜（四两，切碎，分作四分，一两用陈壁土半两，同炒黄色，去土。一两用斑蝥三十四个，同炒黄色，去斑蝥。一两用巴豆三十四个，去壳，同炒黄色，去豆。一两用陈仓米半合，同炒黄，去米），陈茱萸（一两，拣淘净，用酒浸一宿）。上将茱萸同四色炒过良姜，再同炒令干，碾为细末，用浸茱萸酒煮面糊和丸，如梧桐子大，每服五十丸，更看病人腹中冷热加减，空心用生姜汤送下。

4.《奇效良方·卷之二十六·心痛门（附论）·心痛通治方·雷丸鹤虱散》

治心痛，三十年不瘥者，月上旬日服，杀虫。

雷丸、鹤虱、贯众、狼牙、桂心、当归、槟榔（各八分）。

上为末，空心煮蜜水半鸡子许，服方寸匕，日二服，若重，不过三服瘥。忌生葱、生冷油腻、猪鱼、小豆、大蒜等。

5.《奇效良方·卷之二十六·心痛门（附论）·心痛通治方·必效方》

治蛔心痛。

上用熊胆，如大豆，和水服，大效。一方疗心痛，细研，温水服。

又方，治同前。上取鳗鲡鱼，淡炙令熟，与患人食一二枚，永瘥，饱食弥佳。

6.《奇效良方·卷之二十八·胁痛门（附论）》

《标本论》曰：心病先心痛，一日咳传肺，三日肺传肝，胁支痛而满，肝病头目眩，胁支满痛也。

7.《奇效良方·卷之三十八·五痹门（附论）·五痹通治方·半夏汤》

治胸痹，心下坚痞，急痛彻背，短气烦闷，自汗出。

半夏（汤洗，切焙，二两半），瓜蒌实（一枚），薤白（切，二合）。

上锉如麻豆大，每服五钱，水二盏，生姜三片，煎至一盏，去滓，食前温服，日三服。

8.《奇效良方·卷之四十六·怔忡健忘动悸门（附论）》

《原病式》曰：夫怔忡为病，躁扰动烦热，扰乱而不宁，火之体也。甚于外则肢体躁扰，甚于内则神志躁动，反覆颠倒。惟懊侬烦心不得眠，或以烦心呕哕，而为胃冷心痰者，非也。故烦心心痛，腹空热主，而发得食，热退而减也。或逆气动躁者，由水衰火旺，而犹火之动也，故心胸躁动，谓之怔忡，此心血不足也。盖心主血，血乃心之主，心乃形之主，血富则心主自安矣。

中泉二穴，在手背腕中，在阳溪阳池中间陷中。是穴可灸二七壮，治心痛，及腹中诸气痛不可忍者。

## 七、《难经集注》

明·王九思撰，约成书于1505年。

《难经集注·卷一下·阳维脉》

阳维为病，苦寒热。阴维为病，苦心痛。吕曰：阳为卫，故寒热。阴为荣，荣为血，血者心，故心痛也。丁曰：阳维主于诸阳之经，病则苦寒热。阴维主于诸阴之经，病则苦心痛也。

## 八、《针灸聚英》

明·高武撰，约成书于1529年。

1.《针灸聚英·卷一上·手太阴肺经》

侠白，天府下，去肘五寸动脉中。铜人，针三分，灸五壮。主心痛短气，干呕烦满。

尺泽，主肩脊痛，汗出中风，心痛。

经渠，寸口陷中，肺脉所行为经。针三分，铜人针二分，留三呼。禁灸，灸伤人神明。主疟寒热，胸背拘急，心痛呕吐。

太渊（一名太泉避唐祖讳），掌后陷中，肺脉所注为俞。土，肺虚补之。难经曰：脉会太渊。曰：脉病治此。平旦寅时气血从此始，故曰寸口者，脉之大要会，手太阴之动脉也。铜人，灸三壮，针二分，留二呼，灸三壮。主胸痹逆气，善哕，呕饮食，咳嗽，烦怨不得眠，肺胀膨膨，臂内廉痛，目生白翳，眼眦赤筋眼痛，眼青转筋，乍寒乍热，缺盆中引痛，掌中热，数欠，肩背痛寒，喘不得息，噫气上逆，心痛脉涩，咳血呕血，振寒咽干，狂言口癖，溺色变。卒遗失无度。

2.《针灸聚英·卷一上·足阳明胃经》

不容，幽门旁，相去各一寸五分，去中行任脉各三寸，上脘两旁各一寸，直四肋间。主腹满痃癖，唾血，肩胁痛，口干，心痛与背相引。

三里，膝下三寸，骨外廉大筋内宛宛中，两筋肉分间，举足取之，极重按之。则趺上动脉止矣。又云：犊鼻下三寸，足阳明胃脉所入为合。主胃中寒，心闷不已，卒心痛。

3.《针灸聚英·卷一上·足太阴脾经》

大都，足大指本节后内侧陷中，骨缝赤白肉际，脾脉所溜为荥。火，脾虚补之。铜人，针三分，灸三壮。主热病汗不出，胃心痛。

太白，足大指内侧，内踝前核骨下陷中，脾脉所注为俞。土，铜人，针三分，灸三壮。主身热烦满，胃心痛，腹胀胸满，心痛脉缓。

腹结（一名阳窟），十四经发挥云，大横下一寸三分，去腹中行四寸半。铜人，针七分，灸五壮。主咳逆，脐痛，腹寒泄利，心痛。

4.《针灸聚英·卷一上·手少阴心经》

极泉，臂内腋下筋间，动脉入胸。铜人，针三分，灸七壮。主臂肘厥寒，四肢厥，心痛，干呕烦满，胁痛悲愁。

灵道，掌后一寸五分，心脉所行为经。铜人，针三分，灸三壮。主心痛，干呕，悲恐，相引瘛疭，肘挛，暴喑不能言。

阴郄，掌后脉中，去腕五分。铜人，针三分，灸七壮。主鼻衄，吐血，洒淅畏寒，厥逆气惊，心痛。

神门（一名锐中，一名中都），掌后锐骨端陷中，手少阴心脉所注为俞。土，心实泻之。铜人，针三分，留七呼，灸七壮。主疟，心烦甚，欲得冷饮，恶寒则欲处温中，咽干不嗜食，心痛数噫，恐悸。

少冲（一名经始），手小指内廉端，去爪甲角如韭叶，手少阴心脉所出为井。木，心虚补之。铜人，针一分，灸三壮。明堂，一壮。主热病烦满，厥心痛。

5.《针灸聚英·卷一上·足太阳膀胱经》

厥阴俞（一名阙俞），四椎下，两旁相去脊中各一寸五分，正坐取之。铜人，针三分，灸七壮。主咳逆，牙痛心痛，胸满呕吐，留结烦闷。

膈俞，七椎下，两旁相去脊中各一寸五分，正坐取之。难经曰：血会膈俞。疏曰：血病治此，盖上则心俞。心主血，下则肝俞。肝藏血，故膈俞为血会。又足太阳多血。血乃水之象也。铜人，针三分，留七呼，灸三壮。素问：刺中膈。皆为伤中，其病难愈，不过一岁必死。主心痛周痹，食饮不下，热病汗不出，身重常温，不能食，食则心痛，身痛胪胀，胁腹满，自汗盗汗。

魂门，九椎下，两旁相去脊中各三寸陷中，正坐取之，外台云十椎下。铜人，针五分，灸三壮。主尸厥走疰，胸背连心痛。

6.《针灸聚英·卷一下·足少阴肾经》

涌泉（一名地冲），足心陷中，屈足卷指宛宛中，跪取之。足少阴脉所出为井。木，实则泻之。铜人，针五分，无令出血，灸三壮。明堂：灸不及针。素注：刺三分，留三呼。主尸厥，面黑如炭色，烦心心痛，卒心痛。

然谷（一名龙渊），足内踝前起大骨下陷中，一云内踝前直下一寸。足少阴脉所溜为荥。火。铜人，灸三壮，针三分，留三呼。不宜见血。令人立饥欲食，刺足下布络。中脉，血不出为肿。主咽内肿不能内唾，心痛如锥刺坠堕。

7.《针灸聚英·卷一下·手厥阴心包经》

曲泽，肘内廉下陷中，屈肘得之。心包络脉所入为合。水。铜人，灸三壮，针三分，留七呼。主心痛善惊，身热烦渴，口干，逆气呕涎血，心下憺憺，身热，风疹，臂肘手腕善摇动，头清汗出，不过肩，伤寒逆气呕吐。

郄门，掌后去腕五寸。手厥阴心包络脉郄。铜人，针三分，灸五壮。主呕血衄血，心痛呕哕，惊恐畏人，神气不足。

间使，掌后三寸两筋间陷中。心包络脉所行为经。金。素注：针六分，留七呼。铜人，针三分，灸五壮。明堂，七壮。甲乙，三壮。主伤寒结胸，心悬如饥，卒狂。胸中憺憺，恶风寒，呕沫怵惕，寒中少气，掌中热，腋肿肘挛，卒心痛，多惊。

内关，掌后去腕二寸两筋间，与外关相对，手心主之络，别走少阳。铜人，针五分，灸三壮。主手中风热，失志，心痛，目赤，支满肘挛。实则心暴痛，泻之；虚则头强，补之。

大陵，掌后骨下两筋间陷中。手厥阴心包络脉所注为俞。土。心包络实，泻之。铜人，针五分。素注：针六分，留七呼，灸三壮。主热病汗不出，手心热，肘臂挛痛腋肿，善笑不休，烦心，心悬若饥，心痛掌热，短气，胸胁痛。

8.《针灸聚英·卷一下·手少阳三焦经》

支沟（一名飞虎），腕后臂外三寸，两骨间陷中。手少阳脉所行为经。火。铜人，针三分，灸二七壮。明堂，五壮。素注：针二分，留七呼，灸三壮。主热病汗不出，肩臂酸重，胁腋痛，四肢不举，霍乱呕吐，口噤不开，暴喑不能言，心闷不已，卒心痛。

9.《针灸聚英·卷一下·足少阳胆经》

临泣，足小指次指本节后间陷中，去侠溪一寸五分。足少阳胆脉所注为俞。木。甲乙，针二分，留五呼，灸三壮。主胸中满，心痛，周痹痛无常处。

10.《针灸聚英·卷一下·足厥阴肝经》

行间，足大指缝间，动脉应手陷中。足厥阴肝脉所溜为荥。主肝心痛。

太冲，足大指本节后二寸，或云一寸半内间。动脉应手陷中，足厥阴肝脉所注为俞。土。素问，主心痛脉弦，肝心痛。

章门（一名长平，一名胁髎），大横外，直季胁肋端。当脐上二寸，两旁九寸，侧卧，屈上足，伸下足，举臂取之。又云肘尖尽处是穴，脾之募。足少阳、厥阴之会。难经，藏会章门。主胸胁痛支满，喘息，心痛而呕。

11.《针灸聚英·卷一下·督脉》

筋缩，九椎节下间，俯取之。铜人，针五分，灸三壮。

明下，灸七壮。主癫疾狂走，心痛。

12.《针灸聚英·卷一下·任脉》

气海，脐下一寸半宛宛中。男子生气之海。铜人，针八分。得气即泻，泻后宜补之。明下，灸七壮。主伤寒饮水过多，卒心痛。

建里，中脘下一寸，脐上三寸。铜人，针五分，留十呼，灸五壮。明堂：针一寸二分。主腹胀，身肿，心痛，上气，肠中疼，呕逆，不嗜食。

中脘（一名太仓），上脘下一寸，脐上四寸。居心蔽骨与脐之中，胃之募。手太阳、少阳、足阳明、任脉之会。上纪者，中脘也，胃之募也。主五膈，心痛，身寒，不可俯仰。

上脘（一名胃脘），巨阙下一寸，当一寸五分，去蔽骨三寸，脐上五寸。上脘、中脘属胃络脾。足阳明、手太阳、任脉之会。主腹中雷鸣相逐，食不化，卒心痛。

巨阙，鸠尾下一寸。心之募。铜人，针六分，留七呼。得气即泻。灸七壮止七七壮。主上气咳逆，胸满短气，背痛胸痛，痞塞，数种心痛。

13.《针灸聚英·卷一下·阴维脉》

阴维，维于阴，其脉起于诸阴之交。若阴不能维于阴，则怅然失志，其脉气所发者，阴维之郄，名曰筑宾，与足太阴会于腹哀、大横，又与足太阴、厥阴会于府舍、期门，与任脉会于天突、廉泉。难经云：阴维为病，苦心痛，此阴维脉气所发，凡十二穴。筑宾（内踝上）、腹哀（日月下）、大横（腹哀下）、府舍（腹结下）、期门（乳下）、天突（结喉下）、廉泉（结喉上）。以上穴，苦心痛者刺之。

14.《针灸聚英·卷一下·十五络脉》

手心主之别，名曰内关。实则心痛，泻之。虚则头强，补之。

15.《针灸聚英·卷二·脏腑井荥输经合主治》

假令得浮洪脉，病人烦心，心痛，掌中热而哕，脐上有动气，此心病也。若心下满刺少冲（井），身热刺少府（荥），体重节痛刺神门（俞），喘嗽寒热刺灵道（经），逆气而泄刺少海（合）。

16.《针灸聚英·卷二·十二经病井荥输经合补虚泻实》

手少阴心经属丁火。起极泉，终少冲。多血少气，午时注此。是动则病，嗌干心痛，渴而欲饮。是为臂厥，主心。

所生病：目黄胁痛，臑臂内后廉痛厥。掌中热，盛者，寸口大再倍于人迎。虚者，寸口反小于人迎也。

补用未时，少冲（穴在手小指内廉端，去爪甲如韭叶，为经。木，木生火，为母。经曰：虚则补其母）。

泻用午时，灵道（穴在掌后一寸五分，为经。土，土生金，为子。实则泻其子）。

足少阴肾经属癸水，起涌泉，终俞府。多血少气，酉时注此。是动则病，饥不欲食，面黑如炭色，咳唾则有血，喝喝而喘，坐而欲起。目䀮䀮然如无所见，心如悬饥状。气不足则善恐，心惕然，如人将捕之，是谓骨厥，是主肾。所生病口热舌干咽肿，上气嗌干及痛，烦心心痛。盛者，寸口大再倍于人迎。虚者，寸口反小于人迎也。

补用戌时，复溜（穴在足内踝上二寸动脉陷中，为经。金，金生水，虚则补其母）。

泻用酉时，涌泉（穴在足心陷中，为井。木，水生木，木为水之子，实则泻其子）。

手厥阴心包络经，配肾。（相火）起天池，终中冲。多血少气，戌时注此。

是动则病，手心热，臂肘挛痛，腋肿，甚则胸胁支满。心中憺憺大动，面赤目黄，喜笑不休，是主心包络。所生病烦心心痛，掌中热。盛者，寸口大三倍于人迎。虚者，寸口反小于人迎。

补用亥时，中冲（穴在手中指端，去爪甲如韭叶，为经。木，木生火，为母，虚则补其母。滑氏曰：井者，肌肉浅薄，不足为使也。补井者，当补合）。

泻用戌时，大陵（穴在掌后两筋间陷中，为俞。土，火生土，为子，实则泻其子）。

17.《针灸聚英·卷四上·通玄指要赋》

劳宫退胃翻心痛以何疑。

18.《针灸聚英·卷四下·六十六穴阴阳二经相合相生养子流注歌》

心痛掌中热，须当针太渊。

心痛及狂悲，痴呆兼呕血，神门刺莫违。

胃翻心痛攻，大便兼尿血，急急刺劳宫。

间使（经金）呕吐卒心痛。

19.《针灸聚英·卷四下·心脾胃》

心痛间使与曲池，内关大陵神门医，太渊太溪通谷穴，巨阙百壮通心俞。

心痛食不化中脘，胃脘痛兮治太渊，鱼际三里两乳下，一寸三十壮为便。

20.《针灸聚英·卷四下·杂病歌·胸背胁》

胸满经渠与阳溪，后溪三间间使宜，阳陵三里曲泉穴，足临泣等九穴医，假如胸痹治太渊，胸膊闷兮肩井痊，胸胁痛者天井穴，支沟间使太白连，三里大陵丘墟等。

## 九、《针灸素难要旨》

明·高武撰，约成书于1531年。

1.《针灸素难要旨·卷二下·厥》

少阴之厥则口干溺，腹满心痛。

2.《针灸素难要旨·卷三·十二经病刺》

手少阴是动则病，嗌干心痛，渴而欲饮，是为臂厥。是主心所生病者，目黄胁痛，臑臂内后廉痛厥，掌中热痛。盛者寸口大再倍于人迎，虚者寸口反小于人迎也。是主肾所生病者，口热舌干咽肿，上气嗌干及痛，烦心心痛，黄疸肠澼，脊股内后廉痛，萎厥嗜卧，足下热而痛。盛者寸口大再倍于人迎，虚者寸口反小于人迎也。

手厥阴是动则病，手心热，臂肘挛急，腋肿，甚则胸胁支满，心中憺憺大动，面赤目黄，喜笑不休。是主脉所生病者，烦心心痛，掌中热。盛者寸口大一倍于人迎，虚者寸口反小于人迎也。

3.《针灸素难要旨·卷三·十五络脉》

心系实则心痛，虚则头强，取之两筋间也。

4.《针灸素难要旨·卷三·十二经筋》

其病内急，心痛伏梁下为肘纲。

## 十、《古今医统大全》

明·徐春甫撰，约成书于1556年。

1.《古今医统大全·卷之五十六·心痛门》

二胡散，治冷气心痛，及疝气心腹痛。

延胡索、胡椒（各等份）。

上为细末，每服二钱，食前温酒调服。

落盏汤，治急心痛。

陈皮、香附子、良姜、吴茱萸、石菖蒲（各等份）。

上咀，每服五钱，水煎熟，先以香油三五点在盏内，将药淋下服。

胜金散，治卒心痛。

桂枝、延胡索（炒）、五灵脂、当归（各半两）。

上为末，炼蜜丸，梧桐子大，每服二十丸，食前陈皮汤送下。

灵脂酒，治热气乘心作痛。

五灵脂（去石）、延胡索、没药（各等份）。

上为细末，每服二钱，温酒调下。

连茱丸，治热乘心痛。

黄连（炒）、山栀（炒）、滑石、吴茱萸（泡，各五钱），荔枝核（烧存性，三钱）。

上为末，姜汁糊丸，梧桐子大，每服五十丸，白汤下。

白术半夏丸，治气血痰热心痛。

白术（半两）、半夏、砂仁、白芍药、当归（各三钱），桃仁、黄连、神曲（炒）、陈皮（各一钱），吴茱萸（钱半），僵蚕、人参、甘草（各一钱）。

上为末，蒸饼丸，梧桐子大，每服五十丸，姜汤下。

四制良姜丸，治冷气心痛。

良姜（四两，分作四分制：一分用陈壁土同炒黄去土，一分用斑蝥三十四个同炒黄去斑蝥，一分用巴豆三十四个去壳同炒黄去豆，一分用陈仓米四合同炒黄去米），吴茱萸（一两，拣净酒浸一宿）。

上将吴茱萸同制良姜再炒，碾为细末，用浸茱萸酒煮面糊丸，梧桐子大，每服五十丸，更看病人腹中冷热加减，空心姜汤下。

山栀香附丸，治气实心痛。

山栀子（炒焦，六钱），香附子（一钱），吴茱萸（汤泡，一钱）。

上为末，蒸饼丸，小豆大，生地黄、姜煎汤送下五十丸。

2. 《古今医统大全·卷之十一·痹证门》

豆蔻汤，治胸痹，心下坚痞。

白豆蔻仁（打碎）、官桂、木香、人参（各五分），京三棱、陈皮、神曲、麦芽（各八分），干姜（炮）、甘草（炙，各三分）。

上水二盏，姜三片，盐少许，煎七分，食前温服。

枳实散，治胸痹，心下坚痞，胸背拘急，心腹不利。

枳实（麸炒）、赤芍药、陈皮（去白）、前胡（各一钱）、木香（五分，磨）。

水盏半，姜三片煎，食前温服。

凡心痛，明知身受寒气，口伤寒物，于初得之时宜用温散或温利之药，如豆蔻丸之类。

延胡索散，治卒心痛久不愈者。

延胡索（一两），甘草（炙，二钱）。

上水二盏煎一盏服，如吐逆者，分作三五次服。

## 十一、《医学纲目》

明·楼英撰，约成书于1565年。

1.《医学纲目·卷之六·阴阳脏腑部·治往来寒热》

振寒，小指不用，寒热，汗不出，头痛，喉痹，舌急卷，小指之间热，口中热，烦心，心痛，臂内廉痛，聋咳，瘛疭，口干，头痛不可顾，少泽主之。

2.《医学纲目·卷之十一·肝胆部·痓》

风痓身反折，先取太阳及腘中及血络出血。痓，中有寒，取三里。痓，取之阴跷及三毛上及血络出血。痓，取囟会及百会，又膈俞、上关、光明主之。痓，目不眴，刺脑户。痓，脊强反折，瘛疭癫疾，头重，五枢主之。痓，互引善惊，天冲主之。痓，反折心痛，形气短，尻涩，小便黄闭，长强主之。痓，筋痛急互引，肝俞主之。热痓，脾俞及肾俞主之。痓，口噤，互相引，口干，小便赤黄，或时不禁，承浆主之。痓惊互引，脚如结，腨如裂，束骨主之，痓，反折互引，腹胀腋挛，背中怏怏，引胁痛，内引心中膂内，肺俞主之。又刺阳明，从项而数背椎，夹脊膂而痛，按之应手者，刺之尺泽，三痏立已。

3.《医学纲目·卷之十一·肝胆部·破伤风·瘛疭》

腹满瘛疭，心痛，气满不得息，巨阙主之。呕血时瘛，善摇头，颜青，汗出不过肩，伤寒，温病，曲泽主之。

4.《医学纲目·卷之十六·心小肠部·心痛》

热厥心痛者，身热足冷，痛甚则烦躁而吐，额上自汗，知为热也。其脉洪大，宜灸太溪、昆仑，表里俱泻之，是为热病引热下行，汗通身出者安也。灸后与金铃子散，痛止服枳实白术丸，去其余邪也。

心痛引背，灸刺法有四：

其一，取足太阳经。刺节云：取京骨、昆仑者，是其穴也。盖足太阳之正，循膂当心入散络，故心痛引背取之也。

其二，取足少阴经。刺节云：取京骨、昆仑不已，取然谷者，是其穴也。又经云：肾足少阴经之脉，所生病者，烦心心痛，视盛虚热寒陷下取之也。又经云：心痛引腰脊欲呕，取足少阴者是也。盖足少阴脉，贯脊络心，故亦治心痛引背也。

其三，取足少阳。经云：心痛引背不得息，刺足少阴不已，取少阳者是也。盖手少阳之脉，散络心脉。又三焦下俞曰委阳，是足太阳络，足太阳循膂当心入散络，故亦治心痛引背也。

其四，取督任脉。经云：背为心相控而痛，所治天突与十椎及上纪。上纪者，胃脘也。下纪者，关元也。又云：

心痛，当九节刺之，按已次按之，立已。不已，上下求之。得之，立已者是也。盖十椎与九节者，督脉也；胃脘与天突者，任脉也。

厥心痛，与背相控，善瘛，如物从后触其心，伛偻者，肾心痛也，先取京骨、昆仑，发针不已，取然谷。

厥心痛，腹胀胸满，心尤痛甚者，胃心痛也。取之大都、太白。

心痛兼胀灸刺法有二：

其一，取足太阴。经云：取大都、太白者，是其穴也。又经云：脾足太阴之脉，是动则病，胃脘痛，腹胀。所生病者烦心，心下急痛者，视盛虚热寒陷下取之。又云：心痛腹胀，啬啬然，大便不利，取足太阴者是也。盖足太阴脉从胃上膈，注心中，故心痛腹胀者，取之也。

其二，取足阳明。经云：胃病者腹胀，胃脘当心而痛，饮食不下，取之三里者是也。盖胃脘当心痛者，似心痛，实非心痛也。

厥心痛，如以锥针刺其心，心痛甚者，脾心痛也，取之然谷、太溪。

脾心痛，而取然谷太溪者，故孙真人、张洁古谓之妄经也。

厥心痛，色苍苍如死状，终日不得太息，肝心痛也，取之行间、太冲。

厥心痛，卧若徒居，心痛间，动作痛益甚，色不变，肺心痛也，取之鱼际、太渊。

九种心痛：间使、灵道、公孙、太冲、三里、阴陵泉

〔桑〕。

心气痛：巨缺、鸠尾（各取一寸）、兴隆（泻之）。

脾脊后心疼痛：中渚（泻之，忌补）；灸心痛背上穴：心俞、膈俞〔洁〕。

心痛脉弦，肝原穴；脉沉，肾原穴；脉涩，肺原穴；脉浮，心原穴；脉缓，脾原穴。

冷心痛：巨缺（燔针刺之。如五脏气相干，而胁痛疝痛痃癖，皆能痛至心，宜审之）。

心脾疼：上脘（二寸半，泻）、中脘（二寸半，补多泻少）。

心痛不可按，烦心，巨缺主之。心痛有虫，多涎，不得反侧，上管主之。心痛上抢心，不欲食，支痛引膈，建里主之。

心胸痛，并气攻：劳宫、大陵（各三分，泻之）、内关。

心痛善悲，厥逆悬心，如饥之状，心恒而惊，大陵及间使主之。心寒痛，难以俯仰，心疝气冲胃，死不知人，中脘主之。心痛，衄哕呕血，惊恐畏人，神气不足，郄门主之。

阴维为病，苦心痛。（内关穴，通阴维。）

脾逆气寒，厥急烦心，善唾哕噫，胸满噭呼，胃气上逆，心痛，太渊主之。（针云：肺胀胃逆。）心膨痛，尺泽主之。（《千金》云：心烦闷乱，少气不足以息。）

心痛，卒咳逆，尺泽主之，出血立已。胸痹心痛，肩内麻木，天井主之。胸胁背相引而痛，呕吐不食，幽门主之。胸痹心痛，不得息，痛无常处，临泣主之。（《千金》

云：不得反侧。）

5.《医学纲目·卷之十六·心小肠部·卒心痛》

经云：邪客于足少阴之络，令人卒心痛，暴胀胸胁支满。无积者，刺然骨之前出血，如食顷而已。不已，左取右，右取左。病新发者，五日已。

6.《医学纲目·卷之十六·心小肠部·胸痛胸满》

胸痹引背，时寒，间使主之。

7.《医学纲目·卷之十七·心小肠部·诸见血门·吐血》

呕血，大陵及郄门主之。呕血上气，神门主之。心下有膈，呕血，上脘主之。呕血，肩急，胁下痛，口干，心痛，与背相引，不可咳，咳则肩痛，不容主之。

8.《医学纲目·卷之二十二·脾胃部·腹痛》

腹中常鸣，时上冲心，灸脐下。腹中肠鸣盈盈然，食不化，胁痛不得卧，烦热，泄糜，不嗜食，胸胁支满，喘息而冲，膈呕，心痛，及伤饱，身黄，骨瘦羸，章门主之。肠鸣相逐，不可倾倒，承满主之。肠鸣而痛，温留主之。饮食不下，腹中雷鸣，大便不节，小便赤黄，阳纲主之。

9.《医学纲目·卷之二·阴阳脏腑部·诊生死》

华佗：病人面青目白者，死。病人面青目黄者，五日死。病人着床，心痛短气，脾竭内伤，百日后愈。能起彷徨，因坐于地，其立倚床，能治此者，可谓神良。

夫病传者，心病先心痛，一日而咳（心火传肺金也），三日胁支痛（肺金传肝木也），五日闭塞不通，身痛体重（肝木传肺金也），三日不已死，冬夜半，夏日中。《灵枢》

谓之大气入脏，盖传之急者也。王注云：有缓传者，有急传者，缓者或一岁、二岁、三岁而死，其次或三月若六月而死，急者一日、二日、三日、四日或五六日而死，则此类也。王氏此言，甚能推广经意，然不能验日数者，但验病之次传，如心先病心痛，次传于肺，或咳或喘。次传于肝，或胁痛，或头眩。次传于脾胃，或闭塞不通，或身痛体重，或胀或泄。次传于肾膀胱，或少腹腰脊痛，胫酸，或背筋痛，小便闭。

## 十二、《脉症治方》

明·吴正伦撰，约成书于1558年。

《脉症治方·卷之二·湿门·诸痛》

丹溪云：心痛即胃脘痛。有热厥寒厥，大实死血食积痰虫之类。机要云：热厥心痛，身热足寒，甚则烦躁而吐，额自汗出，脉洪可汗，刺太溪昆仑；寒厥，心痛手足逆，通身冷汗，便溺清利，不渴，气脉微弱，可温，术附汤；厥逆心疼者，寒邪伤心包络也，良姜菖蒲辛热之剂主之；大实心痛，卒然发痛，大便或秘，久而注闷，心腹高起，按之则痛，不能饮食，可下，煮雄丸利之。

## 十三、《奇经八脉考》

明·李时珍撰，成书年代不详。

《奇经八脉考·阳维脉》

二维为病，越人曰：阳维、阴维者，维络于身，溢蓄不能环流，灌溉诸经者也。故阳维起于诸阳之会，阴维起于诸阴之交。阳维维于阳，阴维维于阴，阴阳不能自相维，则怅然失志，溶溶不能自收持。又曰：阳维为病苦寒热，阴维为病苦心痛。（溶溶，缓慢貌）。张洁古曰：卫为阳，主表，阳维受邪为病在表，故苦寒热；营为阴，主里，阴维受邪为病在里，故苦心痛。阴阳相维，则营卫和谐矣；营卫不谐，则怅然失志，不能自收持矣。

## 十四、《本草纲目》

明·李时珍撰，约成书于1578年。

《本草纲目·五脏五味补泻》

上寒则吐饮食痰水，胸痹，前后引痛，食已还出。

## 十五、《仁术便览》

明·张浩撰，约成书于1585年。

1.《仁术便览·卷一·胁痛》

调中顺气丸治三焦不和，水饮停积，胁下虚满，或时刺痛。又治心痛彻背，背痛彻心。

木香、白豆蔻、青皮、陈皮、三棱（各一两）、大腹子、半夏（各二两）、砂仁、槟榔、沉香（各五钱）。

上为末，水糊丸，每三五十丸，陈皮汤下。

2.《仁术便览·卷一·心脾痛》

烧脾散治心痛。

雄黄、芫花（醋炒）、乳香、延胡索，各三分，细末酒调下，立止。

一方，急心痛，诸方不效，此药有验。半夏、肉桂、草蔻、枳壳、砂仁、甘草、白芍、当归、紫苏、厚朴。

用飞盐一撮，姜三片水煎，食远温服。

## 十六、《松厓医径》

明·程玠撰，约成书于1600年。

1.《松厓医径·卷上·六经分属病症·肝部证治之图》

胁痛应心痛，木香顺气汤；腹胁虚胀，当归四逆汤加吴茱萸。

2.《松厓医径·卷下·心痛（二十一）》

心痛者，虽有九种，溯其由，则皆忧郁内伤，邪气外感，结聚痰饮，停于脾胃，溢于包络所致。其有寒气郁于胃口者，有热伤死血者，有食积者，有痰饮作痛者，须各宜辨之。其痛甚，手足青而冷者，名曰真心痛，此神去气竭，旦发夕死，夕发旦死。或六淫七情之所伤，五脏之气冲逆，其痛乍间乍甚成疹而不死者，名曰厥心痛。秘传加减调中汤。

苍术、厚朴、陈皮、甘草、枳实、桔梗、白茯苓、草豆蔻（建宁者佳）。

上细切，用水二盏，姜三片，煎一盏，去滓再入木香磨姜汁服。若寒痛者，脉必无力，加干姜、肉桂。若热痛者，脉必有力，加生姜汁炒黄连、黄芩、山栀。若食积痛者，加炒砂仁、草果、山栀。若痰饮作痛者，加半夏曲、瓜蒌仁。若日轻夜重者属死血，加当归尾、桃仁、红花、延胡索。

秘传加味枳术丸（治清痰、食积、酒积、茶积、肉积，在胃脘当心而痛及痞满恶心嘈杂呕吐等症)。

白术(三两),枳实(麦麸炒)、苍术(米泔水浸二宿)、猪苓(去皮)、麦面(炒)、神曲(炒)、半夏(汤泡透各一两),泽泻(去毛)、赤茯苓(去皮)、川芎、黄连(陈壁土炒去土)、白螺蛳壳(煅各七分),草豆蔻、砂仁(炒)、黄芩(陈壁土炒去土)、青皮(去白)、莱菔子(炒)、干生姜(各五钱),陈皮(去白)、香附子(童便浸)、瓜蒌仁、厚朴(姜汁制炒)、槟榔(各三钱),木香、甘草(各二钱)。若久病夹虚者,加人参、白扁豆、石莲肉各五钱。若吞酸者,加吴茱萸汤泡,寒月五钱,热月二钱五分,若时常口吐清水,加炒滑石一两,牡蛎粉五钱。

上为细末,用青荷叶泡汤浸,晚粳米捣粉作糊为丸,如梧桐子大,每服用七十丸,多至一百,清米饮汤送下。

秘传灵脂遏痛汤(治妇人血刺痛)。

当归(酒洗)、赤芍药、五灵脂(醋炒)、香附子(醋炒)、木香、艾叶(醋炒)、陈皮(去白)、半夏(香油炒)、枳壳、厚朴、苏梗、木通。

上细切,用水二盏,生姜三片,煎至一盏,去滓服。心痛者,于内伤方求之,治同,斯不重立。

## 十七、《针灸大成》

明·杨继洲撰,约成书于1601年。

1.《针灸大成·卷五·脏腑井荥输经合主治》

假令得浮洪脉,病人烦心,心痛,掌中热而哕,脐上有动气,此心病也。若心下满刺少冲(井),身热刺少府

（荥），体重节痛刺神门（输），喘嗽寒热刺灵道（经），逆气而泄刺少海（合）。

2.《针灸大成·卷一·针灸直指·刺禁论》

死期不可刺。岐伯曰：病先发于心，心痛，一日而之肺，咳；三日而之肝，胁支痛；五日而之脾，闭塞不通，身痛体重，三日不已，死。冬夜半，夏日中。

## 十八、《医便》

明·王三才撰，约成书于1587年。

《医便·卷三·沉麝丸》

仙方沉麝丸，治心痛腹痛气痛不可忍，三服除根。

没药、血竭、沉香、辰砂（各五钱，另研），麝香（三钱，另研），木香（一两）。

上各研为细末和匀，用甘草熬膏为丸，如芡实大，每服三丸，不拘时姜盐汤嚼下。妇人产后血气刺痛极效，若加当归、琥珀各一两，乳香五钱，名神仙聚宝丹，治心腹痛，及妇人血气腹痛，其效尤速，亲见服者永不再发。

## 十九、《证治准绳·类方》

明·王肯堂撰，约成书于1602年。

1.《证治准绳·类方·心痛胃脘痛》

拈痛丸（《奇效》，下同），治九种心痛。

五灵脂、蓬莪术（煨）、木香、当归（各等分）。

上为细末，炼蜜和丸，如梧桐子大，每服二十丸，食前，用橘皮煎汤送下。

2.《证治准绳·类方·消瘅》

化水丹（洁古），治手足少阴渴，饮不止，或心痛者。（《本事》治饮冷水多）

川乌（脐大者四枚，炮，去皮），甘草（炙，一两），牡蛎（生，三两），蛤粉（用厚者，炮，六两）。

上为细末，醋浸蒸饼为丸，每服十五丸，新汲水下。心痛者，醋汤下，立愈。饮水一石者，一服愈。海藏云：此药能化停水。

3.《证治准绳·类方·水肿》

海蛤丸（丹溪），治痰饮心痛。

海蛤（烧为灰，研极细，过数日火毒散用之）、瓜蒌仁（带瓤同研）。

以上海蛤入瓜蒌内，干湿得所，为丸，每服五十丸。

## 二十、《寿世保元》

明·龚廷贤撰，约成书于1615年。

《寿世保元·卷五·心胃痛》

论急心痛，元灵散。

五灵脂（去砂石）、延胡索（炒）、莪术（火煨）、良姜（炒）、当归（各等份）。

上为末，每服二钱，热醋汤送下，一论诸心气痛不可忍者。

## 二十一、《类经》

明·张介宾撰，约成书于1624年。

1.《类经·二十一卷·针刺类·刺心痛并虫瘕蛟》

五脏逆气，上干于心而为痛者，谓之厥心痛。

2.《类经·三十卷·会通类·疾病》

邪客于足少阴之络，令人卒心痛暴胀，胸胁支满。邪在心，则病心痛善悲，时眩仆。（针刺二十五）数则烦心，涩则心痛。（脉色二十一）

3.《类经·七卷·经络类·十五别络病刺》

手心主之别，名曰内关，去腕二寸，出于两筋之间，循经以上系于心包，络心系。实则心痛，虚则为头强，取之两筋间也。（手厥阴之络名内关，在掌后去腕二寸两筋间，别走手少阳者也，此经系心包，络心系，又去耳后，合少阳完骨之下。故邪实则心痛，虚则头强不利也。皆取内关以治之）

手心主实则心痛，虚则为头强。

## 二十二、《医学入门》

明·李梴撰，约成书于1624年。

1.《医学入门·内集·卷一·诊脉·杂病脉法》

阳微虚在上焦，所以胸痹痛，心痛者，脉阴弦故也。胸痹之病，喘息咳唾，胸痹痛短气，寸口脉沉而迟，关上小紧而数。

2.《医学入门·内集·卷一·脏腑·脏腑条分》

冷证即真心痛。手足俱冷，痰壅，乃水克火，必死。心冷证：为吐酸手足冷心痛者，肝肾冷入心，不治；为痰冷吐泻者，脾冷入心也；为悲思不乐者，肺冷入心也。.

3.《医学入门·内集·卷一·经络·奇经八脉》

维，持也。阳维，持诸阳；阴维，持诸阴。阴阳不相继，则怅然失志，不能自收拾主持其身。故阳维病属表多寒热，阴维病属里多心痛。

阳维之病苦寒热，阴维之病苦心痛。阳跷之病，阳急而狂奔；阴跷之病，阴急而足直。冲病则气逆而里急，督病则脊强而折厥，任病则男疝而女带瘕，带病则腹胀满而腰溶溶，其冲任二经，是又妇人乳血月候之所从出。（男女之异，正在此处。）奇经之脉其如是乎！

4.《医学入门·外集·卷四·杂病提纲·内伤》

胸膈痞塞，枳梗汤；胸痹气塞，枳橘汤；浮肿，木香流气饮；大便难，三和散、四磨汤、秘传降气汤；燥者，麻子仁丸；热者，小承气汤；如壮盛人，气闭胸满，百药不效者，五香连翘汤；小便闭者，五苓散。

5.《医学入门·内集·卷一·诊脉·脏腑六脉诊法》

沉紧乃肾水逆上乘心，谓之贼邪，必发真心痛如刺，必死无疑。

## 二十三、《丹台玉案》

明·孙文胤撰，约成书于1636年。

《丹台玉案·卷之三·心痛门》

补心汤，治心气虚耗不能藏血以养心。故心痛四肢厥冷。当归、生地（各四钱），白芍、延胡索、乌药、丹皮、远志、茯神（各一钱），龙眼肉五枚，煎服。

## 二十四、《景岳全书》

明·张景岳撰，约成书于1624年。

《景岳全书·卷之五十四·古方八阵》

丁香止痛散，治心痛不可忍。

丁香（半两），良姜（二两），茴香（炒）、甘草（各两半）。

上为细末，每服二钱，不拘时沸汤点服。

## 二十五、《诊家正眼》

明·李中梓撰，约成书于1642年。

1.《诊家正眼·卷一·奇经八脉》

阳维脉，尺内斜上至寸。［按］阳维脉起于诸阳之会，发于足外踝下一寸五分，循膝，上髀厌，抵少腹，循头入耳，至本神而止。叔和曰：苦肌肉痹痒，皮肤痛，下部不仁，汗出而寒，癫仆羊鸣，手足相引，甚者不能言。洁古曰：卫为阳，主表，阳维受邪，为病在表，故作寒热；营为阴，主里，阴维受邪，为病在里，故苦心痛。阴阳相维，则营卫和谐；营卫不谐，则怅然失志，不能自收持矣。（髀音皮，外踝下一寸五分申脉穴）

2.《诊家正眼·卷二·迟脉》

迟脉（阴），体象，迟脉属阴，象为不及；往来迟慢，三至一息。主病，迟脉主脏，其病为寒。寸迟上寒，心痛停凝。关迟中寒，癥结挛筋。尺迟火衰，溲便不禁；或病腰足，疝痛牵阴。兼脉，有力积冷，无力虚寒。浮迟表冷，沉迟里寒。迟涩血少，迟缓湿寒，迟滑胀满，迟微难安。

3.《诊家正眼·卷二·涩脉》

涩脉（阴），体象，涩脉蹇滞，如刀刮竹；迟细而短，三象俱足。主病，涩为血少，亦主精伤。寸涩心痛，或为怔忡。关涩阴虚，因而中热。右关土虚，左关胁胀。尺涩遗淋，血痢可决，孕为胎病，无孕血竭。兼脉，涩而坚大，为有实热。涩而虚软，虚火炎灼。

## 二十六、《本草蒙筌》

明·陈嘉谟撰，约成书于1565年。

1.《本草蒙筌·卷之一·草部上·远志》

远志

小草苗叶之名，古方曾用获效。除胸痹心痛气逆，（《范汪方》治此证有小草丸。）禁虚损梦魇精遗。

2.《本草蒙筌·卷之二·草部中》

草蒿

味苦，气寒，无毒。山谷川泽，随处有生。叶实根茎并堪入药，春夏采用茎叶为宜。入童便熬膏，退骨蒸劳热。生捣烂绞汁，却心痛热黄。

3.《本草蒙筌·卷之三·草部下》

卫矛

味苦，气寒，无毒。深山谷多产，平陆地绝无。茎类柏皮褐黄，叶似山茶青绿。干有三羽，状似箭翎。削取皮羽阴干，拭净赤毛酥炙。（一说只使箭头，每两用酥一分，缓炒酥尽为度）任煎汤液，专治女科。能堕妊娠，善疗血气，遣邪祟，杀蛊毒，破癥结，通月经。腹满汗出立瘳，崩中下漏即止。消皮肤风肿，去腹脏白虫。产后心绞痛殊功，恶疰卒暴心痛捷效。

4.《本草蒙筌·卷之四·木部》

干漆

味辛、咸，气温。属金，有水与火。治女人疝瘕瘕坚，不通经脉。续筋骨及填髓脑，消瘀血专主绝伤。痞结腰痛可驱，血气心痛能止。

槟榔

味辛、苦，气温。味厚气薄，降也，阴中阳也，无毒。逐水谷，阴痰癖，止心痛，杀三虫。治后重如神，坠诸气极下。专破滞气下行，若服过多，又泻胸中至高气也。

芜荑

主五内邪气，杀寸白三虫。化食除肠风，逐冷止心痛。散皮肤骨节风湿，疗痔瘘疥癣疮痍。

杉材

味辛，气微温，属金，有火，阳也，无毒。江南深山，多有栽植。株类松大而劲直，叶附枝生若刺针。凌冬不凋，随时收采。煎服，主心腹胀痛及卒暴心痛殊功；淋洗，疗风疹痒疮并延片膝疮立效；节煮浸，捋脚气肿痛；菌煎吞，治心肺卒疼。（生老杉木上者。）

5.《本草蒙筌·卷之五·谷部》

粳米

又陈廪米味兼咸、酸。即粳米贮仓廪年深，致性缓，调脾胃效捷。易消化，频止泄利，多滋润意解渴烦。下气延年，开胃进食；若蒸作饭和醋，能封肿毒立瘥；研汁下咽，去卒心痛。

6.《本草蒙筌·卷之六·菜部》

甜瓜

花治心痛。

7.《本草蒙筌·卷之七·果部》

荔枝肉

核煅存性酒调，治卒心痛疝痛。

8.《本草蒙筌·卷之八·石部》

东壁土

铸钟黄土研酒服，卒心痛，疰忤恶气者殊功。

## 二十七、《古今医鉴》

明·龚信撰，成书年代不详。

1.《古今医鉴·卷之一·病机》

厥心痛者，客寒犯胃，手足温者，温散即已；真头痛者，入连于脑，爪甲黑者，危笃难医。

2.《古今医鉴·卷之二·中风》

背心痛，合行气香苏散，加苍术、半夏、茯苓。

3.《古今医鉴·卷之四·伤食

心痛，菖蒲汤下。

凡心痛以物柱按则痛止者，夹虚也，以二陈汤加炒干姜和之。

4.《古今医鉴·卷之十·心痛》

凡心痛因平日喜食热物，所以致流于胃口作疼痛，用桃仁承气汤下之，若轻者用韭汁、桔梗能提气，血药中兼用之。

仓卒散（秘方）。

山栀仁（炒黑，五钱）。

上锉一剂，生姜三片，煎服。一方加川芎一钱，尤妙。一方单用栀子炒，为末，每服二三匙。心痛、腹痛姜汤调下；痢作肚痛，黄酒调下；四肢浮肿，米饮调下；小便淋沥，白汤调下。

平气散（刘孟门传），治心痛。

苍术（一钱五分），栀子（一钱五分），当归（一钱），青皮（一钱），陈皮（一钱），枳壳（一钱），木香（一钱，临熟时入木香再煎），甘草（三分）。

上锉一剂，生姜三片，水一大碗，煎至七分，通口服。

四圣散（段千户传），治心痛、肚腹痛，阴证绞肠痧神效。

五灵脂（炒出烟）、桃仁（面炒黄色，去皮尖）、草乌（水泡，一日一换，浸七日，去皮尖，切作片，用新瓦焙干，各用一两），青黛（二钱，入药八钱，为末）。

上为末，酒糊为丸，如梧桐子大，每服十五丸，或十七丸，用艾叶七片炒出烟，陈酒一盅，入锅去艾，温艾汤送下。

一用仓卒散，治气自腰腹间攻心，痛不可忍，腹中冰冷自汗，如洗手足，挛急厥冷。

山栀子（大者四十九个，连皮捣烂炒），大附子（一枚，泡，去皮）。

上为末，每服二钱，酒煎八分温服。

心红散（徐蓟川传），治心痛气痛，及治孕妇心痛。

银朱、鸡粪（炒焦干，为末）。

上二味，各等份，和一处，每服一钱，熟黄酒调服，即出冷汗立止。

治一切心腹胸腰背疼痛和锥刺（秘方）。花椒为细末，醋和为饼，贴痛处，上用艾捣烂铺上，发火烧艾，痛即止。

脉沉弦细动，皆是痛症。心痛在寸，腹痛在关，下部在尺，脉象显然。坚实不大便者下之，痛甚者脉必伏。阳微阴弦短而涩者，皆心痛也。脉沉细而迟者，易治；浮大弦长，皆难治。

## 二十八、《类经图翼》

明·张介宾撰，约成书于1624年。

1.《类经图翼·卷六·经络（四）·手太阴肺经穴》

侠白，在天府下，去肘上五寸动脉中。手太阴之别。刺四分，留三呼，灸五壮。主治心痛气短，干呕烦满。

尺泽，在肘中约文上，屈肘横文，筋骨罅中动脉。手太阴所入为合，肺实泻之。刺三分，留三呼，灸三壮、五壮。甄权云：臂屈伸横文间筋骨罅中，不宜灸。主治呕吐上气，喉痹鼓颔，心烦身痛不得汗，舌干咳唾脓血，心痛气短，肺积息贲，痎疟汗出，中风肩背痛，洒淅寒热，风痹肘挛，四肢肿痛不得举，胁痛腹胀，小便数溺色变，遗失无度，面白善嚏，悲愁不乐，及小儿慢惊风，可灸一壮。

太渊，在手掌后陷中，手太阴所注为俞，即原也。脉会太渊，每日平旦寅时，脉从此始，故一难曰：寸口者脉之大会。刺二分，留二呼，灸三壮。主治胸痹气逆，咳嗽呕哕，饮水肺胀，喘息不休，噫气咳血，心痛咽干，烦躁狂言，不得卧，目痛生翳赤筋，口癖，缺盆痛，肩背痛引臂髆，溺色变，遗失无度。

2. 《类经图翼·卷六·经络（四）·足阳明胃经穴》

不容，在第四肋端，幽门旁一寸五分，去中行二寸，对巨阙。甲乙经曰：去任脉二寸，至两肘端相去四寸。按甲乙经曰：腹自不容以下至气冲二十四穴，夹幽门两旁各一寸五分。诸书皆同。及考幽门则止去中行五分，是不容以下诸穴当去中行二寸，而诸云三寸者非，今悉改为二寸。刺五分，灸五壮。主治腹满痃癖，胸背肩胁引痛，心痛唾血，喘嗽呕吐痰癖，腹虚鸣不嗜食，疝瘕。

丰隆，在外踝上八寸，下廉胻骨外廉陷中。足阳明络，别走太阴。刺三分，灸三壮。主治头痛面肿，喉痹不能言，风逆癫狂，见鬼好笑，厥逆，胸痛如刺，大小便难，怠惰，腿膝酸痛，屈伸不便，腹痛肢肿，足清寒湿。太乙歌云：兼上脘，刺心疼呕吐，伤寒吐蛔。玉龙赋云：兼肺俞，治痰嗽。又云：合涌泉、关元，可治尸劳。席弘赋云：专治妇人心痛。

3. 《类经图翼·卷六·经络（四）·足太阴脾经穴》

腹结（一名腹屈），在大横下一寸三分，去腹中行三寸半。刺七分，灸五壮。主治咳逆，绕脐腹痛，中寒泄利，心痛。

4.《类经图翼·卷六·经络（四）·手少阴心经穴》

灵道，在掌后一寸五分，一曰一寸，手少阴所行为经。刺三分，灸三壮。主治心痛悲恐干呕，瘛疭肘挛，暴喑不能言。

阴郄（一曰手少阴郄），在掌后脉中，去腕五分，当小指之后。刺三分，灸三壮。主治鼻衄吐血，失音不能言，霍乱胸中满，洒淅恶寒，厥逆惊恐心痛。

神门（一名兑冲，一名中都），在掌后锐骨端陷中，当小指后，手少阴所注为俞。刺三分，留七呼，灸三壮，一云七壮。炷如小麦。主治疟疾心烦，欲得冷饮，恶寒则欲就温，咽干不嗜食，惊愦心痛少气，身热面赤，发狂喜笑，上气呕血吐血，遗溺失音健忘，心积伏梁，大人小儿五痫证，手臂挛掣。

少冲（一名经始），在手小指内侧端，去爪甲角如韭叶，手少阴所出为井。刺一分，留一呼，灸一壮，一曰三壮。主治热病烦满，上气，心火炎上，眼赤，血少呕吐血沫，及心痛冷痰少气，悲恐善惊，口热咽酸，胸胁痛，乍寒乍热，臑臂内后廉痛，手挛不伸。

5.《类经图翼·卷七·经络（五）·足太阳膀胱经穴》

厥阴俞，在四椎下，去脊中二寸，正坐取之。（此穴出山眺经，甲乙经无。）刺三分，灸七壮。主治咳逆牙痛，心痛结胸，呕吐烦闷。千金云：主胸中膈气，积聚好吐，灸随年壮。

膈俞，在七椎下，去脊中二寸，正坐取之，为血之会。刺三分，留七呼，灸三壮，一云灸至百壮。主治心痛周痹，膈胃寒痰暴痛，心满气急，吐食反胃，痃癖五积，气块血块，咳逆，四肢肿痛，怠惰嗜卧，骨蒸喉痹，热病汗不出，食不下，腹胁胀满。

魂门，在九椎下，相去脊中各三寸半陷中，正坐取之。刺五分，灸三壮。主治尸厥走注，胸背连心痛，食不下，腹中雷鸣，大便不节，小便黄赤。此穴主泄五脏之热，与五脏俞同。

6.《类经图翼·卷七·经络（五）·足少阴肾经穴》

涌泉（一名地冲），在足心陷中，屈足卷指宛宛中，足少阴所出为井。刺三分，留三呼，灸三壮。主治尸厥面黑，喘咳有血，目视无所见，善恐，心中结热，风疹风痫，心痛不嗜食，男子如蛊，女子如妊，咳嗽气短，身热喉痹，目眩颈痛，胸胁满，小腹痛，肠癖泄泻，霍乱，转胞不得尿，腰痛大便难，转筋，足胫寒痛，肾积奔豚，热厥五指尽痛，足不践地。

幽门（一名上门），夹巨阙两旁各五分，陷者中，冲脉足少阴之会。刺五分，灸五壮。主治胸中引痛，心下烦闷，逆气里急，支满不嗜食，数咳干哕，呕吐涎沫，健忘，泄利脓血，少腹胀满，女子心痛逆气，善吐食不下。

7.《类经图翼·卷七·经络（五）·手厥阴心包络经穴》

曲泽，在肘内廉横文陷中，筋内侧动脉，屈肘得之，手厥阴所入为合。刺三分，留七呼，灸三壮。主治心痛善惊，身热烦渴，臂肘摇动掣痛不可伸，伤寒呕吐气逆。

郄门，在掌后去腕五寸，手厥阴郄。刺三分，灸五壮。

主治呕血衄血，心痛呕哕惊恐，神气不足，久痔。

间使，在掌后三寸，两筋间陷中，手厥阴所行为经。刺三分，留七呼，灸五壮。主治伤寒结胸，心悬如饥，呕沫少气，中风气塞昏危不语，卒狂，胸中憺憺，恶风寒，霍乱干呕，腋肿肘挛，卒心痛，多惊，咽中如鲠，妇人月水不调，小儿客忤久疟。可灸鬼邪，随年壮。

劳宫（一名五里，一名掌中），在掌中央动脉，屈无名指取之，手厥阴所溜为荥。刺二分，灸三壮。主治中风悲笑不休，热病汗不出，胁痛不可转侧，吐衄噫逆，烦渴食不下，胸胁支满，口中腥气，黄疸手痹，大小便血热痔。通玄赋云：能退胃翻心痛。

中冲，在手中指端，去爪甲如韭叶陷中，手厥阴所出为井。刺一分，留三呼，灸一壮。主治热病汗不出，头痛如破，身热如火，心痛烦满，舌强痛，中风不省人事。

8.《类经图翼·卷七·经络（五）·手少阳三焦经穴》

支沟（一名飞虎），在腕后三寸，两骨间陷中，手少阳所行为经。刺二分，留七呼，灸七壮。主治热病汗不出，肩臂酸重，胁腋痛，四肢不举，霍乱呕吐，口噤暴喑，鬼击卒心痛，产后血晕，不省人事，凡三焦相火炽盛，及大便不通，胁肋疼痛者，俱宜泻之。

9.《类经图翼·卷八·经络（五）·足少阳胆经穴》

临泣，在足小指次指本节后间陷中，去侠溪一寸五分，足少阳所注为俞。刺二分，留五呼，灸三壮。主治胸满气喘，目眩心痛，缺盆中及腋下马刀疡，痹痛无常，厥逆，痎疟日西发者，淫泺胻酸，洒淅振寒，妇人月经不利，季胁支满，乳痛。

10.《类经图翼·卷八·经络（五）·足厥阴肝经穴》

大敦，在足大指端，去爪甲如韭叶及三毛中，一云内侧为隐白，外侧为大敦，足厥阴所出为井。刺二分，留十呼，灸三壮。主治卒心痛汗出，腹胀肿满，中热喜寐，五淋七疝，小便频数不禁，阴痛引小腹，阴挺出，血崩，尸厥如死。病左取右，病右取左。孕妇产前产后，皆不宜灸。一云凡疝气腹胀足肿者，皆宜灸之，以泻肝木，而脾胃之土自安。

11.《类经图翼·卷八·经络（六）·任脉穴》

建里，在脐上三寸，中脘下一寸。刺五分，留十呼，灸五壮，一云宜针不宜灸，孕妇尤忌之。主治腹胀身肿，心痛上气，肠鸣呕逆不食。膻中（一名元儿，一名上气海），在玉堂下一寸六分，横两乳间陷中，仰卧取之。禁刺，灸七壮。

千金云：胸痹心痛，灸百壮。上气咳逆，灸五十壮。

12.《类经图翼·卷九·经络（七）·奇经八脉·奇经总论》

阴维维于阴，其脉起于诸阴之交，若阴不能维于阴，则怅然失志。其脉气所发者，阴维之郄，名曰筑宾，与足太阴会于腹哀、大横，又与足太阴厥阴会于府舍、期门，与任脉会于天突、廉泉，此阴维脉气所发，凡十二穴。难经曰：阴维为病苦心痛。

13.《类经图翼·卷十·经络（八）·奇俞类集》

通谷，在乳下二寸。千金云：心痛，恶气上胁痛，急灸五十壮。

小儿唇紧，灸虎口，男左女右，七壮，又兼灸承浆三壮。又治烦热头疼，刺虎口三分。又治心痛，灸两虎口白肉际，七壮。

14.《类经图翼·卷经附冀卷四·附针灸诸赋·玉龙赋》

上脘中脘，治九种之心痛；赤带白带，求中极之异同。

## 二十九、《鲁府禁方》

明·龚廷贤撰，约成书于1594年。

《鲁府禁方·卷二·寿集·心痛》

红玉散　生白矾（九钱），朱砂（一钱）共研细，每服钱抄一字，温水调下即止。

治急心痛，旧笔头三个烧灰，作一服，白滚汤调下，立止。

独步散，治心腹暴痛不可忍，神效。

紫色香附三钱为末，热黄酒调下。

治心疼方，用兔血和荞面为丸，如弹子大。每服一丸，捶碎，热黄酒送下，立止。

碧玉丸，治心胃刺痛，其效如神。

生白矾　枯白矾。

上等份为末，稀糊丸如樱桃大。每四丸，烧酒下，立止。

治心疼，椰瓢（用荞面包裹，烧面去烟为度，多用些）、磁石（少许）、青盐（少许）。

上共研为细末，每服七分，或一钱，黄酒调下。

心疼方。

槐子（炒黄色，一两），古石灰（炒黄色，一两）。

上共为细末，每服一钱，黄酒或温水送下，效。

## 三十、《明医指掌》

明·皇甫中撰，成书年代不详。

1.《明医指掌·卷一·病机赋》

厥心痛者，客寒犯胃，手足和者，温散而已。胃脘当心而痛，非心痛，故曰“厥”。若客寒犯胃，手足和温，寒不太甚也，草豆蔻丸发散即已；若真心痛者，其痛甚，手足寒至节，则死矣。

2.《明医指掌·卷六·心痛证四》

世人患真心痛者极少。真心痛者，平素原有痰，卒然大痛如割，入于无声，汗出不休，舌强无言，手足厥冷，此疾一作，死在旦夕。针灸之所不施，药力之所未及，患之者十无一生。盖寒邪直中心经，君火不能抗敌故也。今之患心痛者，乃胃脘与心包络痛耳。若痛极如咬，时吐清水，面清白，少光彩者，为虫头上攻；痛时如有物阻碍，累累不得下，为胃脘停食；痛时嘈杂不宁，如饥如饱，怏怏欲吐，吐即稍宽，为痰饮停积；痛时隐隐闷结，胸臆相引，得嗳觉宽，为忧郁所致；痛时欲近暖处，饮热酒即解，为寒客心包络。痛时自上而下，自闻唧唧有声，搔抓无措，眠坐不稳，心下如刮，上连胸臆，乃积血不消，为火所载，不可认以为虫而投以虫剂也。心痛微急，痛甚伏入。阳微阴弦，或短又数。紧实便难，滑实痰积。心痛引背，脉微而大，寸沉而迟，关紧数锐。

## 三十一、《卫生易简方》

明·胡濙撰，约成书于1410年。

《卫生易简方·卷之三·心痛》

治卒心痛，用龙胆草四两，酒三升，煎一升半，顿服。又方：用姜黄一两，桂穰三两，为末，醋调一钱匕服。

治急心痛、胃痛，用五灵脂去沙石、延胡索炒去皮、蓬莪术煨、良姜炒、当归去芦洗等份为末，每服二钱，热醋汤调下，不拘时。

治卒心痛，干姜为末，米饮调一钱匕服。又方：用东引桃枝一握，锉细。酒一升，煎半升，顿服。

治卒心痛并血气痛，用青木香醋研服。

治心痛，用乌贼鱼骨醋磨服之。

治卒心痛，用麋角截破炙黄为末，酒调三钱匕服。

治急心痛，牙关紧闭，用隔年老葱白三五根，去皮须，叶擂为膏。斡开口，以银铜匙将葱膏灌入喉中，用香油四两送下，其人即苏。少时将腹中所停虫病化为黄水，微利为佳，除根永不再发。

治卒心痛，用马芹子为末，醋调方寸匕服即瘥，炒食之，令人得睡。

## 三十二、《玉机微义》

明·徐彦纯撰，约成书于1396年。

1. 《玉机微义·卷十三》

宣明神砂一粒丹，治一切厥心痛。

附子（炮）、郁金、姜红（各半两）。

上为末，醋面糊丸如酸枣大，以朱砂为衣，每服一丸，男子酒下，妇人醋汤下，按以上出少阴例药也。

济生加味七气汤，治七气为病及外感风寒为心痛。

半夏（五两），桂、延胡索（炒各一两），人参、甘草（各半两），乳香（三钱）。

上咀，每四钱入姜煎，按以上太阴例药也。

机要藁本汤，治大实心痛，大便已利，宜此服之。

藁本（半两），苍术（一两）。

上为粗末，水煎服，按此足太阴太阳药也。

大陷胸汤，治热结胸中，脉沉而紧，心下痛按之石硬。

大黄（六钱），芒硝（半合），甘遂（一分）。

上先煮大黄，后下硝遂末取温服，按此阳明例药也。

瑞竹堂方应痛丸，治心气痛不可忍者。好茶末（四两），棟乳香（二两）。上为末，用腊月兔血和丸，如鸡头大，每服一丸，温醋汤下，按此二方少阴经药也。

元戎厚朴丸，治大实心痛。方见积聚门，百一选方姜橘丸，治中酒恶心，心脾痛呕逆。生姜（一斤青盐一两淹一宿）、青皮、砂仁、木香（各三分），莪术（一两），甘草（炙）、陈皮（一两半）。上末炼蜜丸，杵千下，丸如樱桃大，每丸盐汤下。

2.《玉机微义·卷三十三》

三因仓卒散，治气自腰腹间攻心挛急，痛不可忍，腹中冷，白汗如洗，手足冷。

山栀（四十九个连皮烧半过），附子（一个炮去皮脐）。

上为末，每二钱，酒一盏，入盐少许煎温服。

## 三十三、《订正太素脉秘诀》

明·张太素撰，成书年代不详。

《订正太素脉秘诀·卷上·五脏见迟脉者主病》

心部迟，主小便频数，心痛呕水，怔忡多状，伏梁肠痛。

## 三十四、《秘传证治要诀及类方》

明·戴元礼撰，成书年代不详。

1.《秘传证治要诀及类方·卷之五·诸痛门·膈痛》

膈痛与心痛不同。心痛则在歧骨陷处，本非心痛，乃心支别络痛耳。膈痛，则痛横满胸间，比之心痛为轻，痛之得名，俗为之称耳，诸方称为嘈杂、烦躁、惊悸痰饮证也。五苓散，利心小肠之热，恐非其对，不若用四物汤、十全大补汤，去桂生血而益阴，此亦非水制火之义。亦有病瘥，呷姜汤数口，或进干姜剂而愈，此膈上停寒，中有服饮，见半热则消。

2.《秘传证治要诀及类方·卷之五·诸痛门·心脾痛》

若积冷而痛者，宜手拈散。酒调下，于内加官桂等份，仍以越脾汤，铁刷汤佐之。或用苏合香丸，姜汁和酒调开热服，前后心痛，亦可用。

若服温药不效者，痛愈甚，宜微利其大便，量虚实，先进神保丸，以利为度，继进加味七气汤，若因饮食冷物而痛者，宜调气散，和越脾汤。

### 三十五、《医方集宜》

明·丁凤撰，成书年代不详。

《医方集宜·卷之五·心腹痛门·治方·指迷七气汤》

治七情气结心痛呕逆。

蓬莪术、三棱、陈皮、藿香、甘草、官桂、青皮、香附子、益智仁、桔梗。水二盅姜三片煎八分不拘时服。

## 第四节　清代及同时期文献汇编

### 一、《本草崇原》

张志聪、高世栻撰，约成书于1674年。

1.《本草崇原·卷上·本经上品·

槐花

槐花（附），气味苦平，无毒。主治五痔，心痛，眼赤，杀腹脏虫，及皮肤风热，肠风泻血，赤白痢。（《日华本草》附。）

2.《本草崇原·卷中·本经中品》

百合

气味甘平，无毒。主治邪气腹胀心痛，利大小便，补中益气。百合色白属金，味甘属土，昼开夜合，应天道之昼行于阳，夜行于阴，四向六合，应土气之达于四旁。主治邪气腹胀心痛者，邪气下乘于脾，则地气不升而腹胀；

邪气上乘于肺，则天气不降而心痛。盖腹者脾之部，肺者心之盖也。利大小便者，脾气上升，肺气下降，则水津四布，糟粕运行矣；补中者，补脾；益气者，益肺也。

3.《本草崇原·卷下·本经下品》

桔梗

桔梗治少阳之胁痛，上焦之胸痹，中焦之肠鸣，下焦之腹满。又，惊则气上，恐则气下，悸则动中，是桔梗为气分之药，上中下皆可治也。

天南星

气味苦温，有大毒。主治心痛寒热，结气积聚，伏梁，伤筋萎拘缓，利水道。

## 二、《石室秘录》

清·陈士铎撰，约成书于1687年。

1.《石室秘录·卷一（礼集）·偏治法》

天师曰：偏治者，乃一偏之治法。譬如人病心痛，不治心而偏治肝；譬如病在上，而偏治下；譬如病在右，而偏治左；譬如病在四肢手足，而偏治其腹心也。

心痛，人以为病在心也，不知心乃神明之宰，一毫邪气不可干犯，犯则立死。人病心痛，终年累月而不愈者，非心痛也，乃包络为心之膜，以障心宫，邪犯包络，则心必痛。包络名为膻中，乃心之臣也。相为贼所攻，君有不振恐者乎？臣辱则君忧，此心之所以痛而不宁也。然则宜治包络，何以必责之肝也？

肝属木，包络属火，肝木生心火，治其肝木之寒，则心火有养，而包络之寒邪自散。况肝木之气既温，生心之余，必能来生包络，故不必救包络，而必先救肝。肝木得寒，则涩而不舒，散肝中之邪，即所以散包络之邪也。方用苍术二钱，白芍五钱，当归一两，肉桂一钱，良姜一钱，水煎服。(〔批〕定痛至圣丹)

2.《石室秘录·卷二（乐集）·急治法》

岐天师曰：实未传。孙真君有治心痛方。

贯众三钱，乳香末二钱，白芍三钱，炒栀子三钱，甘草五分，水煎服。一剂即止痛，此方专治火痛也，治呼号口渴者神效。

3.《石室秘录·卷三（射集）·单治法》

天师曰：单治者，各经有病，而单治一病也。如人病身痛，又双手痛，又两足痛，腹痛，心痛者是。此等症，如单治其一经，是此病先愈，而后一症一症治之也。论此症满身上下中央俱病矣，当先治肝为主，肝气一舒，则诸症自愈，不可头痛救头，脚痛救脚也。方用柴胡一钱，白芍五钱，茯苓五钱，甘草一钱，陈皮一钱，当归二钱，苍术二钱，薏仁五钱，栀子一钱，水煎服。(〔批〕加减逍遥散。)此方逍遥散之变方也，单治肝经之郁，而又加去湿之品。盖诸痛皆属于火，而两足之痛又兼有湿气作祟。方中用栀子以清火，用薏仁以去湿，故虽治肝经之一经，而诸经无不奏效也。此单治之神，更妙于兼治，人知之乎。

4.《石室秘录·卷三（射集）·双治法》

天师曰：双治者，一经有疾，单治一经不足，而双治二经始能奏效，故曰双治。如人病心痛，不可止治心痛，必须兼治肝；如人胃吐，不可单治胃，而兼治脾；如人肺嗽，不可单治肺，而兼治肾是也。病心致痛，理宜治心，而今不治心者何也？盖心气之伤，由于肝气之不足，补其肝，而心君安其位矣。方用白芍五钱，当归五钱，有火加栀子三钱，无火加肉桂二钱，水煎服，（〔批〕心肝双解饮）疼立止。盖芍药平肝又能生肝之血，与当归同用，更有奇功；栀子、肉桂皆是清肝助肝之神品，肝气即平，则心气亦定。子母有关切之谊，母安而子未有不安者，此心肝两治之妙法也。

5.《石室秘录·卷五（书集）·近治法》

天师曰：近治者，一时猝来之病而近治之也。如一时眼花猝倒，不省人事，一时心痛暴亡，一时腹痛，手足青而欲死者是也。此等之症如风雨骤至，如骏马奔驰，不可一时止遏，不可少缓，须臾以治之也。眼花猝倒，非中于恶，则中于痰，然中恶中痰，实可同治。盖正气之虚，而后可以中恶，中气之馁，而后可以痰迷，然则二症皆气虚之故。故补其气，而中气正气自回，或加以祛痰之品，逐邪之药，无有不奏功顷刻者。方用人参三钱，白术五钱，附子一钱，半夏一钱，南星一钱，陈皮一钱，白薇一钱，水煎服。（〔批〕消恶汤）下喉即愈。此方妙在补气之药多于逐痰祛邪。中气健于中，邪气消于外，又何惧痰之不速化哉。

心痛暴亡，非寒即火。治火之法，止消二味。用炒栀子五钱，白芍五钱，煎汤服之。（〔批〕自焚急救汤）下喉即愈。治寒之药，必须多加。方用人参三钱，白术五钱，肉桂一钱，附子一钱，甘草一钱，白芍三钱，熟地一两，山茱萸四钱，良姜一钱，水煎服，（〔批〕消冰散）二方各有深意，前方因火盛而泻以肝木也，后方因大寒而补肾气也，多寡不同，而奏功之神则一耳。

心痛方，治有火者神效。

贯众三钱，白芍三钱，栀子三钱，甘草二钱，水煎服。（〔批〕止痛仙丹）一剂即止痛。

6.《石室秘录·卷六（数集）·中寒门》

阴寒直中肾经，心痛欲死，呕吐不纳食，下利清水，本是不治之病。盖寒邪犯心、而脾胃将绝、急不可待时，此时觅药，缓不济事，速用针刺心上一分，出紫血少许，然后用逐寒返魂汤救之。

人参一两，良姜三钱，附子五钱，茯苓五钱，白术三两，丁香一钱。此方专入心以逐祛，返元阳于顷刻，心若定而诸邪退走，脾胃自安，不至上下之逆，庶可重生，否则因循观望，必至身死矣。

7.《石室秘录·卷六（数集）·中暑门》

中暑猝倒，心痛欲死者，不治之症也。暑气最热，而心乃火宫，以火入火，何以相犯而竟至心痛欲死也。不知心火，君火也；暑火，邪火也。邪火凌心，与邪水浸心，原无彼此之异。故寒暑之气不犯则已，犯则未有不猝然心痛者也。心君至静，有膻中之间隔，犯心者犯膻中也。邪犯膻中，便猝然心痛，此时即以祛暑之药，直引入膻中，则暑散火退，而心君泰然也。方用散暑救心汤。

青蒿一两，黄连三钱，人参三钱，茯神五钱，白术三钱，香薷一钱，藿香五钱，半夏一钱，水煎服。一剂而痛即止。此方神效者，妙在青蒿同用，直入膻中，逐暑无形，所以止痛如响耳。

8.《石室秘录·卷六（数集）·内伤门》

心痛之证有二。一则寒气侵心而痛，一则火气焚心而痛。寒气侵心者，手足反温；火气焚心者，手足反冷，以此辨之最得。寒痛与火痛不同，而能死人则一。吾传二方，一治寒，一治热，无不效应如响。治寒痛者，名散寒止痛汤。良姜三钱，肉桂一钱，白术三钱，甘草一钱，草乌一钱，苍术三钱，贯众三钱。水煎服。此方妙在用贯众之祛邪，二术之祛湿，邪湿去而又加之散寒之品，自然直中病根，去病如扫也。治热痛者，名泻火止痛汤。炒栀子三钱，甘草一钱，白芍二两，半夏一钱，柴胡一钱，水煎服。此方妙在用白芍之多，泻水中之火，又如栀子直折其热，而柴胡散邪，半夏逐痰，甘草和中，用之得当，故奏功如神也。二方皆一剂奏效，可以起死为生。

## 三、《诊宗三昧》

清·张璐撰，约成书于1689年。

《诊宗三昧·脉象》

阳维尺外斜上至寸而浮，病苦寒热，溶溶不能自收持。阴维尺内斜上至寸而沉，病苦心痛，怅然失志。

## 四、《本草备要》

清·汪昂撰，约成书于1694年。

真心痛者，手足冷过腕节，朝发夕死。

木香治一切气痛，九种心痛（皆属胃脘，曰寒痛、热痛、气痛、血痛、湿痛、痰痛、食痛、蛔痛、悸痛。盖君心不易受邪，真心痛者，手足冷过腕节，朝发夕死），呕逆反胃，霍乱泄利，后重。（同槟榔用。刘河间曰：痢疾行血则脓血自愈，调气则后重自除。）癃闭，痰壅气结，痃癖癥块，肿毒虫毒，冲脉为病，气逆里急。

沙参

郑奠一曰：能疗胸痹、心腹痛、邪热结，去皮肤游风、疥癣、恶疮、疝气、崩带。

2.《本草备要·卷之二·木部》

桂心

桂心治风痹癥瘕，噎膈腹满，腹内冷痛，九种心痛（一虫、二疰、三风、四悸、五食、六饮、七冷、八热、九去来痛，皆邪乘于手少阴之络，邪正相激，故令心痛）。

枳实、枳壳

治胸痹结胸，食积五膈，痰癖癥结，呕逆咳嗽，水肿胁胀（肝郁），泄利淋闭，痔肿肠风，然仲景治上焦胸痹、痞满用枳实。诸方治下血、痢、痔、肠秘、后重用枳壳，则实不独治下，而壳不独治高也。盖自飞门至魄门，皆肺主之，三焦相通，一气而已。飞门，口也。（魄门，即肛门）。

皂角

治中风口噤，胸痹喉痹。

## 五、《冯氏锦囊秘录》

清·冯兆张撰，约成书于1694年。

1.《冯氏锦囊秘录·杂症大小合参·卷七·永脉心脾病合参》

失笑散，有心痛百药不效，用此而愈。

五灵脂、蒲黄（等份），为细末，醋调二钱，熬成膏，入水一盏，食前温服。有瘀血作痛，加延胡索、没药。

干漆丸，治九种心痛，腹胁积聚滞气。干漆二两，捣碎、炒、去烟，细研，醋煮面糊丸如桐子大，每服十五丸，热酒下，醋汤亦好，日进二服。

济世方，治心痛用豨莶草捣汁，醋汁相和服，立效。昔有人服此，吐虫二条，终身不发。

衍义方，治心痛，用铜青一味，淡醋汤些小服之。

手拈散，治心痛最妙。括曰：草果延胡索，灵脂并没药，酒调二三钱，一似手拈却。

2.《冯氏锦囊秘录·杂症大小合参·卷七·方脉腰痛合参》

撞气阿魏丸，治五种噎疾，九种心痛、痃癖、气块冷气攻刺，丈夫疝气，妇人血气。

茴香（炒）、青皮（去白）、甘草（炒）、陈皮（去白）、蓬莪术、川芎（各一两），生姜（四两，切片，盐半两，腌一宿），胡椒、白芷、肉桂（去皮）、缩砂、小茴香（炒，各五钱），阿魏（酒浸一宿，同面为糊，各一钱五分）为末，阿魏和面糊丸，芡实大，每药一斤，用朱砂七钱为衣，每服三五粒。

3.《冯氏锦囊秘录·杂症大小合参卷十三·瘕痞癖》

七转灵应丹，治新旧诸积诸气，妇人血瘕，小儿疳积，一切心痛，诸般蛊积。

白芜荑（五钱，取末四钱），牵牛（五两，取头末，三两），槟榔（五两，取净末，三两），大黄（五两，取净末，三两），木香（五钱，取净末三钱），雷丸（四两，取净末三两），锡灰（一两，煨取净末三钱）。

共取各净药末，一处拌匀，葱白一斤，煮沸汤，露一宿为丸，如黍米大，每服三四钱。

4.《冯氏锦囊秘录·杂症痘疹药性主治合参卷三十八·草部中》

何首乌

主瘰疬痈疽，头面风疹，长筋骨，悦颜色，益血气，止心痛，补真阴，理益痘。

苦参

扫遍身痒疹，止卒暴心痛，除痈疽疥虫，破癥瘕结气，养肝气明目止泪，益肾精解渴生津，利九窍通二便。

益母草

子味相同，亦理胎产，善除目翳，亦去心痛，但茺蔚虽谓有活血行气补阴之功，然用其通利之性则可，求其补益之功尚未也。

5.《冯氏锦囊秘录·杂症痘疹药性主治合参卷三十九·草部下》

丹参

味苦微寒无毒，能治软脚，可逐奔马，又名奔马草，清心除热宜生用。养心血，止心痛，猪心血拌炒用。和心阴，理心气，蜜酒拌炒。……功虽多于血，然更长于行血，心与心包络及肝经三家药也。

青蒿

即草蒿，系神曲中所用者。入童便熬膏，退骨蒸劳热，生捣烂绞汁，却心痛热黄息肉肿痛。

蓬莪术

止心痛，通月经，消瘀血，破积聚痃癖，乃气中之血药也。欲先入气，火炮用之；欲先入血，则用醋炒。

卫矛

一名鬼箭羽，任煎汤液，专治女科，能堕妊娠，善疗血气，遣邪祟，杀虫毒，破癥结，通月经，腹满汗出立瘳，崩中下漏即止，消皮肤风肿，去腹脏白虫，产后血绞肚痛殊功，恶疰卒暴心痛捷效。

6.《冯氏锦囊秘录·杂症痘疹药性主治合参卷四十·木部》

肉桂

甘辛大热，所以益阳，甘入血分，辛能横走，热则通行，所以添血脉，补命门，理心腹之疾，受寒霍乱转筋，补气脉之虚，劳倦内伤不足，暖腰膝，强筋破癥瘕止痛，祛风痹骨节掣疼，阴腹内沉寒痼疾，逐营卫风寒，疗九种心痛。

山栀子

主治痘疹合参。宜酒炒，用凉心肺，治衄血，散客热，利小便，疗虚烦，劫心痛，凡痘壮热，吐血衄血暂用。然苦寒伤胃，慎之。

干膝

追积杀三虫，补中安五脏，男子风寒湿痹，时作痒疼，女人疝瘕癥坚，不通经脉，续筋骨，及填脑髓，消瘀血，专主绝伤，痞结腰痛可驱，血气心痛能止。

7.《冯氏锦囊秘录·杂症痘疹药性主治合参卷四十一·石部》

铜青

苦能泄结，所以又主气心痛吐风痰也。

诸土

铸钟黄土，研酒服，卒心痛，疰忤恶气殊功。

8.《冯氏锦囊秘录·杂症痘疹药性主治合参卷四十五·兽部》

熊脂

入手少阴，所以治心痛疰忤热邪也。极苦而寒能入肝胆，除有余之热，故治赤目障翳及杀虫恶疮点痔。

## 六、《张氏医通》

清·张璐撰，约成书于1695年。

1.《张氏医通·卷五·诸痛门·胸痹》

金匮云，师曰：夫脉当取太过不及。阳微阴弦，即胸痹而痛，所以然者，责其极虚也。今阳虚知在上焦，所以胸痹心痛者，以其阴弦也。

此即胸痹一门之证，必编者之差误。入于呕吐哕中，今并论于此，盖阳受气于胸中，以布气息。今阴乘阳位，阻其阳气布息，呼吸往来之道，若喘若呕若哕，心舍神者也。聚饮停痰，则炎炽不宁，彻心愦乱，无可奈何，故用半夏、生姜之辛温，以燥饮散寒，则阳得以布，气得以调，而胸际始旷也。其用橘皮、吴茱萸，及加竹茹、人参，皆此例也。喻嘉言曰：按胸痹之症，人所通患。金匮出十方论治，然未明言其故。盖胸中如太空，其阳气所过，如离照当空，旷然无外，设地气一上，则窒塞有加，故知胸痹者，阳气不用，阴气在上之候也。然有微甚不同，微者但通其上焦不足之阳，甚者必驱其下焦厥逆之气，通胸中之阳。以薤白、白酒，或瓜蒌、半夏、桂枝、枳实、厚朴、干姜、白术、人参、甘草、茯苓、杏仁、橘皮，择用对证三四味，即成一方，不但苦寒不入，即清凉尽屏，盖以阳通阳，阴分之药，所以不得预也。甚者，则用附子、乌头、蜀椒大辛热，以驱下焦之阴。而复上焦之阳。补天浴日：在医之手眼，奈何后世总不知胸痹为何病耳。

胸痹不得卧，心痛彻背者，瓜蒌薤白半夏汤主之。心痛彻背者，胸中痰垢积满，循脉而溢于背，背者胸之府，故于前药但加半夏，以祛痰积之痹逆也。

心痛彻背，背痛彻心，乃阴邪厥逆。而上干胸背经脉之间，牵连痛楚，乱其血气，紊其疆界，此而用气分之药，则转益其痛，势必危殆。仲景用蜀椒、乌头一派辛辣，以温散其阴邪，然恐胸背即乱之气难安，即于温药队中，取用干姜、赤脂之涩，以填塞厥气攻冲之经隧，俾胸之气自行于胸，背之气自行于背，各不相犯，其患乃除。今人但知有温气补气行气散气诸法，不知有填塞邪气攻冲之窦也。

2.《张氏医通·卷五·诸痛门·心痛胃脘痛》

心瘥，因胃口热，食易消，故瘥。素问谓之食瘥，为痰火鼓动所致，亦类中消，小半夏茯苓汤加枳实。胃中火蕴而瘥，二陈加川连，或五苓散加辰砂。亦有病瘥，呷姜汤数口，或进干姜温剂而愈，此膈上停寒，中有伏饮，见辛热则消也。

3.《张氏医通·卷十·妇人门上·诸痛》

宿有冷痞痰饮结聚，或新触风寒，邪正相击，上冲于心则心痛，下击于腹则腹痛。

4.《张氏医通·卷十四·专方·胸痹门》

熨背法（千金），治胸背疼痛而闷。

乌头、细辛、附子、羌活、蜀椒、桂心（各钱半），川芎（一钱）。

上七味，为末，帛裹，微火炙令暖以熨背上，取瘥止，慎生冷物。

下气汤（千金），胸腹闭满，上气喘息。

杏仁、大腹槟榔。上二味，咀以童子小便煎，日再服。

5.《张氏医通·卷十四·专方·心痛胃脘痛门》

千金高良姜汤，治心腹绞痛如刺，两胁胀满。

高良姜、厚朴（姜制）、当归、桂心（各二钱），生姜（三片）。

上五味，水煎温服。若一服痛止，不须更作。虚人，加芍药、半夏、甘草、人参、干姜、蜀椒、黄芪。

煮黄丸，治心胸腹胁，痰食痃癖，胀急冷痛。但属热结，唇口燥渴，小便赤涩者禁用。

雄黄（研，二钱），巴豆霜（去皮心，熬，杵净，二钱），入白面二两研匀，滴水为丸，梧子大，滚浆水煮十二丸，以浮为度，滤入冷浆水内沉冷，每服一丸，凉茶下，逐时服之，一日服尽。以微利为度，不必尽剂。

## 七、《金匮要略心典》

清·尤怡撰，约成书于1729年。

《金匮要略心典·卷中·胸痹心痛短气病脉证治第九》

胸痹不得卧，是肺气上而不下也；心痛彻背，是心气塞而不和也。

心背彻痛，阴寒之气，遍满阳位，故前后牵引作痛。

## 八、《医学心悟》

清·程国彭撰，约成书于1732年。

《医学心悟·卷三》

沉香降气散治气滞心痛。

沉香（细锉，三钱），砂仁（七钱），甘草（炙，五钱），香附（盐水炒，五钱），延胡索（酒炒，一两），川楝子（煨去肉净，一两）。

共为末，每服二钱，淡姜汤下。

归脾汤，治气血虚弱，以致心痛。

黄芪（一钱五分），白术、人参、茯神、枣仁、当归（各一钱），远志（七分），木香、甘草（炙，各五分），龙眼肉（五枚）。

水煎服。若夹肝火，加柴胡、山栀、丹皮各一钱。

清中汤，治热厥心痛。

香附、陈皮（各一钱五分），黑山栀、金铃子（即川楝子）、延胡索（各八分），甘草（炙，五分）、川黄连（姜汁炒，一钱）。

水煎服。姜附汤（见诸方补遗），治寒厥心痛，又真心痛，手足青至节，宜用本方大剂饮之，或救十中之一二。若痛时喜手紧按，更加人参。

## 九、《订正仲景全书金匮要略注》

清·吴谦等撰，成书年代不详。

《证正仲景全书金匮要略注·卷三·胸痹心痛短气病脉证并治第九》

尤怡曰：胸痹不得卧，是胸中痛甚，肺气上而不下也；心痛彻背，是气闭塞而前后不通故也，其痹为尤甚矣。所以然者，有痰饮以为之援也。

寸脉为阳，以候上焦，正应胸中部分，若阳脉不及而微，则为阳虚，主病上焦，故受病胸痹。

## 十、《医碥》

清·何梦瑶撰，约成书于1751年。

1.《医碥·卷之二·杂证·痰》

又有因惊而心神出舍，舍空痰入，多成心痛癫疾，妇人因产受惊，多有此症。

2. 《医碥·卷之七·诸方·诸方门目（下）·心痛》

心为君主，义不受邪，若邪伤其脏而痛者，谓之真心痛。其症卒然大痛，咬牙噤口，舌青气冷，汗出不休，面黑，手足青过节，冷如冰，旦发夕死，夕发旦死，不治。

谓真心痛（咬牙噤口，舌青面黑，汗出不休，手足寒过节）、真头痛（全脑连齿皆痛，手足寒至节）皆旦发夕死，不忍坐视，真心痛用猪肝煎汤，入麻黄、肉桂、干姜、附子服之，以散其寒，或可死中求生。真头痛急与黑锡丹，灸百会穴，猛进参、沉、乌、附，或可生。

## 十一、《惠直堂经验方》

清·陶承熹、王承勋撰，约成书于1759年。

1. 《惠直堂经验方·卷一·通治门·利生丸》

茅苍术、乌药（二味俱米泔浸一宿晒干）、香附（一半童便浸炒一半米醋浸炒）、纯苏叶、厚朴（姜汁炒）、陈皮、青皮（醋炒）、赤芍（酒炒）、砂仁（去壳）、小茴（微炒）、木香、草果（面裹煨去壳各二两），川芎（微炒）、归身（微炒）、黄芩（微炒）、枳壳（麸炒）、白茯苓、木通、鸡心槟榔（各一两），粉甘草（五钱）。

上药不可烘，须日晒干为末，陈早米糊为丸，每重一钱五分，亦须晒干，不可见火，约干，药每丸九分，每服一丸。心痛，灯心二分、姜一片，煎汤送下。

2. 《惠直堂经验方·卷一·通治门·乌金丸》

木鳖子，不拘多少，以麻油煮，浮为度，以小麦麸炒去油气，用磁锋刮去毛皮，研为末，面糊丸，绿豆大，每服三分，小儿一分。未服药之先，去大小便，服药后，盖被出汗。不可见风，犯之寒战，须嚼生姜解之；心痛，香附汤下。

3.《惠直堂经验方·卷一·通治门·化滞丸》

南木香、丁香（去苞不见火）、陈皮（去白）、黄连（去毛）、半夏（姜汁煮透阴干以上各一两），三棱、莪术（各一两九钱二分），乌梅肉二两（一两晒干为末一两醋煮烂），槟榔（一两），黄芩（一两），青皮（去穰一两），巴豆仁（去壳不去油，加醋，高一指，重汤煮，熼，研膏一两一钱）。

将青皮、陈皮、黄连、三棱、莪术切片，加米醋，用瓷瓶煮干勿焦，晒研为末，以乌梅肉、巴豆仁、膏捣为丸，如黍米大，如干，加蒸饼，打糊炼匀，每服十五丸，小儿量减，孕妇忌服。九种心痛，菖蒲芍药汤下。

4.《惠直堂经验方·卷二·心胃门·九龙丹》

治九种心痛，五月五日，七月七日修合。

枳壳（一两），红花、五灵脂（各三钱），良姜、木香、巴豆、母丁香、胡椒、雄黄（各五钱）。为细末，烧酒丸如芥子大。每服七厘。男则将药放左手心，女则放右手心，舌舐咽下，空心服更妙，服药后不可即服茶汤，少刻其痛立止。如远年久病，三服永不再发矣。

5.《惠直堂经验方·卷二·心胃门·胡麻散》

一人心痛八九年，百药不效，服此而愈。

胡麻一二两炒研，黄酒下三钱，日数服而愈，后竟不发。

6.《惠直堂经验方·卷二·心胃门·真心痛方》

盖因寒邪直入心经，心火衰弱，反为寒气所劫故也。如手足青至节，寒至节，不救即死。

猪心（一个煮熟去心留汤待用），麻黄、官桂、干姜、附子（各一钱）。

用前汤煎服，乃死中救活法也。又真心痛方，桑叶捣烂，滚水送下立愈。

7.《惠直堂经验方·卷二·心胃门·五香夺命丹》

专治急慢心痛，绞肠痧症，酒疾冷病，小儿夹食伤寒，泄利积聚，妇人血块，食痞噎食等症。

沉香、木香、丁香、乳香、没药（各去油）、葶苈、牙皂、巴豆（去壳衣捣烂纸包压去油各一钱），生甘草（五分）。

煎汤打神曲糊为丸，米大，每服七丸，或五丸三丸，量人虚实大小，俱用冷水或温开水下。

8.《惠直堂经验方·卷二·心胃门·益母丸》

益母草（四十斤熬成膏约三斤），真龟胶（一斤蛤粉炒），白当归（二斤），川芎（一斤俱蒸熟）。

上三味，为末，入益母膏为丸，每丸重三钱，晒干瓷瓶收贮。心痛，桃仁汤下。

## 十二、《得配本草》

清·严西亭、施澹宁、洪辑庵合撰，约成书于1761年。

1.《得配本草·卷一·石部》

丹砂

一名朱砂，配枯矾末，治心痛。

赤石脂

佐川椒、附子，治心痛彻背。

玄明粉

玄明粉辛、甘、冷。去胃中实热，荡肠中宿垢。消肿破结，除痰积，洗目肿。得朱砂，治伤寒发狂。和童便，治热厥心痛。

2.《得配本草·卷二·草部》

白及

配榴皮，艾醋汤下，治心痛。

延胡索

苦、辛、温。入手足太阴、厥阴经血分。能行血中气滞、气中血滞，理一身内外上下诸痛，调月经，止痢疾，利小便，破癥癖跌扑凝瘀，善落胎，治产后诸血病。得乳香、钩藤，治盘肠气痛。配全蝎，治疝气危急。配川楝子，治热厥心痛。（并治小便不通。）配益母草，行产妇恶血。

藁本

辛、苦、温。入足太阳经气分。主寒气客于巨阳，治巅顶痛连齿颊。治腹中急痛，疗妇人肿疝（皆太阳风湿所致）。配木香，治雾露之清邪中于上焦。配苍术，治大实心痛（寒湿故也）。配白芷末，夜擦旦梳，去头垢白屑。

木香

辛、苦，温。入三焦气分，通上下诸气。治九种心痛，逐冷气，消食积，除霍乱吐泻，破痃癖癥块，治下痢后重，能健脾安胎。君散药则泄，佐补药则补。痘出不快者，用之更宜。得木瓜，治霍乱转筋腹痛。得黄芩、川连，治暴痢。得川柏、防己，治脚气肿痛。配煨姜，治冷滞。配枳壳、甘草，治小儿阴茎肿或痛缩。配没药，疗便浊（如因热邪而浊者，不宜用）。配冬瓜子，治闭目不语（中气不省也）。佐姜、桂，和脾胃。使皂角，治心痛。合槟榔，疗中下气结。

姜黄

苦、辛，温。入足太阴兼足厥阴经血分。破血下气，除风热，消痈肿，功力烈于郁金。配肉桂，治心痛难忍，及产后血块痛。片子姜黄善理血中之气，治手臂风痹疼痛，以扁如干姜形者，为片子姜黄，血虚者禁用。

车前子

甘、微咸，寒。入足太阳经气分。利水道，除湿热，去胸痹，疗翳障，清肺肝之风热，通尿管之涩痛。配牛膝，疏肝利水。配菟丝，补虚明目。入补药，酒蒸捣研。入泻药，炒研。阳气下陷者禁用。

白附子

辛、甘，大温，有小毒。入足阳明经气分。能引药势上行，逐风痰，驱寒湿，一切头面百病，心痛血痹，阴囊湿痒，急慢惊风，痘疮风寒不解，四肢头面不起者，用以散解甚效。配南星、半夏、生研猪胆丸，治小儿暑风痰迷搐搦。配僵蚕、全蝎，等份生研为末，热酒下，治中风口祸。配藿香，等份为末米饮下，治小儿吐逆不止。炮用，脾虚慢惊，阴虚中风，二者禁用。

石菖蒲

辛、苦，温。入手少阴、足厥阴经气分。宣五脏，通九窍，温肠胃，治霍乱，疗湿痹，愈疮疥，止心痛，祛头风，除中恶，杀诸虫，皆其通气之力也。

3.《得配本草·卷五·谷部》

粳米

粳有早、中、晚三收。北粳凉，南粳温，赤粳热，白粳凉，新粳热，陈粳凉。凡人嗜生米，久成米瘕，治之以鸡屎白。不可和苍耳食，令人卒心痛，急烧仓米灰和蜜浆服之，不尔即死。

醋

酸、苦，温。入足厥阴经。散水下气，散瘀解毒，涂消痈肿，疗心腹痛，磨青木香，治卒心痛。

烧酒

得飞盐，治冷气心痛。

4.《得配本草·卷五·菜部》

韭菜

配半夏，治胸痹刺痛。

5.《得配本草·卷六·果部》

桃

桃枝酒煎饮，治卒心痛。

荔枝

荔枝核疗心痛。

荷叶

得童便，治产后心痛。

6.《得配本草·卷七·木部》

檀香

辛，温。入手太阴经气分。辟邪去恶，除心痛，止霍乱，散冷积，解结气。夏月囊香，可辟臭气。

川楝子

即金铃子，苦，寒，有小毒。入足厥阴经。导小肠膀胱湿热，引心包相火下行，除伤寒大热发狂，止上下热厥暴痛。得吴萸，疗气痛囊肿。得破故纸、茴香，除偏坠。配延胡，止热厥心痛。

7.《得配本草·卷八·介部》

蛤蜊壳

蛤蜊壳咸，寒。入足阳明、少阴经血分。利湿化痰，去浮肿，散瘿瘤，治疝气白浊，疗阴痿心痛。得大蒜，治水肿。配芒硝，治伤寒血结。配川柏，治白浊遗精。

田嬴

田嬴壳止遗精，治心痛。(烧研水服)

## 十三、《本草求真》

清·黄宫绣撰，约成书于1769年。

1.《本草求真·上编·卷三散剂·温散》

熏香

熏香（芳草）温气散寒，辟恶止痛，熏香专入肺。即书所谓零陵香者是也。味甘而辛。性平无毒。按书有言能治心痛恶气，以痛与恶，多属寒聚，得此能以散寒故耳！

2.《本草求真·上编·卷四泻剂·泻热》

铜青

铜青 则吐风痰而使血气心痛皆止。

3.《本草求真·上编·卷四泻剂·泻热》

熊胆

熊胆（兽）凉心平肝，熊胆专入心肝，兼入脾大肠。味苦性寒无毒。功专凉心平肝，惟其凉心，所以能治心痛疰忤热邪等症。

山栀子

山栀子（灌木）治心肺热邪屈曲下行。栀子专入心肺。味苦大寒。轻飘象肺。色赤入心。书言能泄心肺热邪，使之屈曲下从小便而出。（肺清则气化行，而膀胱津液，亦得由气化而化，故曰能利小便，究之皆泻肺心药耳。）而三焦之郁火以解，热厥心痛以平。（心痛因热，治当用此。但丹溪谓心痛久则郁而成热，此止就其大势论耳。若使痛喜手按，及痛喜饮热汤，其痛虽久，岂可以作热治乎？仍当以脏之阴阳及今所见之兼症兼脉，以分病之是寒是热，药之宜温宜凉，则得之矣。不可以痛久成热为泥）

## 十四、《续名医类案》

清·魏之琇撰，约成书于1770年。

《续名医类案·卷十·痞》

孙主簿季述之母，久患胸中痞急，不得喘息，按之则脉数且涩，曰：胸痹也。因与仲景三物小陷胸汤，一剂知，三剂愈。（《医学纲目》）

## 十五、《杂病源流犀烛》

清·沈金鳌撰，约成书于1773年。

《杂病源流犀烛·卷六》

加味归脾汤，悸痛。

人参、黄芪、当归、白术、茯神、枣仁、远志、桂圆、木香、甘草、姜、枣，加菖蒲、肉桂。

寸心虚痛乖营卫（左寸心肺虚耗不安，及冷气心痛，右寸营卫不和，上焦冷痞，气短，臂酸）。

必应汤，类心痛。

延胡索、香附、艾灰、归身、砂仁、姜。

心汤，络痛。

人参、当归、茯神、远志、地黄、甘草、柏子仁。

清郁散，厥心痛。

半夏、陈皮、苍术、茯苓、香附、神曲、姜黄连、姜栀子（各一钱），川芎（六分），姜炭（五分），炙草（三分），姜（三片）。

草豆蔻丸，胃心痛。

枳实（二两），草蔻（煨），白术（各一两），麦芽、神曲、半夏（各五钱），干姜、青皮、陈皮（各二钱），炒盐（五分）。蒸饼丸白汤下。

辰砂妙香散，悸痛。

黄芪、山药、茯苓、茯神、姜远志（各一两），人参、桔梗、甘草（各五钱），辰砂（三钱），木香（二钱半），麝香（一钱）。每末二钱，莲肉汤下。

神圣复气汤，又。先一日用酒柏、酒连、酒生地、枳壳，俱用新水浸，再用新水浸川芎、蔓荆子、细辛，以上七味各三分，又羌活、柴胡各一钱，藁本、甘草各八分，半夏、升麻各七分，当归六分，郁李仁、防风、人参各五分，附子、炮姜各三分，白葵花三朵去心碎，水五盏煎至二盏入黄芪、草蔻各一钱，橘红五分，煎至一盏，乃入前浸两药，连水倾入，煎至一盏，去渣热服。

心头痛方，总治。歌曰：三个乌梅三个枣，七粒杏仁一处捣，麝香一粒用酒煎，永不心痛直到老。乌梅枣子俱去核，杏仁泡去皮尖，麝香如小绿豆许，共捣如泥，黄酒一杯，煎两沸，温服，正痛时服之，妇人尤神效，当时即止。

神保元，肾心痛。

全蝎（七个），巴霜（十粒），木香、胡椒（各二钱半），朱砂（钱半为衣）。蒸饼丸姜汤下五七丸。

## 十六、《时方妙用》

清·陈修园撰，约成书于1803年。

《时方妙用·卷二·心腹诸痛》

香苏饮。

加当归四钱，延胡索、木通各一钱，桂枝二钱，酒水各半煎服。紫苏须用旁小梗整条，不切碎，更能通络。

## 十七、《药症忌宜》

清·陈三山撰，约成书于1872年。

《药症忌宜·卷四》

卒心痛忌补敛、升发、闭气、辛燥、温热，诸药录后。

宜山栀、白芍药、延胡索、生甘草、盐汤、苏子。

附：杀血症方，养营汤补，治杀血心痛。

## 十八、《针灸集成》

清·廖润鸿撰，约成书于1874年。

《针灸集成·卷一》

心腹痛者，由脏腑虚弱，风寒客于其间，邪气发作，与正气相击，上冲于心，则心痛。

## 十九、《望诊遵经》

清·汪宏撰，约成书于1875年。

《望诊遵经·部色主病提纲》

心手少阴之脉，是动则病。嗌干，心痛，渴而欲饮，是为臂厥，是主心所生病者。目黄，胁痛，臑臂内后廉痛厥，掌中热痛，为此诸病。

心主手厥阴心包络之脉，是动则病。手心热，臂肘挛急，腋肿，甚则胸胁支满，心中憺憺大动，面赤目黄，喜笑不休，是主脉所生病者。烦心，心痛，掌中热，为此诸病。

真心痛，面黑四肢厥冷者，旦发夕死，夕发旦死也，脐下忽大痛，人中黑者，死色也。

## 二十、《不知医必要》

清·梁廉夫撰，约成书于1880年。

1.《不知医必要·卷二·心腹痛列方》

丹参饮微凉，治心痛及胃脘诸热痛，妇人更效。

2.《不知医必要·卷四·杀血症方》

养营汤补，治杀血心痛。

党参（去芦，米炒）、枸杞（各一钱五分），山药（炒，二钱），熟地、当归（各三钱），炙草（一钱），生姜（二片）。如有热，去生姜，加酒炒白芍二钱。

## 二十一、《医方简义》

清·王清源撰，约成书于1883年。

《医方简义·卷三·厥症》

厥头痛者当用天麻二陈汤；厥心痛者，更以丹参蠲痛丹。

丹参蠲痛丹

丹参、川连、广木香、川椒（各等份）。

炒香研末，炼蜜为丸，桐子大服二钱，酒送下。

## 二十二、《医门补要》

清·赵濂撰，约成书于1883年。

《医门补要·五运六气全图要诀·逐年客运主病》

客运水气所克，心火受病，喘咳盗汗，心烦，厥冷昏乱心痛，腹肿胫肿。

## 二十三、《血证论》

清·唐宗海撰，约成书于1884年。

《血证论·卷五·瘀血》

瘀血攻心，心痛、头晕，神气昏迷，不省人事，无论产妇及吐衄家，有此证者，乃为危候。急降其血，而保其心。用归芎失笑散，加琥珀、朱砂、麝香治之，或归芎汤调血竭、乳香末，亦佳。

## 二十四、《医学举要》

清·戴绪安撰，约成书于1886年。

《医学举要·卷四·治法合论》

胸痹之证，人所通患。喻嘉言曰：胸中如离照当空，旷然无外，地气一上，则窒塞有加。

## 二十五、《脉诀乳海》

清·王邦博撰，约成书于1891年。

1.《脉诀乳海·卷四·沉脉指法主病》

按脉经云：关上沉，心痛，上吞酸。又云：关脉沉，心下有冷气，苦满吞酸。宜服白薇茯苓丸，针胃管补之。

2.《脉诀乳海·卷四·迟脉指法主病》

按脉经云：寸迟上焦有寒，心痛咽酸，吐酸水，宜服附子汤、生姜汤、茱萸丸，调和饮食以暖之。脉影云：手足厥冷，气胀攻痛，主上焦寒。

3.《脉诀乳海·卷五·杂病生死歌》

心腹痛脉沉细宜，浮大弦长命必殂。

## 二十六、《难经正义》

清·叶霖撰，约成书于1895年。

《难经正义·卷四·论病》

其五脏气相干，名厥心痛。诸经络皆属于心，盖心主百脉，其营血由心而通于十二经络也，若一经有病，其脉逆行，逆则乘心，乘心则心痛，故曰厥心痛，是五脏气冲逆致痛，非心家自病也。

## 二十七、《柳选四家医案》

清·柳宝诒撰，约成书于1904年。

《柳选四家医案·评选继志堂医案两卷·下卷·痹气门》

胸痛彻背，是名胸痹。痹者，胸阳不旷，痰浊有余也。此病不惟痰浊，且有瘀血，交阻膈间，所以得食梗痛，口燥不欲饮，便坚且黑，脉形细涩，昨日紫血，从上吐出，究非顺境，必得下行为妥。全瓜蒌、薤白、旋覆花、桃仁、红花、瓦楞子、元明粉合二陈汤，诒按（方法周到，不蔓不支，拟加参三七、磨冲。胸痹证，前人无有指为瘀血者。如此症、纳食梗痛，乃瘀血阻于胃口。当归入噎膈证内论治矣。）心痛彻背，是名胸痹，久而不化，适值燥气加临，更增咳嗽咽干，痰中带红，脉形细小，治之不易。瓜蒌、薤白、枳壳、橘红、杏仁、桑叶、枇杷叶。诒按（即因燥气加临，痰红嗌干，似当参用清润，如喻氏法，拟加旋覆花、南沙参、麦冬、桑皮）。

## 二十八、《重订广温热论》

清·何廉臣撰，约成书于1911年。

《重订广温热论·论温热兼症疗法》

如湿毒久羁三焦，气滞胸痹，神昏窍阻，少腹硬满，大便不下者，此必有浊痰黏涎胶结于内也，宜宣清导浊汤，去寒水石，加控涎丹、琥珀末、鲜石菖蒲，开逐之。

## 二十九、《成方切用》

清·吴仪洛撰，约成书于1761年。

《成方切用·治气门》

心痛即胃脘痛也。心为君主之官，本不受邪，若受邪而痛，是真心痛，手足青至节，朝作夕死。

胸中阳气，如离照当空，旷然无外，设地气一上，则窒塞有加。故知胸痹者，阴气上逆之候也，仲景微则用薤白白酒以益其阳，（薤叶光滑，露亦难伫，故曰薤露。其性滑泄，能通气滞，故胸痹下重并用之。）甚则用附子干姜以消其阴。

胸痹之虚，本阳气微，非营气虚也。阳无取乎补，宣而通之。即阳气畅，畅则阳盛矣。

## 三十、《本草新编》

清·陈士择撰，成书年代不详。

1.《本草新编·卷之一（宫集）》

苍术

苍术，气辛，味厚，性散能发汗。入足阳明、太阴经。亦能消湿，去胸中冷气，辟山岚瘴气，解瘟疫尸鬼之气，尤善止心痛。但散多于补，不可与白术并论。《神农经》曰：必欲长生，当服山精。此言白术，非指苍术也。苍术可辟邪，而不可用之以补正。各本草诸书混言之，误矣。然而苍术善用之，效验如响，如人心气痛，乃湿夹寒邪，上犯膻中也，苍术不能入膻中，然善走大肠而祛湿，实其专功也。故与川乌同用，引湿邪下行，使寒气不敢上犯膻中，而心痛立定。若不用苍术而用白术，则白术引入心中，反大害矣。

2.《本草新编·卷之三（角集）》

附子

肾受寒邪，命门之火自不能藏，欲遁出于躯壳之外，而寒乘胜追逐，犯于脾则腹痛，犯于肝乃胁痛，犯于心则心痛，或手足青者有之，或筋骨拘挛者有之，或呕或吐，或泄或利，甚则身青袋缩，死生悬于反掌，真危急存亡之秋也。

3.《本草新编·卷之四（徵集）》

槟榔

槟榔，味辛、苦，气温，降，阴中阳也，无毒。入脾、胃、大肠、肺四经。消水谷，除痰癖，止心痛，杀三虫，治后重如神，坠诸气极下，专破滞气下行。若服之过多，反泻胸中至高之气。善消瘴气，两粤人至今噬之如始。

## 三十一、《傅青主男科重编考释》

清·傅山撰，成书年代不详。

《傅青主男科重编考释·痛疼门·心腹痛》

辨心痛之证有二，一则寒邪侵心而痛，一则火气焚心而痛。寒气侵心者，手足反温；火气焚心者，手足反凉；以此辨之最得矣。心不可使痛，或寒或火，皆冲心包耳。寒痛方用：良姜（三钱），肉桂（一钱），白术（三钱），草乌（一钱），贯众（三钱），甘草（一钱）。水煎服。热痛方用：炒栀子（三钱），白芍（五钱），柴胡（一钱），半夏（一钱），甘草（一钱）。水煎服。

心口痛。此症方用：大枣（一个，去皮核），胡椒（七个）。共捣烂和匀，米汤送下即愈。

又方：一个乌梅两个枣，七个杏仁一块捣，男酒女醋送下去，不害心痛直到老。

心痛，人以为病在心也。不知心乃神明之君，一毫邪不可干犯，犯则立死。人病心痛，终年累月而不愈者，非心痛也，乃邪犯心包络也。但邪有寒热之辨：寒邪之犯必恶寒，见水如仇雠，火熨之则快。方用：苍术（二钱），白术（五钱），当归（一两），肉桂（一钱），良姜（一钱），水煎服。此寒邪犯包络之方也。

## 三十二、《高注金匮要略》

清·高学山撰，成书年代不详。

《高注金匮要略·胸痹心痛短气病脉证治第九》

其脉亦当阳微阴弦。但微脉固在寸口，而阴弦之脉，当在关以下之尺中耳。人身心胸中之真阳，外为周身卫气之根，内为中下二焦之主，真阳上虚，而脾胃之邪，就近犯之，则为四、五、六、七等条之症。若夫肾为牡脏，肝居至阴之下，其虚寒之邪，比之吴楚诸夷，周室即衰，而泽国蛮荆，亦来远窥王室矣。然肝肾之阴邪上犯，较之中土之逆为尤甚，故心痛彻背。与四条之症即同，而胸阳内亏，卫气衰薄，寒从背入，且与下阴之逆起而贯痹者，同类而两相感召，故背痛而又内彻于心也。

关以前之阳部得微，关以后之阴部得弦。夫关前之阳脉微，则自胃脘上至胸中，其真阳卑弱而不能奋鼓，故病名曰痹。关后之阴脉弦，则自胃腑下至肝脏，其浊邪弦急而从上弹射，故症则见痛。

## 三十三、《古今医彻》

清·怀远撰，约成书于1808年。

《古今医彻·卷之三·杂症·中脘痛》

心痛素喜食热物者，瘀血停于胃口也。桃仁延胡汤：桃仁泥（十粒），木香、炮姜（各五分），炙甘草（三分），香附（醋炒）、延胡索（醋煮）、广皮（各一钱），钩藤、泽兰（各钱半），砂仁五分。水煎。

## 三十四、《黄帝内经灵枢集注》

清·张志聪撰，成书年代不详。

《黄帝内经灵枢集注·卷六·本藏第四十七》

肺小则少饮，不病喘喝；肺大则多饮，善病胸痹喉痹。

肺主通调水道，故小则少饮，大则多饮。肺居胸中，开窍于喉，以司呼吸，故小则不病喘喝，大则善病胸痹喉痹。

## 三十五、《济世神验良方》

清·作者及成书年代不详。

《济世神验良方·心痛门》

四圣丹，治心痛并腹痛阴证，绞肠痧神效。

五灵脂（炒出烟）、桃仁（面炒黄色去皮尖）、草乌（水泡，一日一换，浸一七日，去皮尖，切片，用新瓦焙干）各一两，青黛（二钱入药，八钱为衣）。酒糊丸，如桐子，每服十五丸，用艾七片（炒出烟），冲黄酒下。

## 三十六、《金匮翼》

清·尤怡撰，成书年代不详。

1.《金匮翼·卷二·痰饮统论》

痰之源不一，有因热而生者；有因气而生者；有因风而生者；有因惊而生者；有因积饮而生者；有多食而生者；有因暑而生者；有伤冷物而成者；有因脾虚而成者。其为病也，惊痰则成心痛癫疾。

2.《金匮翼·卷六·心痛统论》

又云：病久气虚血损，及素劳作羸弱之人，患心痛者，皆虚痛也。有服大补之剂而愈者，不可不知。

昔人云：按之痛止者为虚，宜以酸收之，勿食辛散之剂。

## 三十七、《奇方类编》

清·吴世昌撰，约成书于1644年。

《奇方类编·卷上·心胃门》

沉香至珍丸

治九种心痛。一切胃疼，两胁胀满。

真沉香二钱，丁香二钱，木香二钱，青皮（醋炒）五钱，黄连五钱，陈皮五钱，莪术（煨）五钱，槟榔五钱，乌梅肉（焙）五钱，巴豆霜（去油）五钱。

上为末，面糊为丸，黍米大。每用十丸，姜汤下。

## 三十八、《四诊抉微》

清·林之翰撰，约成书于1723年。

《四诊抉微·卷之五·切脉·奇经八脉》

洁古云：卫为阳，主表，阳维受邪，为病在表，故苦寒热；营为阴，主里，阴维受邪，为病在里，故苦心痛。

## 三十九、《外治寿世方》

清·邹存淦撰，成书年代不详。

《外治寿世方·卷三·心痛危急症奇效方》

瓜（一条）剖对开，去肉去子，填入明矾末，合住线缚，悬挂阴干，待瓜皮上起白霜，刮下研细，藏瓷器封固。凡遇急症心痛欲死者，但口有微气，将瓜霜点眼四角，立愈。

## 四十、《校注医醇剩义》

清·费伯雄撰，成书年代不详。

《校注医醇剩义·卷一·真心痛》

真心痛者，水来克火，寒邪直犯君主，脘痛呕吐，身冷，手足青至节，甚则旦发夕死，茯神四逆汤主之。

茯神四逆汤（自制）：茯神（二钱），附子（三钱），干姜（一钱），人参（二钱），甘草（五分），木香（六分），砂仁（一钱）。水三盅，煎至一盅，微温服。

此方以四逆为主方，加茯神入心，以人参佐之。先生云：人参大补心脾。症见脘痛呕吐，用香、砂以调之，则寒邪去而心痛止矣。

厥心痛者，中寒发厥而心痛也。虽在包络，然已是心之外腑，故手足厥逆，身冷汗出，便溺清利，甚亦朝发夕死，白术四逆汤主之。

白术四逆汤（自制）：白术（三钱），附子（三钱），干姜（一钱），人参（二钱），茯苓（二钱），甘草（五分），大枣（三枚）。水三盅，煎一盅，微温服。此方亦以四逆为主，而加白术命名者，其补土之意，已了然矣。其实理中加附子法，亦即四逆加四君法，火土相生，虚寒兼顾，乃温补法也。祖怡注。

## 四十一、《虚损启微》

清·洪君缉撰，成书年代不详。

《虚损启微·卷五·妇人辨论》

养心汤（《医统》）治体质素弱，或病后思虑过多，心痛，惊悸不寐。

归身、生地、熟地、茯神（各一钱），人参（钱半），麦冬（钱半），枣仁、柏子仁（各八分），炙甘草（四分），五味（十五粒），加灯心、莲子，水煎八分服。

## 四十二、《医述》

清·程杏轩撰，约成书于1826年。

《医述·卷十二·杂证汇参·胸痹》

胸中阳气，如离照当空，旷然无外，设地气一上，则窒塞有加。故知胸痹者，阴气上逆之候也。

胸痹，但因胸中阳虚不运，久而成痹。《内经》未曾详言，惟《金匮》立方俱用辛滑温通，所云：寸口脉沉而迟，阳微阴弦，是知但有寒证而无热证矣。治法亦惟温通上焦清阳为主。莫与胸痞、结胸、噎隔、痰食等症混治，斯得之矣。(《临证指南》)

胸所蕴者，氤氲之气，此处宜空而不宜实。空者，阳气宣也；实者，阴气著也。氤氲之气，一经沸郁，而营弗能从，则若痰、若瘀、若气、若饮，皆刺而痛之之具也。治法有升、降、导、泻之不同，总不若此之开郁顺气，能宣发诸阳而使之开也。(程郊倩)

## 四十三、《医学刍言》

清·王旭高撰，约成书年代不详。

《医学刍言·第十四章·心腹痛》

心包络痛。当心口而痛，乃心包络痛，非真心痛也。宜紫苏、细辛、香附、延胡、陈皮、甘草、川桂枝、木通、当归，即香苏饮合当归四逆汤法也。

胸痹痛。心之上胸膈痛，即胸痹痛也，宜瓜蒌、川贝、薤白、肉豆蔻、百合汤煎（即百合、乌梅二味）。

## 四十四、《医学从众录》

清·陈修园撰，约成书于1820年。

《医学从众录·卷三·心痛》

心痛即胃脘痛也。心为君主之官，本不受邪，若受邪而痛，是真心痛，手足青至节，朝作夕死。痛有九种，宜细辨而药之。气痛，脉沉而涩，诸气郁滞，及七情过用所致。血痛，脉浮沉俱涩，其痛如刺，不可按扪，或寒热往来，大便黑。痰痛即饮痛，脉滑咳嗽，其痛游走无定。火痛，脉数而实，口渴面赤，身热便秘，其痛或作或止。虚痛即悸痛，脉浮而小细，或沉而短涩，其痛重轻相间，多日不愈。心悸，最喜摩按，得食小愈，饥则更痛。

## 四十五、《医学妙谛》

清·何书田撰，成书年代不详。

《医学妙谛·卷中·杂症·心痛章》

心痛从来类分九，胃脘疼痛当心口。风热悸冷饮食虫，疰与去来痛皆有。得暖缓时属于寒，前后应痛因郁久。血痛逆气唧唧声，痰痛脉滑吐痰垢。恶心恶食因食伤，杂喜饥胃火诱，口吐黄水是蛔虫（时作时止，痛止能食者），闷痛吐宽郁痰厚。初起得寒温散之。姜半（夏）香砂青（皮）广（皮）蔻（仁）。稍久或郁郁火生，曲（六曲）壳（枳壳）苓栀滑（石）芎（川芎）守。痛则不通郁自成，通则不痛便无咎。

惊伤心痛（闻雷或炮被惊，心下漾漾作痛，此肝阳上逆，不容升达也，养血平肝治之），逍遥散去柴胡加钩藤、丹皮。

积劳损伤心痛（劳伤血痹，痛极昏厥，宜通络和营法），生鹿角、官桂、半夏、当归须、桃仁、姜汁。

脾寒厥痛（吐涎肢冷，病在脉络，宜辛香开通法），高良姜片、姜黄、草果、生茅术、丁香梗、川朴。

心劳受伤作痛（重按而痛减者，攻劫难施，宜用辛甘化阳良法），人参、川椒、白蜜、桂枝、炙草。陈曰：心痛寒甚用炮姜、肉桂，火甚用炒川连、竹茹。如因瘀血，用桃仁泥、延胡索、五灵脂、当归须，痰饮用制南星、瓜蒌，虫厥用椒目、乌梅、使君子。若真心痛，十指甲俱青，夕死旦危，不治。

## 四十六、《医学三字经》

清·陈修园撰，约成书于1840年。

《医学三字经·卷之一·心腹痛胸痹第七》

心胃疼，有九种。真心痛不治。今所云心痛者，皆心包络及胃脘痛也。共有九种，宜细辨之。

黄芪汤，治心痛、胃脘痛、腹痛喜按者（此治虚证）。黄芪（一两），当归（三钱），肉桂（一钱五分）。水煎服。

## 四十七、《医学真传》

清·高世栻撰，约成书于1699年。

《医学真传·心腹痛》

心腹痛者，上心下腹，相引而痛。痛之名虽同，而所痛之部不同，如堪舆移步换形，其中不可不条分缕晰者也。心为君主而藏神，不可以痛，今云心痛，乃心包之络，不能旁通于脉，则痛也。

心脉之上，则为胸膈；两乳之间，则为膺胸。胸膈痛，乃上焦失职，不能如雾露之溉，则胸痹而痛，薤白、蒌仁、茜草、贝母、豆蔻之药，可开胸痹以止痛。膺胸痛者，乃肝血内虚，气不充于期门，致冲任之血，不能从膺胸而散，则痛，当归、白芍、红花、银花、续断、木通之药，可和气血而止痛。

胸膈不和，在两乳之上，则川贝母、桔梗、茜草、麦冬、木通、蒌仁，主开胸痹。

## 四十八、《医医偶录》

清·陈修园撰，约成书于1803年。

《医医偶录·卷一》

姜附汤。治寒厥心痛，又真心痛，宜用本方大剂饮之，或救十中之一二，痛而喜按者更加人参、干姜、熟附子（各三钱，水煎服）

## 四十九、《友渔斋医话》

清·黄凯钧撰，成书年代不详。

1.《友渔斋医话·上池涓滴一卷》

心中寒，则如啖蒜齑状，剧者心痛彻背，背痛彻心，面色青黑，热则厥，掌中热，烦煎，面赤目黄，口舌生疮，咳血赤淋，咽喉痛，咽不利，或梦刀杖火焰赤色红衣之物。

2.《友渔斋医话·证治指要一卷·痹》

痹者，疲也。有周痹，周身及四肢麻木或痛。盖因气血不充，兼受风湿而成，治宜补气血，佐散风利湿之药，须带温而行之，方有效也。有行痹，麻木与痛无定所也，其治法与周痹相同，其胸痹乃胸中阳气窒滞，治用薤白、白酒、瓜蒌皮之类，通其阳气即愈矣。

3.《友渔斋医话·肘后偶钞上卷·胸痹》

某关部独涩，纳食不降，中阳欠运所致，作胸痹治。薤白（一钱五分），香附（一钱五分），橘皮（一钱），半夏（一钱五分），茯苓（一钱五分），瓜蒌皮（一钱五分），姜汁（一匙）。三服效。

## 五十、《运气证治歌诀》

清·王旭高撰，成书年代不详。

1.《运气证治歌诀·三因·司天运气方·九》

凡遇六乙年，从革之纪，岁金不及，炎火盛行，民病咳逆上气，身热咳衄，汗出，肩背臂痛。为水所复，则反头脑痛及于顶，发热口疮心痛。紫菀、人参、甘草、黄芪、五味子、白芍、杏仁、地骨皮、桑白皮（各等份），水煎服。

2.《运气证治歌诀·三因·司天运气方·十二》

治卯酉之岁，阳明司天，少阴在泉，气化运营后天。初之气，乃太阴湿土加临厥阴风木，此下克上，民病中湿肿胀，面目浮肿，善上气，鼽衄，嚏欠，呕吐，小便黄赤，甚则淋。二之气，乃少阳相火加临少阴君火，民病寒热。三之气，阳明燥金加临少阳相火，此下克上，民病燥热交合，凉风间发，寒热、头痛作渴。四之气，太阳寒水加临太阴湿土，此下克上，民病暴仆，振栗谵妄，少气，咽干引饮，心痛，痈肿疮疡，骨萎便血。五之气，厥阴风木加临阳明燥金，民病气不和。终之气，少阴君火加临太阳寒水，此下克上，民病温。治法宜咸寒以抑火，辛甘以助金，汗之、清之、散之，安其运气，适事为故。天冬（甘寒）、远志（苦辛温）、苍术（苦甘温）、白芍（苦酸寒）、檀香（辛温）、山萸（酸微温）、炙甘草（甘微温）、生姜（辛温）。

## 五十一、《张聿青医案》

清·张乃修撰，约成书于1897年。

《张聿青医案·卷七·气郁》

徐（右）情怀郁结，胸中之阳气，郁痹不舒，胸次窒塞不开，不纳不饥，耳胀头巅烙热，大便不行，脉细弦微滑，仿胸痹例治。

光杏仁（三钱），郁金（一钱五分），生香附（二钱），白茯苓（三钱），瓜蒌皮（三钱），川贝母（一钱五分），山栀（二钱），鲜竹茹（一钱五分），炒枳壳（一钱），枇杷叶（去毛一两）。

## 五十二、《证治汇补》

清·李用粹撰，约成书于1687年。

《证治汇补·卷之六·腹胁门·心痛》

脉法：心痛者，脉必急。痛甚者，脉必伏。又热则数，痰则滑，瘀则涩，虚则濡，外寒则紧，内寒则迟，沉细者生，弦长者死。

## 五十三、《种福堂公选良方》

清·华岫云撰，约成书于1775年。

1. 《种福堂公选良方·卷二·内外科·痞块》

治气癖，在小腹上攻冲心痛：用穿山甲片土炒脆为末，砂糖调陈酒送下，每服三钱，止痛如神。如不能饮，糖水调亦可。

2.《种福堂公选良方·卷三·心口胃脘痛》

治心头痛欲死不可忍者：良姜、厚朴（姜汁炒）、灵脂上各等份为末，每服一钱，醋汤下即止。

治心痛方：实胃口痛也，若真心痛不治。

高良姜（酒洗七次焙研）、香附子（醋洗七次焙研）。

上二味各记另收之。病因寒得者，姜末二钱，香附末一钱；病因怒起者，香附末二钱，良姜末一钱；寒怒兼有者，各用一钱五分。临服时以米汤加入生姜汁一匙，食盐一捻，或二服，或三服。痛止后，用铲刀挑盐一撮，火上烧红泡汤服，并服大枣数枚，约数朝神效。

治心痛方：妇人服之甚效。

丹参（一两），檀香（一钱），砂仁（一钱）。共煎八分，服之即愈。

## 五十四、《先哲医话》

日·浅田宗伯撰，约成书于1880年。

1.《先哲医话·卷上·北山又松》

建中汤入口则痛乍止者，甘以缓急也。甘草粉蜜汤治心痛，其旨颇同。

2.《先哲医话·卷上·荻野台州》

真心痛者，饮麻油为佳。凡病属心脏者多不治。

3.《先哲医话·卷下·永富独啸庵》

胸痹心痛，当心中及心下痛剧者，吐血而死，余往往视之皆然。

## 五十五、《杂病广要》

日·丹波元坚撰，成书年代不详。

《杂病广要·卷第三十六·身体类·胸痹心痛》

如胃脘当心而痛，气欲绝者，胃中虚之至极，俗呼为心痛。(《试效》)

寒气客于五脏六腑，因虚而发，上冲胸间，则胸痹。

胸痹、心痛，其病如二而一，均是为膈间疼痛之称。胸痹轻者仅胸中气塞，心痛重者为真心痛。如胃脘痛，其痛紧而下，不比胸痛之泛与真心之高。

心痛膈痛胃脘痛之别：心痛则在岐骨陷处，本非心痛，乃心支别络痛耳；膈痛则痛横满胸间，比之心痛为轻，痛之得名，俗为之称耳（《要诀》）；胃脘在心之下，胸痛在心之上也。(《必读》)

凡病心腹痛者，有上中下三焦之别。上焦者，痛在膈上，此即胃脘痛也，《内经》曰胃脘当心而痛者即此，时人以此为心痛，不知心不可痛也。中焦痛者，在中脘，脾胃间病也。下焦痛者，在脐下，肝肾大小肠膀胱病也。凡此三者，皆有虚实寒热之不同，宜详察而治之。(《景岳》)

虚极之人，为寒邪所客，气上奔迫，痹而不通，故为胸痹。其证云云（全取《巢氏》)，是皆闭塞而不通也。

或问：丹溪言心痛即胃脘痛，然乎？曰：心与胃各一脏，其病形不同。因胃脘痛处在心下，故有当心而痛之名，岂胃脘痛即心痛者哉。历代方论，将二者混同叙于一门，误自此始。盖心之藏君火也，是神灵之舍，与手少阴之正经，邪皆不得而伤。其受伤者，乃手心主包络也。如包络引邪入于心之正经脏而痛者，则谓之真心痛，必死不可治。夫心统性情，始由怵惕思虑则伤神，神伤脏乃应而心虚矣，心虚则邪干之，故手心主包络受其邪而痛也。心主诸阳，又主血。是以因邪而阳气郁伏，过于热者痛；阳气不及，惟邪胜之者亦痛。血因邪泣在络而不行者痛，血因邪胜而虚者亦痛。

真心痛者，大寒触犯心君，又曰污血冲心。医者宜区别诸证而治之，无有不理也。(《正传》)

熨法，主心痛方。上以醋入乱腻发中，布热灰碗上，重布裹熨。(《千金月令》)

如厥心痛者，乃寒邪客于心包络也。前人以良姜、菖蒲大辛热之味末之，酒醋调服，其痛立止，此折之耳。真心痛者，寒邪伤其君也，手足青至节，甚则旦发夕死。

真心痛，不知能愈否乎？然则执剂之法何如？曰：热者凉之，寒者温之，感受风邪者散之，顺气调血，逐水豁痰，此其要略耳。(同上)

丹溪云：凡痛必用温散，意以痛者必是滞而不行之故，纯寒不能行邪滞也。是以用寒凉亦用热剂为引导，用温药亦用凉剂为引导。一方，用栀子、附子二味，加盐少许，以治腹痛不可屈伸，厥冷之症也。(《粹言》)

涌吐方法。心膈大痛，攻走腰背，发厥呕吐，药食不纳者，就吐中以鹅翎探之，吐出瘀积碗许而自止。(《丹溪》)

食治老人冷气，卒心痛闷涩，气不来，手足冷，盐汤方。盐末（一合），沸汤（一升）。

上以盐末内汤中调，顿令服尽，须臾当吐，心吐即瘥。（《寿亲养老书》）（按：此方本于《肘后》）。

# 附　篇

## 文献整理过程

## 一、古籍文献检索策略

（一）中医病名确定

通过查阅相关工具书、教科书等，共得到心肌梗死中医病名论述的医学专著有19部，其中急性心肌梗死病情凶险，多危及生命，具“旦发夕死，夕发旦死”的特征，故以此作为急性心肌梗死中医病名确定的标准，若古籍病名条文中带此特征的均以纳入。经筛选后，中医病名确定如下：心痛、真心痛、心痹、心疝、胸痹、卒心痛、厥心痛。

（二）检索数据库

数据库源自《中华医典》电子丛书，湖南电子音像出版社出版，国际标准版号：ISBN 7－900377－49－2。

以心痛、真心痛、心痹、心疝、胸痹、卒心痛、厥心痛为关键词进行检索，摘录相关关键词出现的条目、条目所属的古籍名称，按病名、病因病机、临床特征、辨证论治进行归类分析。

（三）纳入标准

所述及的疾病症状与心肌梗死相关，主要为心痛、胸痹、胸痛彻背、旦发夕死、夕发旦死等为发作特点。

（四）排除标准

明显与心肌梗死无关的古籍论述。

（五）文献整理

以“心痛、真心痛”等为检索词共检出目录1342条。目录合并后剔除重复部分，对无重复古籍论述专篇目录进行仔细阅读，得到初步纳入的论述题录数分别为1131条，经研读内容后，排除与心肌梗死不相关古籍论述，最后纳入研究古籍论述共227篇。

227篇古籍论述中，有83篇（36.6%）出现了“真心痛”的病名，有108篇（47.6%）出现了“心痏”的病名，有21篇（9.3%）出现了“胸痹”的病名，还有散在文献提到了“心疝”、“心痹”、“卒心痛”、“厥心痛”等的病名。病名的沿革可从下表1中看出：

**表1　　历代文献中对胸痹心痛病名的认识**

| 年代 | 具体病名 |
|---|---|
| 战国时期《内经》《难经》 | 提出心痛、卒心痛、厥心痛、心痹、真心痛病名 |
| 东汉张仲景 | 明确提出胸痹病名 |
| 晋代巢元方 | 久心痛 |
| 金元时期刘完素 | 心痛分为“热厥心痛”、“大实心中痛”、“寒厥心痛”3种 |
| 明清医家 | 《证治准绳》对（厥）心痛与胃脘痛进行鉴别 |
| | 《临证指南医案》中也提到厥心痛与胃脘痛的鉴别 |
| | 《医学入门》《医门法律》对厥心痏与真心痛进行鉴别 |

根据心肌梗死中医临床特点结合古籍的描述，共有142篇文献对急性心肌梗死相关的病因病机进行了描述，占227

篇中的62.6%。描述外邪（寒邪）侵袭的古籍共77篇（54.2%），其次，描述正气亏虚的古籍共90篇（63.4%），描述瘀血内阻的古籍共41篇（28.9%），描述情志失调的古籍共11篇（7.7%），描述饮食不节的古籍共7篇（4.9%）。部分文献分析具体见下表2：

**表2　部分文献中对胸痹心痛病因病机的认识统计**

| 书名 | 外邪（寒邪为主）侵袭 | 情志失调 | 瘀血内阻 | 饮食不节 | 正气亏虚 |
|---|---|---|---|---|---|
| 《内经》《难经》 | 12 | 1 | 1 | 2 | 1 |
| 《金匮要略》 | 0 | 1 | 1 | 2 | 1 |
| 《针灸甲乙经》 | 1 | 0 | 0 | 0 | 0 |
| 《脉经》 | 1 | 0 | 0 | 0 | 0 |
| 《诸病源候论》 | 6 | 0 | 0 | 0 | 4 |
| 《备急千金要方》 | 1 | 0 | 0 | 0 | 0 |
| 《外台秘要》 | 4 | 0 | 0 | 0 | 5 |
| 《太平圣惠方》 | 5 | 0 | 0 | 0 | 6 |
| 《圣济总录》 | 21 | 0 | 0 | 0 | 4 |
| 《脉因证治》 | 1 | 0 | 0 | 0 | 0 |
| 《丹溪手镜》 | 3 | 0 | 1 | 0 | 0 |
| 《奇效良方》 | 0 | 0 | 1 | 0 | 1 |
| 《古今医统大全》 | 0 | 0 | 1 | 0 | 0 |
| 《证治准绳》 | 4 | 1 | 2 | 0 | 0 |
| 《症因脉治》 | 0 | 1 | 0 | 1 | 0 |

| 《玉机微义》 | 0 | 0 | 0 | 0 | 1 |
|---|---|---|---|---|---|
| 《寿世保元》 | 1 | 0 | 0 | 1 | 0 |
| 《简明医彀》 | 2 | 0 | 1 | 0 | 0 |
| 《医学正传》 | 0 | 0 | 1 | 0 | 1 |
| 《沈氏尊生书》 | 0 | 1 | 0 | 0 | 1 |
| 《杂病广要》 | 2 | 0 | 1 | 0 | 0 |
| 《医林改错》 | 0 | 0 | 1 | 0 | 0 |

## 二、现代文献检索策略

（一）资料来源

维普资源系统以“中医、中西医、心肌梗死、心肌梗塞、真心痛”作为检索词检索 1989～2008 年 6 月文献共 710 篇。

1. 检索数据库：维普资源系统；检索年限：1989～2008. 8；检索方式：题名或主题词。

2. 检索主题词：心肌梗死、心肌梗塞、真心痛、中医、中西。

①＝心肌梗死：共查出 22，971 篇

②＝心肌梗塞：15，354 篇

③＝真心痛：114 篇

④＝①or②or③：共 36，063 篇

⑤＝④and 中医：432 篇

⑥＝④and 证：334 篇

⑦＝④and⑤and 证：84 篇

⑧＝④and 中西：289 篇

⑨ = ④and（⑤or⑧）：710 篇

（二）资料内容

根据文献的研究内容，将 710 篇文献分为临床研究、理论研究、实验研究 3 类加以整理。